KB089136

달리기의

당신의 달리기를 완성하는 해부학과 생리학의 원리

과학

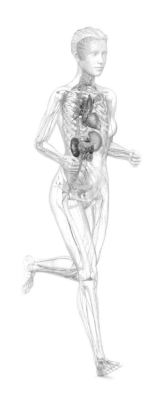

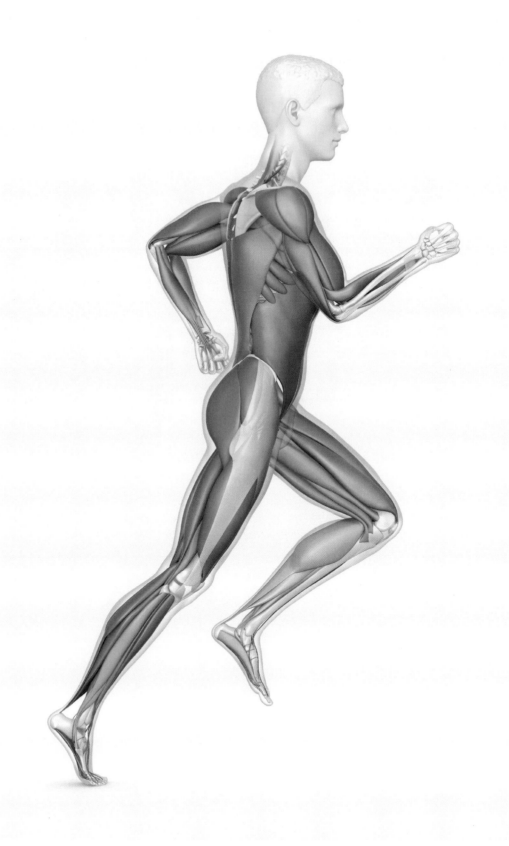

달리기의 과학

당신의 달리기를 완성하는 해부학과 생리학의 원리

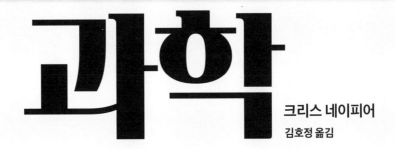

크리스 네이피어

김호정 옮김

SCIENCE *of* RUNNING

사이언스
SCIENCE
BOOKS 북스

달리기의 과학

1판 1쇄 펴냄 2020년 12월 31일
1판 3쇄 펴냄 2024년 2월 29일

지은이 크리스 네이피어
옮긴이 김호정
펴낸이 박상준
펴낸곳 (주)사이언스북스
출판등록 1997. 3. 24.(제16-1444호)

(06027) 서울특별시 강남구 도산대로1길 62
대표전화 515-2000 팩시밀리 515-2007
편집부 517-4263 팩시밀리 514-2329
www.sciencebooks.co.kr

한국어판 ⓒ (주)사이언스북스, 2020.
Printed in China.

ISBN 979-11-90403-40-5 14510
ISBN 979-11-90403-38-2 (세트)

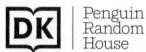

SCIENCE OF RUNNING

Copyright ⓒ Dorling Kindersley Limited, 2020
A Penguin Random House Company
All rights reserved.
Korean Translation Copyright ⓒ ScienceBooks
2020
Korean translation edition is published by
arrangement with Dorling Kindersley Limited.

이 책의 한국어판 저작권은
Dorling Kindersley Limited와 독점 계약한
(주)사이언스북스에 있습니다.
저작권법에 의해 한국 내에서 보호를 받는
저작물이므로 무단 전재와 무단 복제를 금합니다.

www.dk.com

이 책은 지속 가능한 미래를 위한 DK의 작은 발걸음의
일환으로 Forest Stewardship Council ® 인증을 받은 종이로
제작했습니다. 자세한 내용은 다음을 참조하십시오.
www.dk.com/our-green-pledge

혼합
책임 있는 | 종이
산림 지원
FSC® C018179

차례

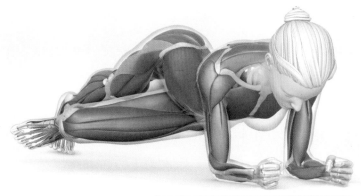

머리말

달리기는 쉽다. 한쪽 발 앞에 다른 쪽 발을 계속 놓다보면 몸은 움직이게 된다. 그런데 왜 달리기에 대한 과학을 배워야 할까? 달리기에 대해 피상적으로 접하던 때에도 이미 당신은 이 생체 역학적이면서 생리적인 현상 뒤에는 보이는 것 이상으로 무엇인가 더 있음을 느꼈을 것이다. 운동 성적 향상과 부상 예방이 목표라면 달리기를 설명하는 과학에 더 익숙해져 목표를 달성할 뿐 아니라 전 세계적으로 수백만 명이 즐기는 스포츠인 달리기를 통해 더 큰 기쁨을 얻을 수 있다.

왜 달릴까?

달리는 데에는 그 순수한 즐거움 외에도 많은 타당한 이유가 있다. 규칙적인 달리기를 통해 삶의 질을 높일 수 있는 건강상의 유익한 점을 많이 얻을 수 있다. 달리기는 우리를 더 건강하고 튼튼하게 해 주며, 이 역동적인 활동의 결과로 점점 더 튼튼해질수록 질병에 걸리거나 신체적 장애를 입는 위험이 줄어든다.

취미로서의 달리기는 비만, 고혈압, 2형 당뇨병, 골관절염, 호흡기 질환, 암을 예방하며 수면의 질을 높여 주기도 한다. 달리기는 조금만 해도 심혈관계 질병을 포함한 모든 원인에 의한 사망 위험을 크게 감소시킨다.

취미로서의 달리기는 스트레스 해소, 기분 상승과 같은 심리적 이점을 주고 우울감, 불안, 치매로부터 잠재적으로 보호한다. 달리기 동호회를 통한 사회적 상호작용과 파크런과 같은 그룹 이벤트에 참여하는 것도 행복감을 증진시킨다.

건강을 증진시키는 잠재력이 적지 않은 것은 분명하지만, 달리기에도 위험은 내재한다. 사실 달리기로 인해 특히 잘 생기는 부상 중 대표적인 예가 '러너스 니'이다. 그러나 위험을 줄이기 위해 할 수 있는 일이 많이 있으며 바로 이런 점이 과학을 필요로 하는 이유이다.

과학의 활용

나는 물리 치료사로서 초보자부터 일류 선수까지 많은 달리기 애호가에게 도움을 주는 역할을 해 왔다. 이 책은 달리기에 관련된 부상을 주제로 한 연구의 결실인데, 고객들이 왜 부상을 당하며 어떻게 해야 가장 잘 회복하는지 이해했을 때 달리기 경험이 개선되는 것을 여러 번 보았던 것이다.

달리기의 과학은 부상 예방 그 이상으로 도움이 될 수 있다. 달리는 데 향상된 능력을 원한다면 생리학과 생체 역학을 이해하는 것이 결정적인 조건이 될 것이다. 달리기 형태에 대해서 무엇을 파악하고 어떻게 관리해야 하는지 알게 된다면 약간의 조정만으로도 크게 향상될 수 있다. 만일 어느 운동이 달리기에 사용되는 주요 근육들과 관계있는지를 알고 있다면 평범한 근력운동을 한다거나 도로, 오솔길, 경주로, 어디에서 달린다 해도 좋은 결과를 얻을 수 있다.

달리기 애호가는 자신이 달린 거리나 개인 최고 기록 등과 같

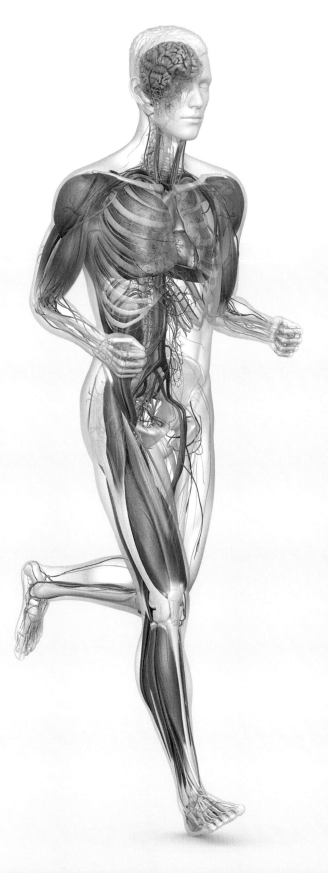

규칙적인 달리기는
건강한 삶을 가능케 한다.

은 수치에 강박적으로 매달리는 것으로 알려져 있지만, 이런 자료를 어떻게 사용하는가가 실제 차이를 만들어 낸다. 마찬가지로 자기 몸이 어떻게 동작을 구성하는지 알면 몸의 움직임을 가장 잘 활용할 수 있다. 달리기를 더 잘 즐기는 사람이 되려면 어떤 종류의 훈련을 통해 더 빨라지며, 어떤 연습을 통해 더 강해지며, 어떤 경주 전략을 가지고 최선을 다할 때 도움이 되는가를 알아야 한다. 이 책의 4부 「훈련의 방법」의 공저자 제리 지애크는 경험 많은 코치로서 모든 수준의 운동가들을 위해 수많은 훈련 프로그램을 개발해 왔다. 『달리기의 과학』에서 나눈 지식이 여러분의 경기 수행력과 훈련 경험을 향상시키고 일생 동안 고통 없이 달리기를 즐기는 데 도움이 되기를 바란다.

크리스 네이피어, PT, PhD
스포츠 물리 치료사(마라톤 개인 최고 기록 2시간 33분)

들어가기

달리기라는 주제에 대해 이야기한다면 약간의 지식만으로도 운동 성적을 좋게 하고 부상을 예방하는 쪽으로 많이 앞서 있게 된다. 이 책은 달리기의 생체 역학에 대한 최근의 연구 결과와 함께 훈련 기법에 대한 조언을 제공한다. 경주 트랙이든 오솔길이든 여기의 연구들은 모두 실험적 조건을 통해 검증된 것들이다. 우리 몸이 달리기라는 운동에 어떻게 적응하는지 이해하게 되면 속도, 근력, 운동 수행력을 최적의 상태로 이끌 수 있다.

> ❝❞
>
> ## 달릴 때 우리 몸의 반응을 이해하면 빠르게, 힘차게, 잘 달릴 수 있다.

이 책에 대하여

당신의 능력이 어떤 수준에 있든, 동기 부여가 얼마나 잘 되어 있든, 목표가 무엇이든 이 책을 안내서로 삼고 훈련할 때에 달리기의 과학을 적용한다면 달리기를 즐기는 사람으로서 상당한 유익을 얻게 될 것이다.

1부 「달리기의 해부학」은 달리기를 할 때 일어나는 생리학적 현상을 꼼꼼하게 다루고 있다. 여기서는 달리기가 가능하기 위해 우리 몸에서 어떤 일이 일어나는지 이해할 뿐만 아니라 최적 상태에서 달리려면 신체가 무엇을 필요로 하는지에 대해서도 알아본다.

2부 「부상 방지」에서는 달리기를 할 때 어떻게 손상이 일어나는지 설명한다. 부상당할 위험을 줄이고 혹시 부상을 당하더라도 빨리 회복하기 위해서 취할 수 있는 방법이 설명되어 있다.

달리기 애호가라면 누구나 3부 「근력 운동」 내용 일부 혹은 전부를 달리기 훈련에 접목시켜 달리는 형태나 경험을 개선할 수 있다. 달릴 때 가장 중요하게 사용되는 근육들이 지구력 달리기를 하면서 받는 충격과 훈련 부하를 견딜 만큼 강해지는 것이 목표이다. 이런 운동은 손상을 받은 후 재활을 목표로 하는 달리기 선수들에게도 시도할 가치가 있다.

4부 「훈련의 방법」은 효과적이고 안전하게 훈련하기 위해 알아야 하는 모든 것들을 담고 있다. 맞춤형 훈련 계획을 세우고 발전 단계에 이를 적용하는 법을 배우고 싶어 하는 초보 주자, 특별한 경주 참가를 위한 준비에 도움이 될 집중적인 훈련 계획을 찾아다니는 달리기 선수, 아직 한 번도 달려본 적이 없지만 0에서 시작해 5000킬로미터를 안전하고 신속하게 주파하도록 이끌어 줄 걷기-달리기 프로그램을 필요로 하는 문외한, 이들 모두를 위해 각자 목표를 달성하고 달리기 시합에서 이길 수 있도록 도와주는 전문적인 안내서가 될 것이다.

용어에 대한 안내

10~11쪽에는 신체의 운동을 기술하는 임상적인 용어의 정의가 그림과 함께 설명되어 있다. 달리기에 대해 공부하면서 이들 용어를 습득할 수 있다면 달릴 때 일어나는 몸의 움직임을 정확하게 이해할 수 있으며 이런 지식을 자신의 해부학적 특징과 달리기 걸음걸이를 이해하는 데 적용할 수 있다. 또한 책에 소개된 근력 운동의 지시 사항을 따르는 데에도 도움이 된다.

속설 깨부수기

달리는 법을 배우게 되면서 사리에 맞지 않는 조언이 넘쳐나고 있다는 것을 금방 알게 된다. 너무나 많은
모순되는 정보를 쉽게 접하게 되기 때문에 달리기는 파고들기에 매우 혼란스러운 주제가 될 수도 있다.
다음 제시된 흔한 속설은 그에 대한 사실 여부가 연구를 통해 증명된 만큼 오류에 빠지는 일이 없도록 하자.

속설

사실

달리기는 골관절염 예방에 도움이 된다.

달리기를 하면 무릎이
손상을 입어 나이든 후에
관절염이 생길 수 있다.

달리기를 하면 무릎이 손상을 입어 나이든 후에 관절염이 생길 수 있다.
취미로 하는 달리기가 무릎 골관절염의 발병을 막아 준다는
증거는 갈수록 늘어난다. 골관절염이 있다 하더라도 달리기가 이를
더 악화시키는 것이 아니라 오히려 증상이 호전된 결과를
보여 주는 증거도 있다.

반드시 동적 스트레칭을 해야 한다.

달리기 전에 충분히 스트레칭을
하지 못해 부상당한 적이 있다.

연구에 따르면 정적 스트레칭은 손상의 위험을 줄이지 못하며
사실상 운동 성적 또한 떨어뜨릴 수 있다. 정적 스트레칭은 훈련 후
회복에 도움을 주지 못하지만 관절의 유연성을 높이고 이완하는 데
기여하기도 한다. 대신 운동이 포함된 동적 스트레칭을 일상적으로
하는 워밍업에 포함시키도록 한다(76쪽 참고).

신발 종류는 큰 상관이 없다.

발에 맞지 않는 신을 신고
달리다가 다친 적이 있다.

미니멀리스트 운동화, 맥시멀리스트 운동화, 전통적 운동화, 또는 그 외의
어떤 특정한 종류의 신발이 손상을 예방하는 데 도움이 된다는 생각은
근거가 희박하다. 그러나 달리기 애호가로서 손상 위험을 줄이려 한다면
갑자기 신발 종류를 바꾸는 일은 피해야 하며(64쪽 참고), 자신의 신체가
받는 전반적인 훈련 부하를 점검하는 것이 필요하다(168~169쪽 참고).

고강도 근력 훈련이 가장 좋다.

달리는 데 필요한 체력을 얻기 위해
저강도 근력 운동을 반복하는
훈련을 해야만 했다.

이것은 오해이다. 근육의 지구력은 달리기를 하는 동안에 향상되므로
근력 훈련의 초점이 지구력 향상에 맞추어져서는 안 된다.
고강도의 근력 훈련 프로그램은 1주일에 2회씩 6주나 그 이상 수행할
경우 달리기 성적을 높이고 부상 위험도 줄이는 것으로 나타났다.

발의 어느 부분으로 지면에
접촉하는가에 있어 최선의 방법이란 없다.

빠르게, 부상 위험 없이 달리기를
하려면 발 앞부분 지면 접촉 방식으로
달려야 한다.

달릴 때 발 앞부분으로 지면을 접촉하는 것이 부상 위험을 줄이고
달리는 효율을 높인다는 것은 사실이 아니다. 손상의 종류는
발의 어느 부분이 지면에 닿는가에 따라 달라지지만, 전반적인 손상의
빈도는 발의 앞부분이 닿든 뒷부분이 닿든 큰 차이가 없다.

용어 안내

신체의 관절은 여러 가지 운동에 알맞도록 되어 있으며 각각의 운동은 다음과 같이 그림을 곁들인 용어를 사용해 정확하게 설명할 수 있다. 이들 용어는 책 전체에서, 특히 100~155쪽의 근력 운동에 대한 안내에서 많이 사용되므로 이 쪽을 쉽게 찾을 수 있도록 표시해 둘 것을 권한다.

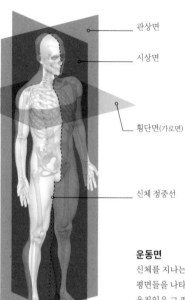

- 관상면
- 시상면
- 횡단면(가로면)
- 신체 정중선

운동면

앞쪽(전방)

뒤쪽(후방)

가쪽(외측) 안쪽(내측) 가쪽(외측)

위쪽에서 본 모습

방향

운동면

신체를 지나는 가상의 선 3개를 기준으로 해 평면들을 나타낼 수 있다. 가상의 선과 평행한 움직임은 그 평면상에서의 움직임이 된다. 앞뒤 방향 운동은 시상면 상에서 일어나고, 측면 방향 운동은 관상면에서 일어나며, 회전 운동은 횡단면 상에서 일어난다.

엉덩관절(고관절)

절구관절(구상관절, 21쪽 참고)인 엉덩관절은 여러 운동면에서 넓은 범위의 운동이 가능하다. 엉덩관절에서는 굽힘, 폄, 모음, 벌림, 안쪽돌림, 가쪽돌림 등의 운동이 일어날 수 있다.

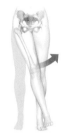

모음(내전)
넓적다리(대퇴)가 정중선을 향해 안쪽으로 움직인다.

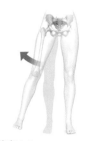

벌림(외전)
넓적다리가 정중선에서 멀어지는 방향으로 움직인다.

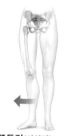

가쪽돌림(외회전)
넓적다리가 바깥 방향으로 회전한다.

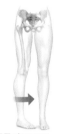

안쪽돌림(내회전)
넓적다리가 안쪽 방향으로 회전한다.

발목관절(족관절)과 발

발목과 발에 있는 30개 이상의 관절들로 인해 복잡하고 다양한 운동이 가능해진다. 발목은 대체로 경첩관절(20쪽 참고)이며 발등굽힘과 발바닥굽힘이 일어난다. 가쪽들림과 안쪽들림은 발목 바로 아래에 있는 목말밑관절에서 일어난다. 엎침과 뒤침 같은 운동은 발과 발의 여러 운동이 복합적으로 일어나는 것이다.

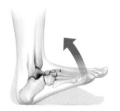

발등굽힘
발가락이 위로 향하도록 발목을 굽힌다.

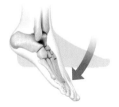

발바닥굽힘
발가락이 아래로 향하도록 발목을 굽힌다.

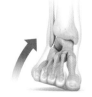

가쪽들림
발바닥이 바깥쪽을 향하도록 발목을 돌린다.

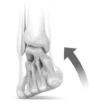

안쪽들림
발바닥이 안쪽을 향하도록 발목을 돌린다.

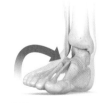

엎침
발등굽힘, 가쪽들림, 벌림이 동시에 일어나는 것이다.

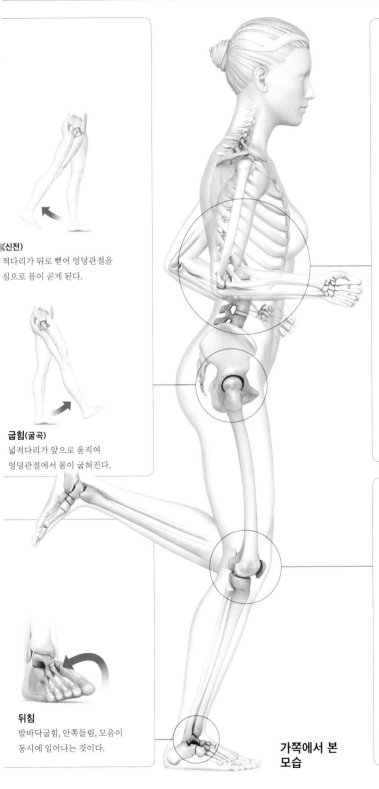

척주

척주는 상체를 구조적으로 지지하며 하체와 상체 사이에서 부하를 전달한다. 척주는 굽힘, 폄, 회전, 측면굽힘, 그리고 이들이 조합된 운동이 나타날 수 있다.

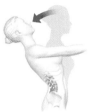

펌(신전)
허리를 펴서 몸통이 뒤로 젖혀진다.

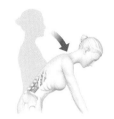

굽힘(굴곡)
허리를 구부려 몸통이 앞으로 젖혀진다.

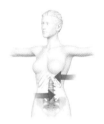

돌림(회전)
몸통을 정중선에서 오른쪽이나 왼쪽으로 돌린다.

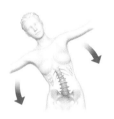

측면 굽힘
몸통을 오른쪽이나 왼쪽 옆으로 굽힌다.

무릎관절(슬관절)

무릎관절은 경첩관절(72쪽 참고)의 변형된 종류이며 달리는 동안 체중의 10배나 되는 무게를 지탱한다. 무릎관절의 주된 운동은 굽힘과 폄이지만, 약간의 모음과 벌림, 가쪽돌림과 안쪽돌림도 가능하다.

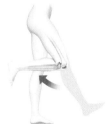

굽힘(굴곡)
무릎이 구부려져 무릎의 각도가 줄어든다.

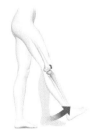

펌(신전)
무릎이 곧게 펴져서 무릎의 각도가 증가한다.

(신전)
적다리가 뒤로 뻗어 엉덩관절을 심으로 몸이 곧게 된다.

굽힘(굴곡)
넓적다리가 앞으로 움직여 엉덩관절에서 몸이 굽혀진다.

뒤침
발바닥굽힘, 안쪽들림, 모음이 동시에 일어나는 것이다.

가쪽에서 본 모습

11

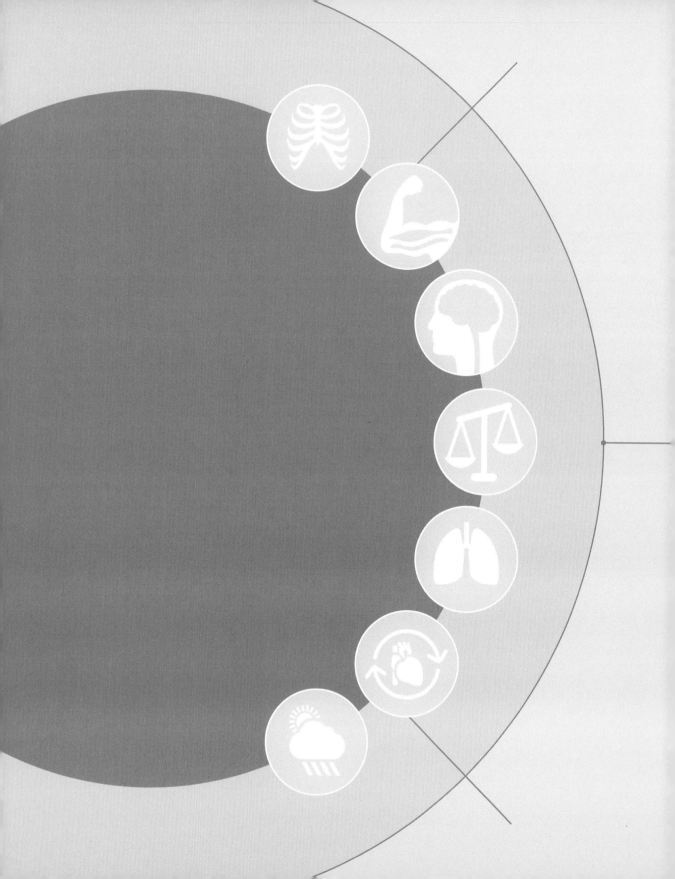

달리기의 해부학

달리기라는 역동적인 활동을 하기 위해서 인체에서는 여러 기능이 동시에 일어나야 하는데, 우리 몸이 복잡한 기계처럼 움직여야 한다는 뜻이다. 달리기의 생체 역학과 생리학을 이해하면 운동 성적을 높일 수 있고 부상 없이 안전하게 달리기를 즐길 수 있다. 달리기를 가능케 하는 인체계통을 탐험하고 더 빠르고 더 효율적으로 달리기 위해 특별히 어떤 계통을 운동에 적응시켜야 도움이 되는지 알아본다.

어떻게 달릴까

한쪽 발 앞에 다른쪽 발을 놓는 단순한 운동에도
근육, 관절 그리고 신경계통의 통합이 필요하다.
각각의 요소는 운동 수행의 최적 조건, 기술, 안전에 있어
중요하며 해부학적 지식이 약간 있으면 훈련을 통해서
개선할 수 있다.

달리기 사이클

달릴 때 신체는 특정한 관절과 근육의 작용을 조합해
양쪽 다리가 교대로 반복되는 일련의 운동을 수행하게
해 준다. 달리는 동안 이 사이클은 수천 번 반복된다.
달리기 사이클은 순서대로 일어나는 4개의 주요 단계인
입각초접촉기(initial contact), 중간입각기(midstance),
입각말분리기(toe-off), 유각기(swing)로 정의된다. 한
발짝 걸음을 옮길 때마다 신체는 지면과의 충격으로 인한
상당한 크기의 지면반력(ground reaction force, GRF,
46~47쪽 참고)을 버텨 낼 뿐 아니라 다음 걸음으로 옮겨 갈
때 이를 에너지로 재활용한다.

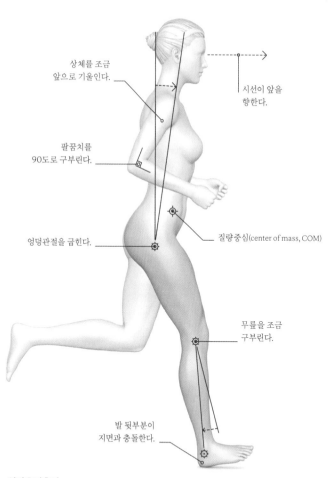

상체를 조금
앞으로 기울인다.

시선이 앞을
향한다.

팔꿈치를
90도로 구부린다.

엉덩관절을 굽힌다.

질량중심(center of mass, COM)

무릎을 조금
구부린다.

발 뒷부분이
지면과 충돌한다.

입각초접촉기
달리는 사람들 대부분은 발뒤꿈치로 지면에 접촉하지만,
발 가운데나 앞부분으로 접촉하는 사람들도 있다. 다리가 지면에
접촉하는 방식(72쪽 참고)과 신체의 질량중심에 대해 발이 지면에 닿는
위치 모두 지면반력이 신체에서 분산되는 방식에 영향을 미친다.

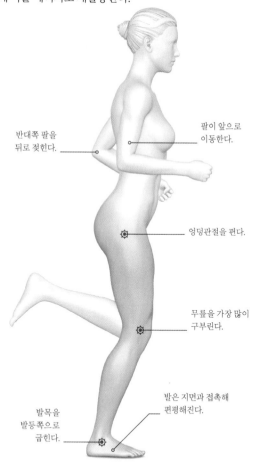

반대쪽 팔을
뒤로 젖힌다.

팔이 앞으로
이동한다.

엉덩관절을 편다.

무릎을 가장 많이
구부린다.

발은 지면과 접촉해
편평해진다.

발목을
발등쪽으로
굽힌다.

중간입각기
입각초접촉기와 입각말분리기의 중간 지점으로서 수직 지면반력이
최대이며 다리 근육과 힘줄이 늘어난다. 다리는 초기에 제동력을
경험했다가 이 단계에서 추진력을 생성하는 다음 단계로 옮아간다.
여기서 질량중심은 가장 낮게 위치한다.

사건과 단계

달리기 사이클을 구성하는 일련의 순간, 즉 '사건'은 입각기와 유각기라는 두 주요 단계로 나뉜다. 다리가 지면과 접촉하고 있을 때인 입각기(stance phase)는 입각초접촉기에서 시작해 입각말분리기에서 끝나며, 다시 3개의 하위 단계로 이루어진다(66~68쪽 참고). 유각기는 발이 지면으로부터 떨어지는 순간에 시작되며 시작과 끝부분에는 '공중부양기(float)'라는, 말 그대로 양쪽 발이 지면에서 떨어지는 하위 단계가 있다(69쪽 참고).

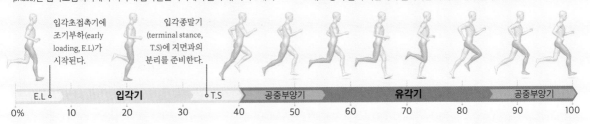

입각초접촉기에 조기부하(early loading, E.L)가 시작된다.

입각종말기 (terminal stance, T.S)에 지면과의 분리를 준비한다.

| E.L | 입각기 | T.S | 공중부양기 | 유각기 | 공중부양기 |

0% 10 20 30 40 50 60 70 80 90 100

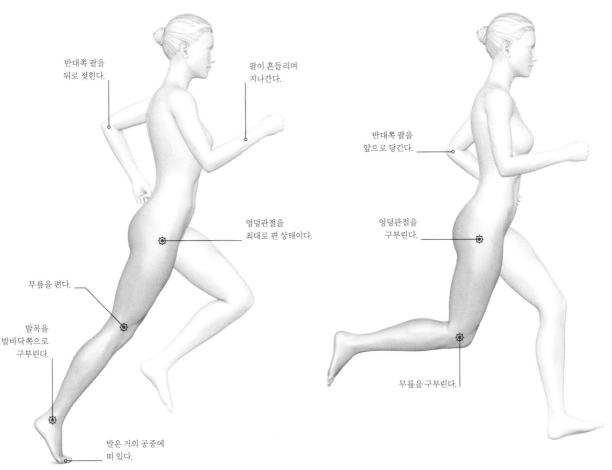

반대쪽 팔을 뒤로 젖힌다.

팔이 흔들리며 지나간다.

엉덩관절을 최대로 편 상태이다.

무릎을 편다.

발목을 발바닥쪽으로 구부린다.

발은 거의 공중에 떠 있다.

반대쪽 팔을 앞으로 당긴다.

엉덩관절을 구부린다.

무릎을 구부린다.

입각말분리기

엉덩관절과 무릎이 펴지고 발목은 발바닥쪽으로 구부러져 몸을 지면과 분리하는 단계에 진입한다. 발이 지면에서 분리됨에 따라 발목은 발바닥쪽으로 최대한 구부러지며, 몸을 앞으로 밀어내기 위해 엉덩관절과 무릎이 최대한 펴진다.

유각기

다리는 지면과 분리된 상태에서 몸통 뒤쪽으로 젖혀지고 질량중심 바로 앞에서 다음 입각초접촉기를 다시 준비하는 위치에 있게 된다. 이 운동에 필요한 에너지의 대부분은 입각기 동안에 뻗은 근육과 힘줄의 탄성적 반동에 의해 발생한다.

운동의
기계 작용

뼈대근육(골격근)은 힘줄을 통해 뼈에 연결된다.
햄스트링 같은 일부 근육은 길이가 길고 여러
개의 관절을 건너가면서 부착한다. 반면에 발의
내재근육은 길이가 짧고 위치하는 범위도 작다.

근육계통

근육은 수천 가지 강한 수축을 통해 운동을
일으키며, 반복해 사용할수록 지구력과
복원력이 증가한다. 달리기를 즐기는 사람들이
달릴 때 필요한 것은 강한 다리뿐만 아니라
중심근육(코어근육)과 팔이 내는 힘도
필요하다. 근력 운동(96~155쪽 참고)은
달리기 수행의 개선뿐 아니라 부상
예방에도 도움을 준다.

평행하게 배열되어
있는 근육섬유

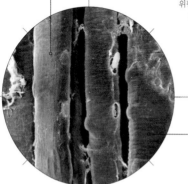

내부 구조에는
횡문이라는
줄무늬가 관찰된다.

골격근 섬유

뼈대근육(골격근)은 미끄럼 운동이 일어나는 미세섬유로
이루어지며 이들이 수축함으로써 운동이 일어난다.
훈련을 하면 근섬유로 혈액이 공급되고 신경 자극이
전달되어 근육으로 하여금 더 많은 힘을 발휘하고
더 오랜 시간 동안 수축이 일어날 수 있게 된다.

팔꿉관절 굽힘근육(주관절 굴근)
위팔두갈래근(상완이두근, 이두박근)
위팔근(상완근, 깊은 부분)
위팔노근(상완요골근)

가슴근(흉근)
큰가슴근(대흉근)
작은가슴근(소흉근)

갈비사이근(늑간근)

위팔근(상완근)

배(복벽) 근육
배곧은근(복직근)
배바깥빗근(외복사근)
배속빗근(내복사근, 깊은부분
가려져서 보이지 않음)
배가로근(복횡근)

엉덩관절 굽힘 근
(고관절 굴근)
장골근 및 큰허리근
넙다리곧은근(대퇴
대퇴사두근 참고)
넙다리빗근(봉공근)
모음근(내전근, 아래)

넓적다리(대퇴) 모음근육
긴모음근(장내전근)
짧은모음근(단내전근)
큰모음근(대내전근)
두덩근(치골근)
두덩정강근(박근)

넙다리네갈래근(대퇴사두근)
넙다리곧은근(대퇴직근)
안쪽넓은근(내측광근)
가쪽넓은근(외측광근)
중간넓은근
(중간광근, 깊은부분은 보이지 않음)

발등굽힘근(발목 족배굴곡근)
앞정강근(전경골근)
긴발가락폄근(장지신근)
긴엄지폄근(장무지신근)

얕은 층

깊은 층

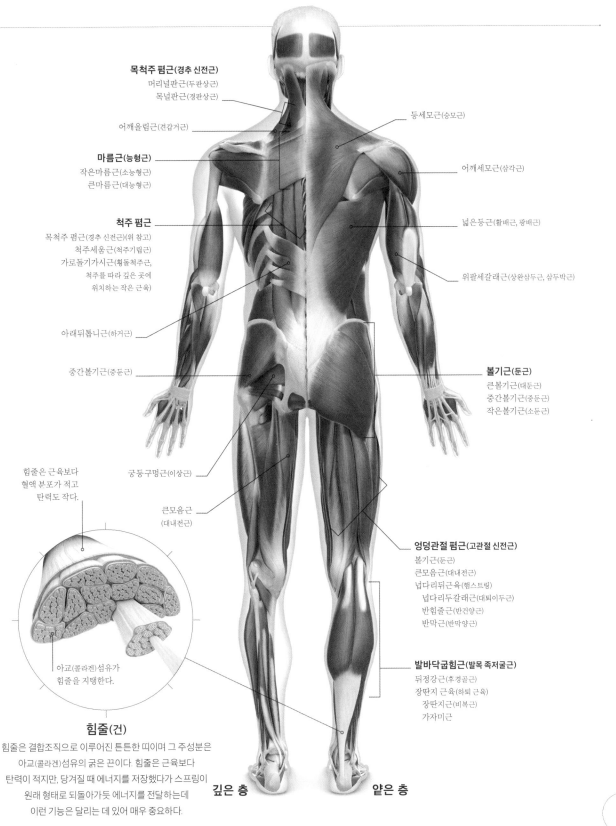

목척주 폄근(경추 신전근)
머리널판근(두판상근)
목널판근(경판상근)

어깨올림근(견갑거근)

마름근(능형근)
작은마름근(소능형근)
큰마름근(대능형근)

척주 폄근
목척주 폄근(경추 신전근)(위 참고)
척주세움근(척주기립근)
가로돌기가시근(橫돌척주근,
척주를 따라 깊은 곳에
위치하는 작은 근육)

아래뒤톱니근(하거근)

중간볼기근(중둔근)

궁둥구멍근(이상근)

큰모음근
(대내전근)

등세모근(승모근)

어깨세모근(삼각근)

넓은등근(활배근, 광배근)

위팔세갈래근(상완삼두근, 삼두박근)

볼기근(둔근)
큰볼기근(대둔근)
중간볼기근(중둔근)
작은볼기근(소둔근)

엉덩관절 폄근(고관절 신전근)
볼기근(둔근)
큰모음근(대내전근)
넙다리뒤근육(햄스트링)
넙다리두갈래근(대퇴이두근)
반힘줄근(반건양근)
반막근(반막양근)

발바닥굽힘근(발목 족저굴근)
뒤정강근(후경골근)
장딴지 근육(하퇴 근육)
장딴지근(비복근)
가자미근

힘줄은 근육보다
혈액 분포가 적고
탄력도 작다.

아교(콜라겐)섬유가
힘줄을 지탱한다.

힘줄(건)
힘줄은 결합조직으로 이루어진 튼튼한 띠이며 그 주성분은
아교(콜라겐)섬유의 굵은 끈이다. 힘줄은 근육보다
탄력이 적지만, 당겨질 때 에너지를 저장했다가 스프링이
원래 형태로 되돌아가듯 에너지를 전달하는데
이런 기능은 달리는 데 있어 매우 중요하다.

깊은 층   **얕은 층**

근육은 어떻게 움직일까

신체의 근육 대부분은 골격근으로, 뼈에 부착하며 의식적인
지배를 받고 있다. 골격근 섬유는 운동신경의 흥분에 반응하며,
운동신경은 중추신경계통의 지배를 받는다(38쪽 참고). 골격근은
관절의 양쪽에 한 그룹씩 존재해 짝으로 움직임으로써 운동의
방향을 조절한다. 근육이 운동을 일으키기 위해서는 신경자극이
전달한 지시대로 근육섬유가 힘줄을 통해 뼈를 당겨야 한다.

근육 수축의 종류

근육 수축에는 크게 세 종류가 있다.

동심수축: 수축이 일어나는 동안 근육의 길이가 짧아진다.
편심수축: 수축이 일어나는 동안 근육의 길이가 늘어난다.
등척수축: 수축이 일어나지만 근육의 길이에는 변함이 없다.

달리기를 할 때 일어나는 편심수축은 지면반력(GRF,
46~47쪽 참고)을 흡수해 저장하는 데 사용되며, 동심수축은
신체를 앞으로 추진할 때 사용된다.

근육 설명

● **동심수축:**
장력을 받아
길이가 줄어듦

● **편심수축:**
장력을 받아
길이가 늘어남

● 장력 없이
길이가 늘어남
(스트레칭)

● **등척수축:**
근육이 움직임이
없는 상태로 유지

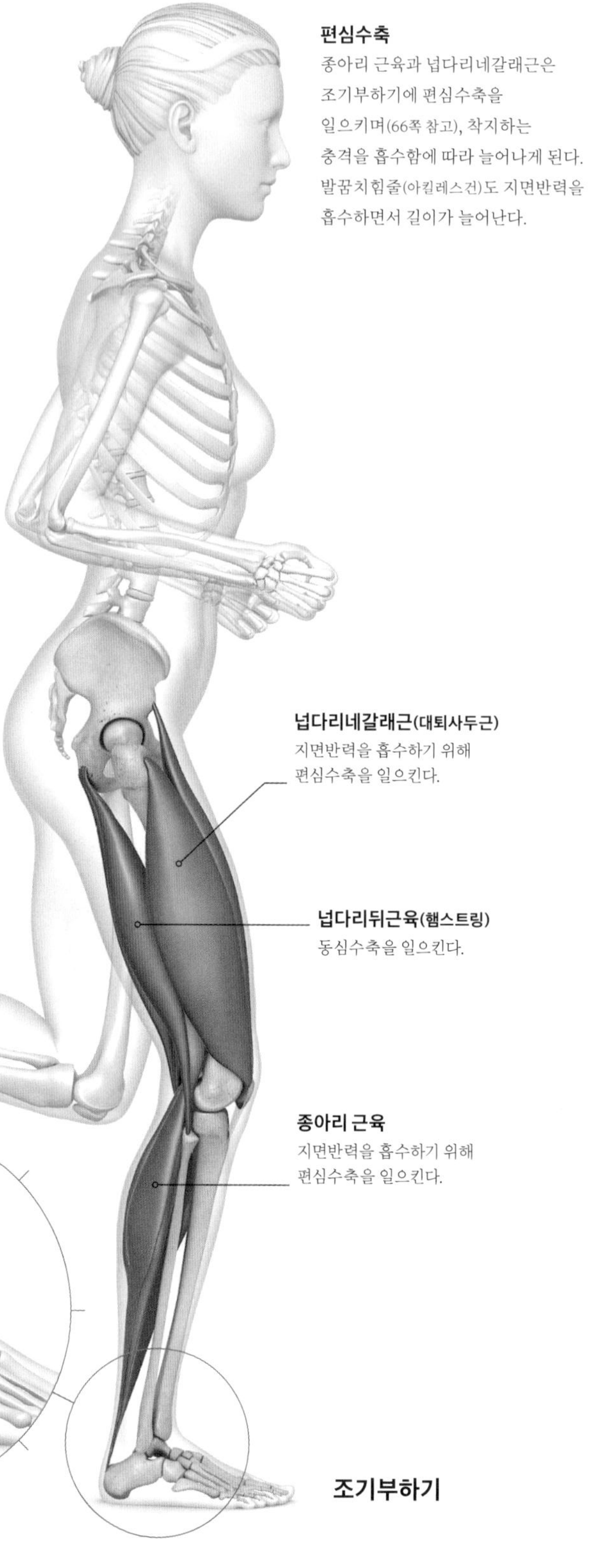

편심수축
종아리 근육과 넙다리네갈래근은
조기부하기에 편심수축을
일으키며(66쪽 참고), 착지하는
충격을 흡수함에 따라 늘어나게 된다.
발꿈치힘줄(아킬레스건)도 지면반력을
흡수하면서 길이가 늘어난다.

넙다리네갈래근(대퇴사두근)
지면반력을 흡수하기 위해
편심수축을 일으킨다.

넙다리뒤근육(햄스트링)
동심수축을 일으킨다.

종아리 근육
지면반력을 흡수하기 위해
편심수축을 일으킨다.

아킬레스건의 신전
발꿈치힘줄(아킬레스건)이 달릴 때
담당하는 역할은 매우 중요하다.
입각기 초기에 장력을 받아
고무줄처럼 늘어나며 지면반력
에너지의 상당량을 저장했다가
입각기 말에 발이 분리되는 동안
추진력으로 사용한다.

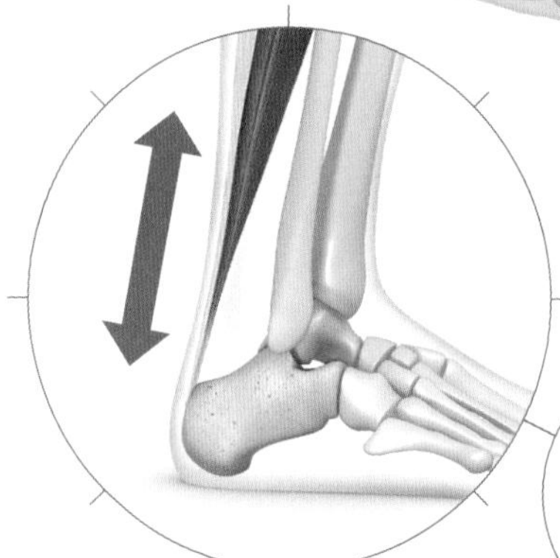

조기부하기

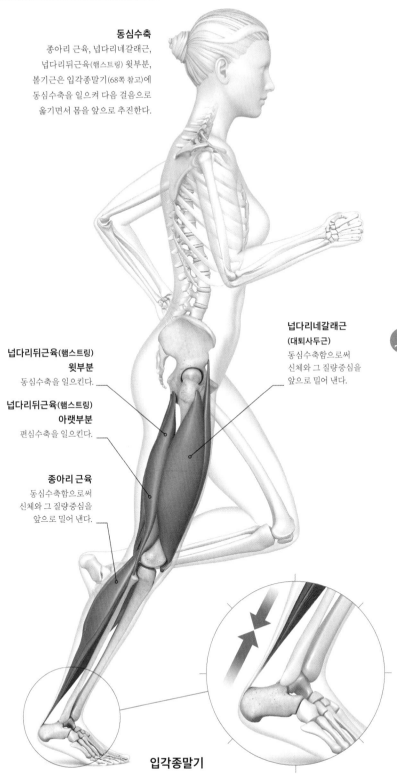

동심수축

종아리 근육, 넙다리네갈래근, 넙다리뒤근육(햄스트링) 윗부분, 볼기근은 입각종말기(68쪽 참고)에 동심수축을 일으켜 다음 걸음으로 옮기면서 몸을 앞으로 추진한다.

넙다리뒤근육(햄스트링) 윗부분
동심수축을 일으킨다.

넙다리뒤근육(햄스트링) 아랫부분
편심수축을 일으킨다.

종아리 근육
동심수축함으로써 신체와 그 질량중심을 앞으로 밀어 낸다.

넙다리네갈래근 (대퇴사두근)
동심수축함으로써 신체와 그 질량중심을 앞으로 밀어 낸다.

입각종말기

근육의 회복

근육은 원기둥 모양 세포가 다발로 이루어져 존재하며 결합조직에 싸여 있다. 근육이 손상되면 복구 과정이 시작된다. 백혈구는 죽은 조직을 제거하고 혈관과 신경이 생성되는 동안 새로운 근육섬유와 결합조직이 형성된다.

원기둥 모양의 근육섬유

운동 연습 후에 근육조직에 발생한 미세파열

근육섬유가 결합조직에 싸여 있다.

훈련 적응
느린연축근육섬유와 빠른연축근육섬유

골격근 섬유에는 느린연축근육섬유와 빠른연축근육섬유의 두 종류가 있다. 느린연축근육섬유는 비교적 쉽게 피로하지 않으며 일정하게 유지되는 유산소 운동에 사용된다. 빠른연축근육섬유는 순간적인 힘을 방출하지만 짧은 시간 동안만 힘을 낼 수 있다. 훈련으로 한 유형의 근육섬유를 다른 유형으로 바꿀 수는 없지만 훈련 유형에 따라 근육을 이루는 특정한 유형의 근육섬유의 크기나 양이 증가할 수 있다.

느린연축 근육섬유는 오래 달리기에 적합하다.

빠른연축 근육섬유는 단거리 질주에 적합하다.

하프 마라톤

아킬레스건의 단축

입각말분리기에 발꿈치힘줄 (아킬레스건)은 스프링처럼 복원되어 부하하는 동안 저장되었던 탄성 에너지를 몸을 추진하는 데 사용한다.

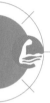

관절

뼈와 뼈가 만나는 부분을 관절이라고 한다. 관절에는 두개골의
봉합과 같은 섬유관절이 있으며, 두덩결합과 같은 연골관절,
무릎관절과 같은 윤활관절도 있다. 윤활관절에서는 맞닿는
뼈 주위를 액체가 가득 찬 공간이 둘러싸서 충격을 막아 준다.
윤활관절은 형태와 구조에 따라 세분된다. 달릴 때 주로
사용되는 윤활관절은 활주관절, 경첩관절, 절구관절이다.

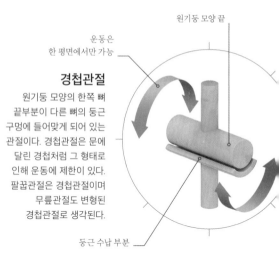

원기둥 모양 끝

운동은
한 평면에서만 가능

경첩관절

원기둥 모양의 한쪽 뼈
끝부분이 다른 뼈의 둥근
구멍에 들어맞게 되어 있는
관절이다. 경첩관절은 문에
달린 경첩처럼 그 형태로
인해 운동에 제한이 있다.
팔꿈관절은 경첩관절이며
무릎관절도 변형된
경첩관절로 생각된다.

둥근 수납 부분

윤활관절의 내부

서로 만나는 뼈는 윤활액이라는 액체가 담긴 관절주머니(관절낭) 안에
서로 맞닿아 있다. 윤활액은 관절의 운동을 원활하게 하는 역할을
해 뼈 사이의 마찰력을 줄이고 더 큰 운동을 가능하게 한다. 뼈 끝은
매끄럽고 치밀한 연골로 덮여 있어 저항이 거의 없이 서로 미끄러지는
것이 가능하다. 결합조직 피막이 관절을 둘러싸고 있으며, 이들은 탈구가
일어나는 것을 막으면서 운동을 보조한다. 관절 주위와 내부에 부착하는
인대로 인해 뼈는 위치를 벗어나지 않는다.

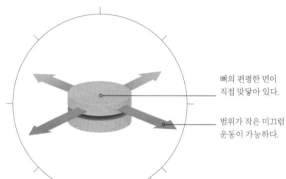

뼈의 편평한 면이
직접 맞닿아 있다.

범위가 작은 미끄럼
운동이 가능하다.

활주관절

편평하거나 완만한 곡면이 서로
만나는 곳에는 활주관절이 형성되어
있다. 운동 범위는 제한적이며 회전은
일어나지 않는다. 이 관절은 척추뼈 사이,
발의 발목뼈 사이에서 관찰되는데,
특히 달리면서 발바닥이 지면과
접촉할 때 압박에 의해 발바닥세로활이
편평해지는 것도 발목뼈 사이에
일어나는 미끄럼 운동에 의해서다.

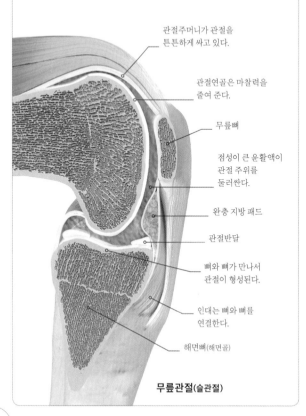

관절주머니가 관절을
튼튼하게 싸고 있다.

관절연골은 마찰력을
줄여 준다.

무릎뼈

점성이 큰 윤활액이
관절 주위를
둘러싼다.

완충 지방 패드

관절반달

뼈와 뼈가 만나서
관절이 형성된다.

인대는 뼈와 뼈를
연결한다.

해면뼈(해면골)

무릎관절(슬관절)

윤활관절의 종류

달리기 위해서 우리 몸은 많은 관절의 작용을
조율하는데, 달리는 동안 신체가 어떻게
움직일 것인지를 결정하는 것은 각각의 관절에서
가능한 운동의 조합이다. 각 관절의 모양과
구조는 그 관절의 움직임의 범위를 결정한다.

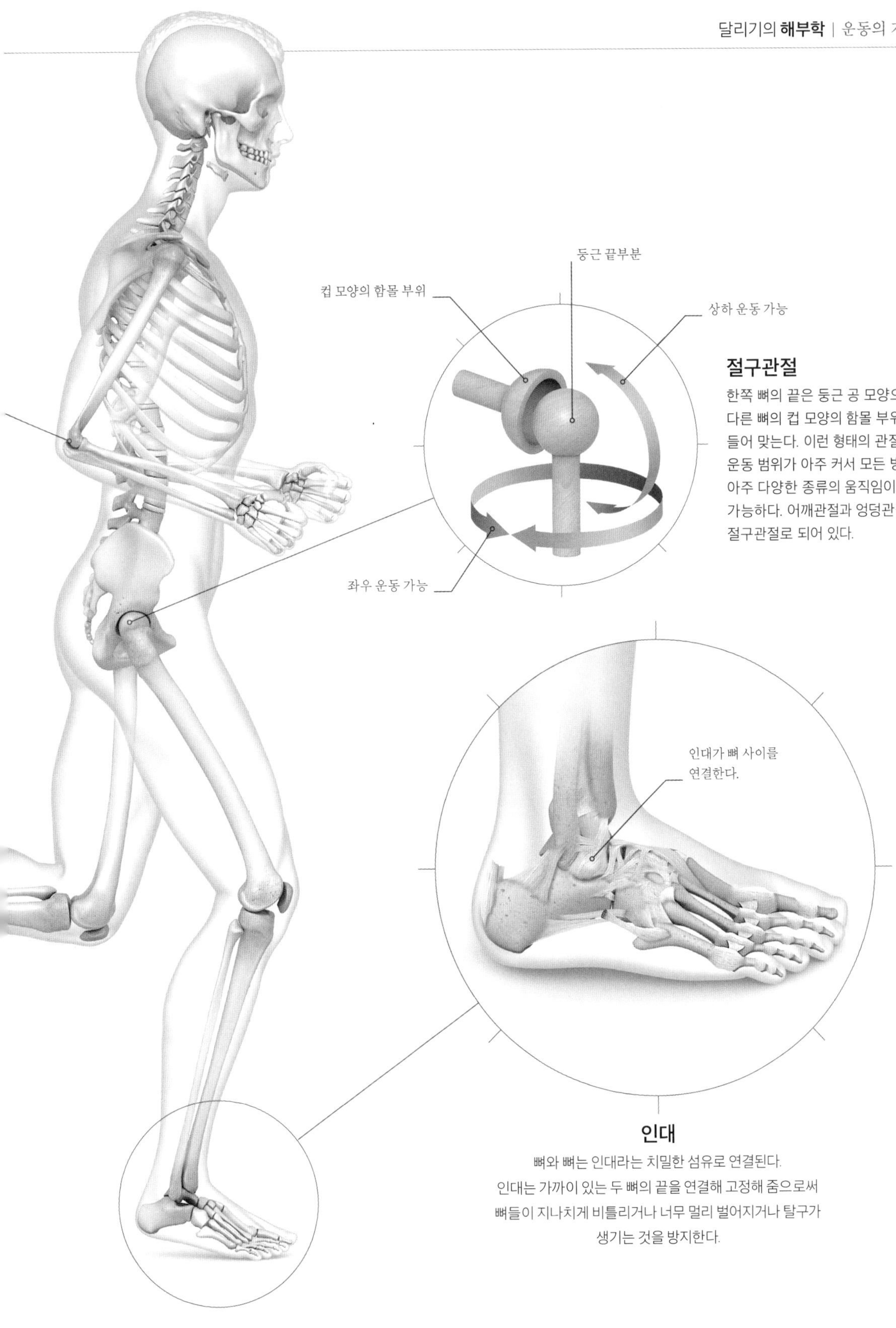

컵 모양의 함몰 부위

둥근 끝부분

상하 운동 가능

절구관절

한쪽 뼈의 끝은 둥근 공 모양으로서
다른 뼈의 컵 모양의 함몰 부위에
들어 맞는다. 이런 형태의 관절은
운동 범위가 아주 커서 모든 방향으로
아주 다양한 종류의 움직임이
가능하다. 어깨관절과 엉덩관절이
절구관절로 되어 있다.

좌우 운동 가능

인대가 뼈 사이를
연결한다.

인대

뼈와 뼈는 인대라는 치밀한 섬유로 연결된다.
인대는 가까이 있는 두 뼈의 끝을 연결해 고정해 줌으로써
뼈들이 지나치게 비틀리거나 너무 멀리 벌어지거나 탈구가
생기는 것을 방지한다.

발목과 발

발목과 발은 우리가 내딛는 모든 발걸음의 기본이 되는 구조이다. 이 인체의 안정적인 받침대는 지면반력(46~47쪽 참고)을 흡수해 몸을 앞으로 튀어 나가게 할 추진력을 생성한다. 발의 인대는 아치 모양의 삼각형 구조물을 이루며 발바닥 아래쪽을 지나면서 펼쳐지는 섬유조직 띠 위에 놓인다. 이런 독특한 구조로 인해 발은 두 가지 기능을 동시에 수행하는데, 멈췄다가 가속으로 이행하는 동안 다리의 운동축이 되는 동시에 발을 지면에서 떼는 스프링 역할도 한다.

발의 중심

발의 내재근육과 외재근육(102쪽 참고), 힘줄들, 감각신경과 운동신경 이들 모두의 상호작용에 의해 발의 활(궁)이 조절되며 각 걸음을 내딛기 위한 힘과 안정성이 제공된다. 이 요소들이 협동하는 것은 중심근육이 허리와 골반을 안정화하는 것과 비슷하다.

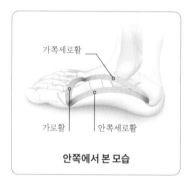

안쪽에서 본 모습

발활(족궁)
발목뼈와 발허리뼈(106쪽 참고)가 연결되어 3개의 활을 이루며 이 활들은 인대, 근육, 힘줄에 의해 지지된다. 발꿈치에서 시작해 발허리뼈를 지나 발 좌우를 받침점으로 하는 안정적인 삼각형 지지 구조를 형성한다.

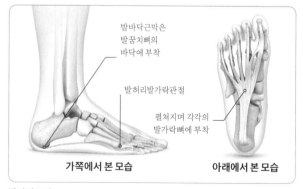

가쪽에서 본 모습 **아래에서 본 모습**

발바닥근막
이 강한 섬유조직 띠는 발바닥을 가로질러 가다가 나뉘어져 발가락에 부착해서 안쪽세로활이 주저앉지 않도록 지지하는 기능을 한다. 이 근막은 발꿈치뼈와 발허리발가락관절을 마치 케이블로 연결하듯 고정하기 때문에 발가락이 발등쪽으로 굽혀질 때는(111쪽 참고), 길이가 줄어들어 발바닥활을 더욱 팽팽하게 한다.

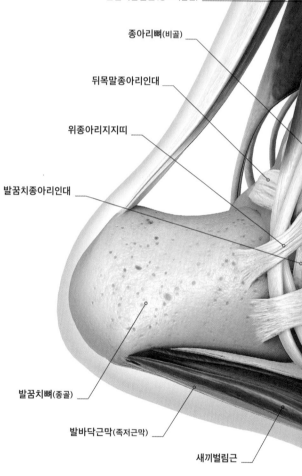

가자미근
장딴지근 밑에 있는 넓고 편평한 근육

발꿈치힘줄(아킬레스건)
장딴지근과 가자미근을 발꿈치뼈에 부착

긴엄지굽힘근(장모지굴근)

종아리뼈(비골)

뒤목말종아리인대

위종아리지지띠

발꿈치종아리인대

발꿈치뼈(종골)

발바닥근막(족저근막)

새끼벌림근

발의 구조
발에는 3개의 활, 26개의 뼈, 33개의 관절과 100개가 넘는 근육, 힘줄, 인대가 있다. 이런 복잡한 구조는 달리는 동안 몸무게의 3배가 되는 부하를 규칙적으로 견디어 내도록 되어 있다.

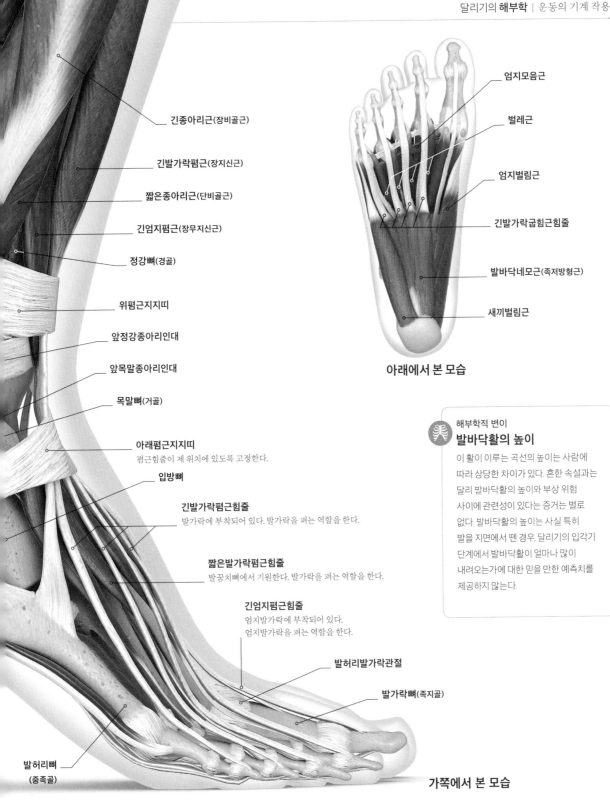

긴종아리근(장비골근)

긴발가락폄근(장지신근)

짧은종아리근(단비골근)

긴엄지폄근(장무지신근)

정강뼈(경골)

위폄근지지띠

앞정강종아리인대

앞목말종아리인대

목말뼈(거골)

아래폄근지지띠
폄근힘줄이 제 위치에 있도록 고정한다.

입방뼈

긴발가락폄근힘줄
발가락에 부착되어 있다. 발가락을 펴는 역할을 한다.

짧은발가락폄근힘줄
발꿈치뼈에서 기원한다. 발가락을 펴는 역할을 한다.

긴엄지폄근힘줄
엄지발가락에 부착되어 있다.
엄지발가락을 펴는 역할을 한다.

발허리발가락관절

발가락뼈(족지골)

발허리뼈
(중족골)

엄지모음근

벌레근

엄지벌림근

긴발가락굽힘근힘줄

발바닥네모근(족저방형근)

새끼벌림근

아래에서 본 모습

해부학적 변이
발바닥활의 높이

이 활이 이루는 곡선의 높이는 사람에
따라 상당한 차이가 있다. 흔한 속설과는
달리 발바닥활의 높이와 부상 위험
사이에 관련성이 있다는 증거는 별로
없다. 발바닥활의 높이는 사실 특히
발을 지면에서 뗀 경우, 달리기의 입각기
단계에서 발바닥활이 얼마나 많이
내려오는가에 대한 믿을 만한 예측치를
제공하지 않는다.

가쪽에서 본 모습

무릎

무릎은 우리 몸에서 가장 커다란 관절이다. 이곳은 넙다리뼈와 정강뼈가 만나는 곳이며,
무릎뼈가 관절을 덮고 있다. 기본적으로 경첩관절인 무릎관절은 미끄럼 운동(20쪽 참고)과 함께
안쪽돌림과 가쪽돌림도 약간은 일어난다. 달릴 때 무릎에는 엄청난 무게가 실리므로(체중의 8~12배),
무릎관절은 운동을 유연하게 하기도 하지만 부상을 입기도 쉽다.

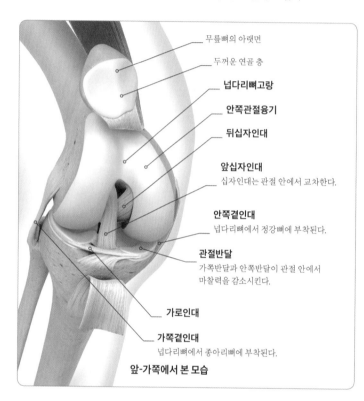

무릎뼈의 아랫면

두꺼운 연골 층

넙다리뼈고랑

안쪽관절융기

뒤십자인대

앞십자인대
십자인대는 관절 안에서 교차한다.

안쪽곁인대
넙다리뼈에서 정강뼈에 부착된다.

관절반달
가쪽반달과 안쪽반달이 관절 안에서
마찰력을 감소시킨다.

가로인대

가쪽곁인대
넙다리뼈에서 종아리뼈에 부착된다.

앞-가쪽에서 본 모습

가쪽넓은근(외측광근)
넙다리네갈래근(대퇴사두근)의
커다란 부분

엉덩정강띠(장경인대)
넓적다리 바깥쪽에 위치하는
두꺼운 결합조직 띠

넙다리두갈래근긴갈래

무릎뼈의 뒤쪽

무릎뼈는 넙다리뼈의 관절돌기
사이에 있는 고랑 위에 위치한다.
관절면은 연골로 덮여 있어
달리는 동안 받는 커다란 압력이
이 연골에 의해 분산된다.
충격력이나 회전력에 의해
무릎뼈가 고랑을 벗어나면
이로 인해 슬개대퇴통증증후군이
생길 수 있다. 무릎뼈 뒤로
지나가는 강한 인대에 의해
무릎관절 안정화에 도움이 되며,
양쪽 옆의 곁인대는 관절의
측면을 보강한다.

가쪽곁인대(외측측부인대)
넙다리뼈에서 시작해
종아리뼈에 부착된다.

종아리뼈(비골)

긴종아리근(장비골근)

가자미근

해부학적 변이

Q각

Q각은 두 직선 사이의 각도로,
위앞엉덩뼈가시(ASIS)와 무릎뼈 중앙을
지나는 직선과 정강뼈결절과 무릎뼈 중앙을
지나는 직선이 이루는 각을 가리킨다.
범위는 13~18도이며 이 각도의 크기는
성별이나 골반의 폭 보다는 대체로
키와 관계가 있다. Q각이 클수록 손상 위험이
높고 특히 슬개대퇴통증증후군과
관계가 있다고 알려져 있으나(57쪽 참고),
근거가 없는 주장이라는 연구가 있다.

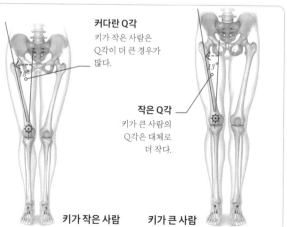

커다란 Q각
키가 작은 사람은
Q각이 더 큰 경우가
많다.

작은 Q각
키가 큰 사람의
Q각은 대체로
더 작다.

키가 작은 사람　　**키가 큰 사람**

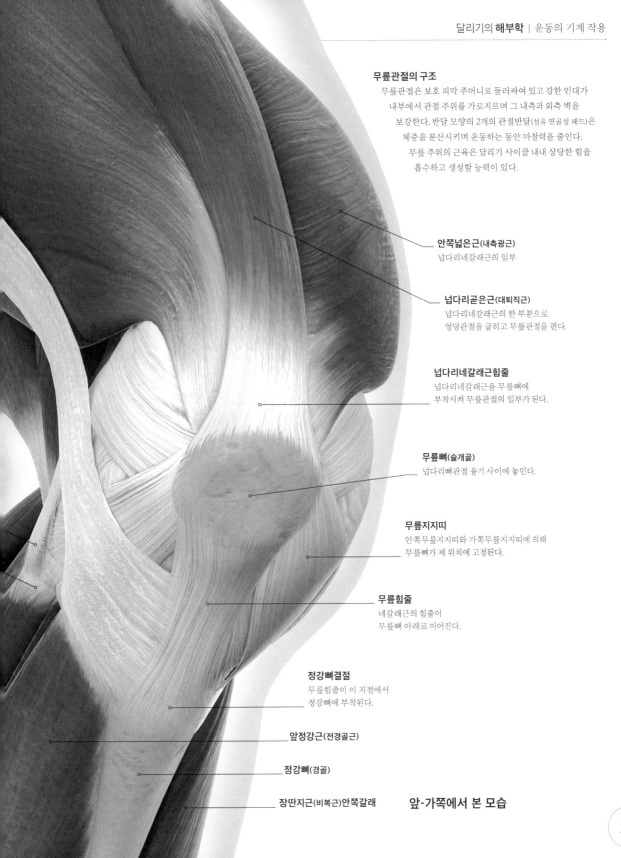

무릎관절의 구조

무릎관절은 보호 피막 주머니로 둘러싸여 있고 강한 인대가
내부에서 관절 주위를 가로지르며 그 내측과 외측 벽을
보강한다. 반달 모양의 2개의 관절반달(섬유 연골성 패드)은
체중을 분산시키며 운동하는 동안 마찰력을 줄인다.
무릎 주위의 근육은 달리기 사이클 내내 상당한 힘을
흡수하고 생성할 능력이 있다.

안쪽넓은근(내측광근)
넙다리네갈래근의 일부

넙다리곧은근(대퇴직근)
넙다리네갈래근의 한 부분으로
엉덩관절을 굽히고 무릎관절을 편다.

넙다리네갈래근힘줄
넙다리네갈래근을 무릎뼈에
부착시켜 무릎관절의 일부가 된다.

무릎뼈(슬개골)
넙다리뼈관절 융기 사이에 놓인다.

무릎지지띠
안쪽무릎지지띠와 가쪽무릎지지띠에 의해
무릎뼈가 제 위치에 고정된다.

무릎힘줄
네갈래근의 힘줄이
무릎뼈 아래로 이어진다.

정강뼈결절
무릎힘줄이 이 지점에서
정강뼈에 부착된다.

앞정강근(전경골근)

정강뼈(경골)

장딴지근(비복근)안쪽갈래

앞-가쪽에서 본 모습

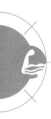

엉덩관절

넙다리뼈머리는 볼기뼈와 정확히 들어맞아 윤활관절을 형성한다(20쪽 참고). 절구와 그 안에 커다란 절구공이가 맞물려 있는 모양으로 인해 세 운동축의 어떤 축으로도 넓은 범위의 운동이 가능하다. 엉덩관절의 주된 기능은 우리가 서 있거나 움직일 때 체중을 지탱하는데 이때 안정성을 유지하는 것이다.

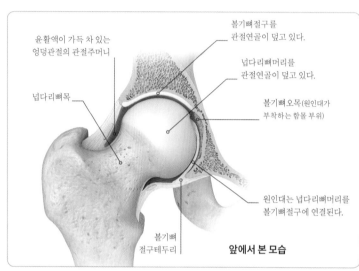

윤활액이 가득 차 있는
엉덩관절의 관절주머니

넙다리뼈목

볼기뼈절구를
관절연골이 덮고 있다.

넙다리뼈머리를
관절연골이 덮고 있다.

볼기뼈오목(원인대가
부착하는 함몰 부위)

원인대는 넙다리뼈머리를
볼기뼈절구에 연결된다.

볼기뼈
절구테두리

앞에서 본 모습

엉덩관절의 단면

엉덩관절은 달리는 동안 다리가
앞뒤로 이동할 수 있도록 할 뿐 아니라
조기부하기(66쪽 참고)에 안쪽돌림을
일으킨다. 깊은 볼기뼈절구는
넙다리뼈머리 전체를 안전하게 감싸기
때문에 관절 안에서 두 뼈는 넓은
표면적을 형성해 더욱 안정된 상태에
있다. 엉덩관절은 또한 강한 인대와
결합조직으로 이루어진 두꺼운 피막으로
싸여 있다. 절구테두리라는 말발굽 모양의
섬유연골이 볼기뼈절구를 둘러싸고 있어
절구는 그 깊이가 더욱 깊어져 있다.

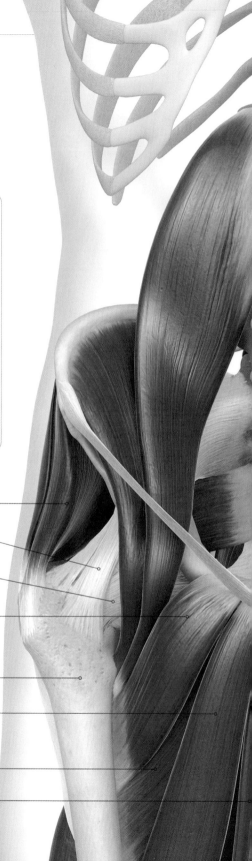

작은볼기근(소둔근)
3개의 볼기근 중 중심에 위치하며
엉덩관절을 벌리고 안정화한다.

엉덩넙다리인대(장대퇴인대)

두덩넙다리인대

두덩근(치골근)
두덩뼈와 넙다리뼈를 이어 준다.

넙다리뼈(대퇴골)

긴모음근(장내전근)
두덩뼈에서 넙다리뼈
뒤쪽에 부착된다.

큰모음근(대내전근)

**앞에서 본 모습
깊은 층**

두덩정강근(박근)

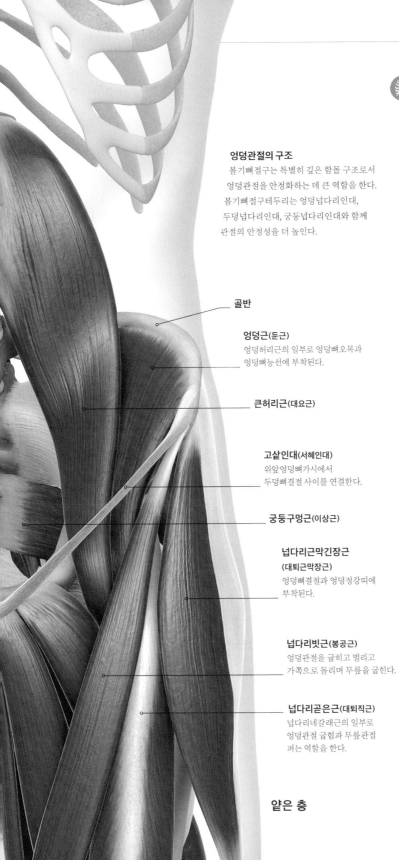

엉덩관절의 구조
볼기뼈절구는 특별히 깊은 함몰 구조로서
엉덩관절을 안정화하는 데 큰 역할을 한다.
볼기뼈절구테두리는 엉덩넙다리인대,
두덩넙다리인대, 궁둥넙다리인대와 함께
관절의 안정성을 더 높인다.

골반

엉덩근(둔근)
엉덩허리근의 일부로 엉덩뼈오목과
엉덩뼈능선에 부착된다.

큰허리근(대요근)

고샅인대(서혜인대)
위앞엉덩뼈가시에서
두덩뼈결절 사이를 연결한다.

궁둥구멍근(이상근)

**넙다리근막긴장근
(대퇴근막장근)**
엉덩뼈결절과 엉덩정강띠에
부착된다.

넙다리빗근(봉공근)
엉덩관절을 굽히고 벌리고
가쪽으로 돌리며 무릎을 굽힌다.

넙다리곧은근(대퇴직근)
넙다리네갈래근의 일부로
엉덩관절 굽힘과 무릎관절
펴는 역할을 한다.

얕은 층

해부학적 변이
대퇴비구충돌

엉덩관절의 모양은 사람에 따라 차이가 있다.
절구는 깊기도 하고 얕기도 하며 넙다리뼈머리는
둥글거나 원뿔모양이다. 변이가 약간 있는
경우 대퇴비구충돌(FAI)이라는 질병이 생길
수 있는데, 이 경우에는 넙다리뼈머리가 절구
앞부분에 끼어들어감으로써 조기부하기(66쪽
참고)에 굽힘, 모음, 안쪽돌림이 포함된 복잡한
운동이 일어나는 동안 엉덩이나 사타구니에
통증이 나타날 수 있다.

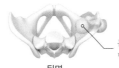

앞면

볼기뼈절구와
넙다리뼈머리

뒷면
뒤에서 본 모습

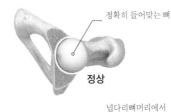

정확히 들어맞는 뼈

정상

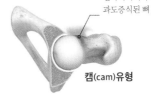

넙다리뼈머리에서
과도증식된 뼈

캠(cam)유형

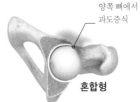

양쪽 뼈에서
과도증식

혼합형

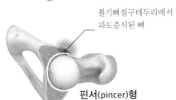

볼기뼈절구테두리에서
과도증식된 뼈

핀서(pincer)형

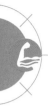

골반

골반은 크고 구부러진 2개의 볼기뼈와 하나의 엉치뼈로 이루어지며, 3개의 관절과 함께 강한 인대가 세 뼈를 하나로 모아 골반 내부 장기를 보호하는 큰 국그릇 모양의 구조를 만든다. 골반의 안정성과 뼈의 배열은 달리기를 하는 사람에게는 중요한 고려 사항이 된다. 골반은 앉을 때 상체의 무게를 지지하며, 서 있을 때는 이 무게를 다리로 전달한다. 골반은 또한 몸통과 다리에 있는 많은 근육의 부착점이 되기도 한다.

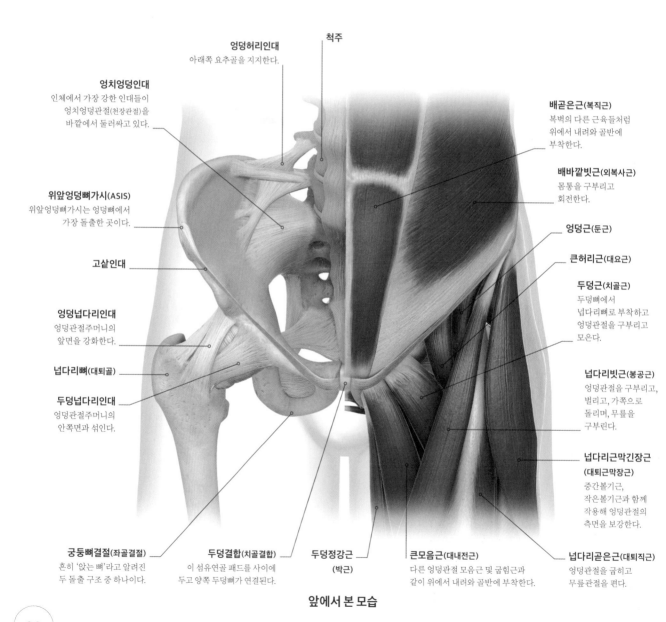

엉덩허리인대
아래쪽 요추골을 지지한다.

척주

엉치엉덩인대
인체에서 가장 강한 인대들이 엉치엉덩관절(천장관절)을 바깥에서 둘러싸고 있다.

위앞엉덩뼈가시(ASIS)
위앞엉덩뼈가시는 엉덩뼈에서 가장 돌출한 곳이다.

고샅인대

엉덩넙다리인대
엉덩관절주머니의 앞면을 강화한다.

넙다리뼈(대퇴골)

두덩넙다리인대
엉덩관절주머니의 안쪽면과 섞인다.

배곧은근(복직근)
복벽의 다른 근육들처럼 위에서 내려와 골반에 부착한다.

배바깥빗근(외복사근)
몸통을 구부리고 회전한다.

엉덩근(둔근)

큰허리근(대요근)

두덩근(치골근)
두덩뼈에서 넙다리뼈로 부착하고 엉덩관절을 구부리고 모은다.

넙다리빗근(봉공근)
엉덩관절을 구부리고, 벌리고, 가쪽으로 돌리며, 무릎을 구부린다.

넙다리근막긴장근
(대퇴근막장근)
중간볼기근, 작은볼기근과 함께 작용해 엉덩관절의 측면을 보강한다.

궁둥뼈결절(좌골결절)
흔히 '앉는 뼈'라고 알려진 두 돌출 구조 중 하나이다.

두덩결합(치골결합)
이 섬유연골 패드를 사이에 두고 양쪽 두덩뼈가 연결된다.

두덩정강근
(박근)

큰모음근(대내전근)
다른 엉덩관절 모음근 및 굽힘근과 같이 위에서 내려와 골반에 부착한다.

넙다리곧은근(대퇴직근)
엉덩관절을 굽히고 무릎관절을 편다.

앞에서 본 모습

해부학적 변이
궁둥신경의 위치

궁둥신경이 궁둥구멍근을 지나는 형태는 다양하다. 궁둥신경은 이 근육 아래를 지나거나, 위를 지나거나 가운데를 뚫고 지나가기도 한다. 또 가닥이 나뉘어 있는가 하면 나뉘어 있지 않은 경우도 있다. 이런 변이 중 일부에서는 오래 달렸을 때 궁둥구멍근이 단단하게 조이면서 여기를 지나는 궁둥신경도 함께 조여짐으로 인해 엉덩이나 허벅지 뒤쪽 깊은 곳에서 통증이 나타날 수 있다(62쪽 심부둔부증후군 참고). 한편 변형 비둘기 자세와 궁둥구멍근 볼 릴리스(90, 94쪽 참고) 훈련으로 통증을 완화시킬 수 있다.

궁둥신경이 궁둥구멍은 아래로 지나간다.

통과하고 아래로 지나면서 나뉘는 신경

궁둥구멍근 위 아래로 지나면서 나뉘는 신경

완전한 신경이 지나간다.

(A) 일반형 **(B)** **(C)** **(D)**

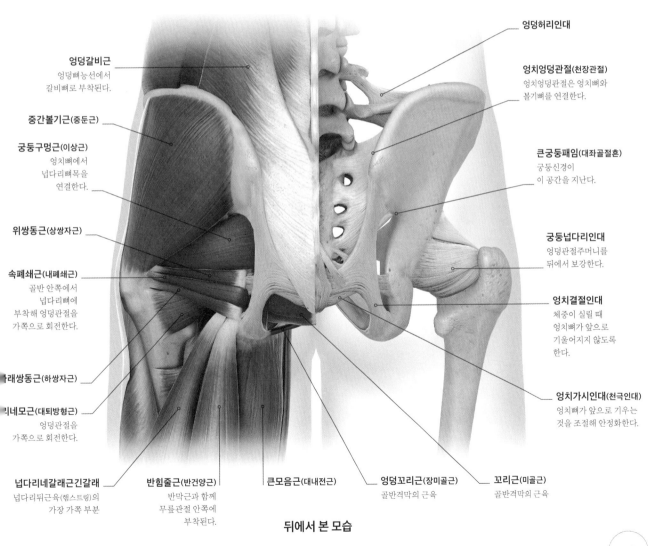

엉덩갈비근
엉덩뼈능선에서 갈비뼈로 부착된다.

중간볼기근(중둔근)

궁둥구멍근(이상근)
엉치뼈에서 넙다리뼈목을 연결한다.

위쌍동근(상쌍자근)

속폐쇄근(내폐쇄근)
골반 안쪽에서 넙다리뼈에 부착해 엉덩관절을 가쪽으로 회전한다.

래쌍동근(하쌍자근)

네모근(대퇴방형근)
엉덩관절을 가쪽으로 회전한다.

넙다리네갈래근긴갈래
넙다리뒤근육(햄스트링)의 가장 가쪽 부분

반힘줄근(반건양근)
반막근과 함께 무릎관절 안쪽에 부착된다.

큰모음근(대내전근)

엉덩꼬리근(장미골근)
골반격막의 근육

엉덩허리인대

엉치엉덩관절(천장관절)
엉치엉덩관절은 엉치뼈와 볼기뼈를 연결한다.

큰궁둥패임(대좌골절흔)
궁둥신경이 이 공간을 지난다.

궁둥넙다리인대
엉덩관절주머니를 뒤에서 보강한다.

엉치결절인대
체중이 실릴 때 엉치뼈가 앞으로 기울어지지 않도록 한다.

엉치가시인대(천극인대)
엉치뼈가 앞으로 기우는 것을 조절해 안정화한다.

꼬리근(미골근)
골반격막의 근육

뒤에서 본 모습

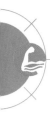

중심근육

정중단면에서 관찰되는 근육들이 중심근육(코어근육)을
형성한다. 이 부위는 몸의 윗부분과 아랫부분의 움직임이
조화되는 곳이다. 달릴 때 제대로 기능하는 중심근육이
있으면 몸통을 제어할 수 있을 뿐 아니라 하지의 힘과 운동의
생성과 전달을 극대화할 수 있다. 척주는 몸통을 지탱한다.

중심을 이루는 근육
중심근육은 여러 층으로
이루어진다. 몸통을 안정화하는
근육은 깊은 곳에 있으며,
몸의 움직임을 유발하는 근육은
표면에 가깝게 위치한다.

척주

척주는 척수를 감싸고 보호하며 체중을
지탱하는 역할을 한다. 척주는 경추, 흉추,
요추의 세 부분으로 이루어진다. 3개의
자연스러운 곡선이 이어져 S자 모양을
이룸으로써 이를 통해 체중이 균일하게
분산되고 척주가 부하를 견디도록 한다.
또한 척주의 각 부분은 달릴 때 필요한
운동 범위를 가능하게 한다(147쪽 참고).

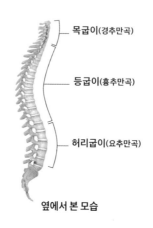

목굽이(경추만곡)

등굽이(흉추만곡)

허리굽이(요추만곡)

옆에서 본 모습

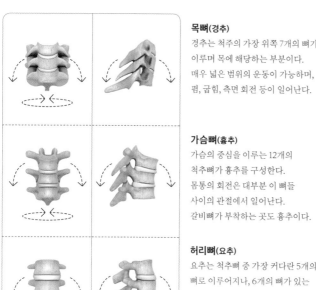

목뼈(경추)
경추는 척주의 가장 위쪽 7개의 뼈가
이루며 목에 해당하는 부분이다.
매우 넓은 범위의 운동이 가능하며,
폄, 굽힘, 측면 회전 등이 일어난다.

가슴뼈(흉추)
가슴의 중심을 이루는 12개의
척추뼈가 흉추를 구성한다.
몸통의 회전은 대부분 이 뼈들
사이의 관절에서 일어난다.
갈비뼈가 부착하는 곳도 흉추이다.

허리뼈(요추)
요추는 척추뼈 중 가장 커다란 5개의
뼈로 이루어지나, 6개의 뼈가 있는
경우도 자주 나타난다. 이 부분에서도
굽힘과 폄은 물론 약간의 측면 굴곡과
회전도 일어나며, 체중의 대부분을
떠받치고 있다.

앞에서
본 모습

가쪽에서
본 모습

갈비사이연골

가슴우리(흉곽)

가로돌기사이인대

척주세움근(척주기립근)
척주를 펴는
길이가 긴 근육

허리네모근(요방형근)

척주

엉덩허리인대

앞세로인대
척주를 안정화하고 앞으로
움직이는 것을 방지한다.

골반

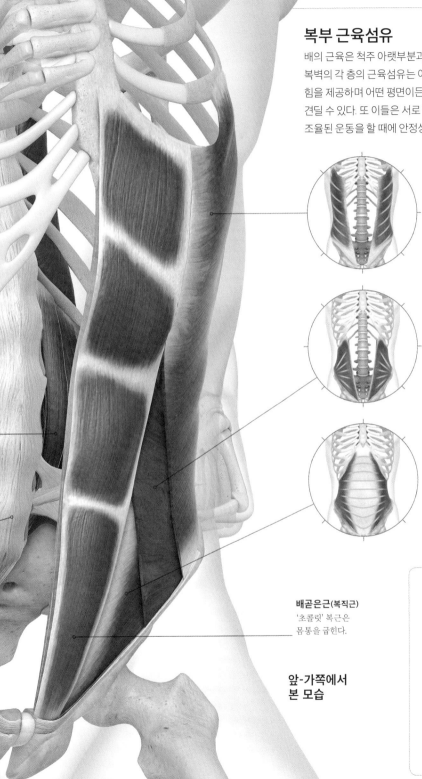

복부 근육섬유

배의 근육은 척주 아랫부분과 골반을 움직이고 제어하며 지지한다.
복벽의 각 층의 근육섬유는 여러 방향으로 배열되어 있어 중심근육에
힘을 제공하며 어떤 평면이든 그 면에서 일어나는 운동과 관련된 힘을
견딜 수 있다. 또 이들은 서로 협동함으로써 달리기와 같이 고도로
조율된 운동을 할 때에 안정성과 운동성을 제공한다.

배바깥빗근(외복사근)

배의 근육 중 가장 크고 가장 바깥쪽에서
몸통의 앞과 옆면을 덮고 있다.
양쪽 배바깥빗근이 동시에 작용하면
몸통이 앞으로 굽혀진다. 한쪽 근육만
작용하는 경우 몸통이 회전되거나
측면으로 굽혀진다.

배속빗근(내복사근)

넓고 섬세한 근육으로서 배바깥빗근
바로 밑에 위치하며 양쪽 근육의 섬유는
서로 반대 방향으로 배열되어 있다.
이 근육이 수축하면 몸통이 측면으로
굽혀지고 회전하게 되며, 다른 근육과
함께 몸통을 비틀고 굽히는 역할도 한다.

배가로근(복횡근)

복부 근육 중 가장 깊은 곳에 위치하는
얇은 근육으로서 척주에서 기원해 앞으로
오면서 배를 감싸는 근육이다. 배속빗근의
밑에 위치하며, 척주의 관절, 인대,
척주사이원반과 여러 신경을 보호하기 위해
몸을 움직이려 하는 경우 수축이 일어난다.
이 근육섬유는 수평으로 지나간다.

배곧은근(복직근)
'초콜릿' 복근은
몸통을 굽힌다.

**앞-가쪽에서
본 모습**

요통(허리아픔)

요통은 아주 흔해 인구의 70퍼센트에서
살아가는 동안 한 번은 경험하는 것으로
되어 있다. 모든 일을 잠잠히 앉아서 하는
생활습관과 관련이 있다. 요통이 있다면 물리
치료사와 상담해 해결책을 확실히 세우는
것이 중요하다. 요통은 중심근육(코어근육)을
사용하는 방식에 영향을 미침으로써 달릴
때 더 심한 부상을 입을 수 있는 위험 요소로
작용한다. 달리기를 통해서 척추사이원반의
상태가 개선된 예가 많으므로 적절한 훈련은
통증 완화에 도움이 될 수 있다.

운동에 필요한
동력 공급

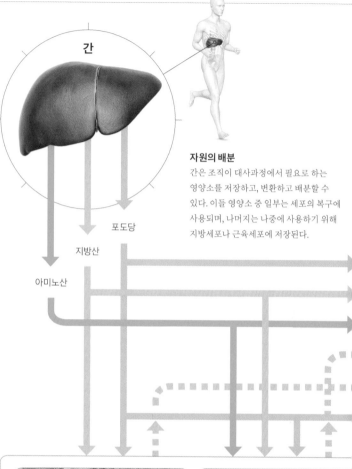

우리가 섭취하는 음식을 통해 들어온 영양소는
들이마신 산소와 결합해 움직임의 원동력이
되는 에너지 생산에 필요한 원료가 된다. 신체는
호흡계통, 심혈관계통, 소화계통의 복잡한
상호작용을 거쳐 이 에너지원을 사용함으로써
근육으로 동력을 공급하게 된다.

간

포도당

지방산

아미노산

자원의 배분
간은 조직이 대사과정에서 필요로 하는
영양소를 저장하고, 변환하고 배분할 수
있다. 이들 영양소 중 일부는 세포의 복구에
사용되며, 나머지는 나중에 사용하기 위해
지방세포나 근육세포에 저장된다.

에너지의 근원

위와 창자는 섭취하는 음식물을 처리한다.
달릴 때에는 대부분의 에너지를 탄수화물에
의존하지만 어떤 조건에서는 지방이나 단백질을
사용하기도 한다. 탄수화물은 처리되어 간과
근육에서 당원(글리코겐)이라는 물질로 저장된다.
지방은 처리되어 지방산(트리글리세리드)의 형태로
간에 저장되거나 지방으로 지방조직에 저장된다.
단백질은 아미노산으로 분해되어 새로 만들어지는
근육 조직의 재료가 된다.

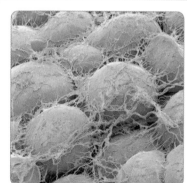

지방세포
많은 에너지를 보존하고 있는 트리글리세리드는
근육과 지방조직에 지방으로 저장되어 있다가
필요할 때 자유 지방산으로 분해되고 혈액으로
배출되어 세포에 의해 에너지원으로 사용된다.
사용하고 남은 포도당도 지방으로 변환되어
저장된다.

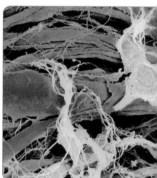

근육세포
당원은 근육세포에 저장되었다가 근육 수축
위한 에너지를 공급해야 할 때 방출된다.
또한 혈액 중에 포도당이 떨어졌을 때에도
혈당을 다시 올리기 위해 근육에서 방출된다

당원 저장의 증가

훈련을 적절히 하면 신체는 근육에 아주 많은 양의
당원을 저장할 수 있게 되며 달릴 때에도 더 효율적으로
사용하도록 적응된다. 이런 적응력은 90분 이상
오래 달리기를 할 때 특히 중요한데 저장된 당원이
모두 고갈되기 때문이다. 당원은 아주 효율적인
에너지원이므로 이들을 가능한 한 오랫동안 남겨 두는
편이 유리하다.

에너지 계통

삼인산아데노신(ATP)이라는 분자는 근육 수축에 사용되는 에너지를 저장하고 있다가, 운반하며 필요한 데에서 배출하는 물질이다. 인체가 ATP를 사용하는 세 가지 방법을 에너지 계통이라고 한다. 어떤 에너지 계통을 주로 사용하는가 하는 것은 운동의 기간과 강도에 따라 달라진다.

첫 번째는 세포 안에 저장된 ATP이다. 근육섬유에는 10초 동안의 수축을 일으키는데 필요한 ATP가 있어 많은 양의 에너지를 빨리 제공할 수 있지만, 최대한의 힘이 즉시 필요한 짧은 운동을 위한 것이다. 이 에너지는 한번 사용되면 공급량을 회복하기까지 5분 정도 소모되기 때문이다. 달리기 시작할 때 몸이 움직이도록 하는 데 이 계통이 사용된다.

저장된 ATP가 고갈된 다음에는 대개 포도당이 주성분인 음식물 에너지가 근육세포 안에서 무산소 세포호흡 또는 유산소 세포호흡을 통해 ATP로 변환되어 사용되며 꾸준한 공급을 통해 유지된다.

산소 공급이 요구량에 미치지 못하는 고강도의 달리기에서는 신체가 무산소 세포호흡을 사용한다. 이 계통은 달리기 시작할 때부터 작동하는 데 시간이 걸리는 유산소 계통(아래 참고)의 에너지 생성이 이를 따라잡을 때까지 에너지를 공급한다.

유산소 세포호흡은 중등도 혹은 낮은 강도의 운동을 하는 경우 일차적으로 사용되는 에너지 계통이다. 이 계통은 최대 90분까지 저장된 포도당을 사용해 가동할 수 있다. 장거리 달리기는 대부분 유산소 운동이지만, 경주의 결승선을 넘기 위해 마지막 질주를 할 때처럼 유산소 계통만으로 충분하지 않은 부가적인 에너지가 요구되면, 신체는 어떤 경우라도 무산소 계통을 사용하게 된다.

유산소 호흡과 무산소 호흡 모두 당분해라는 과정에서 시작된다. 당분해는 당원이 포도당으로 분해되는 과정으로서 그 다음에 세포호흡이라는 연쇄 반응이 일어난다(34~35쪽 참고). 세포호흡은 포도당을 ATP로 변환해 근육 수축이 일어나게 한다.

간의 대사 경로

- 포도당이 간에서 나와 필요로 하는 곳으로 간다.
- 저장된 포도당이 방출된다.
- 지방산은 간에서 나와 저장될 곳으로 간다.
- 저장된 지방산이 방출된다.
- 아미노산이 간에서 나와 필요로 하는 곳으로 간다.

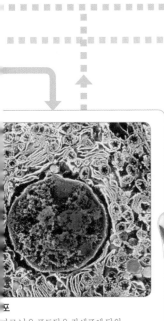

...고 남은 포도당은 간세포에 당원 ...로 저장되었다가 필요할 때 배출된다.

에너지 접근

달리는 데 주로 사용되는 근육들의 수축뿐 아니라 근육의 성장, 재생, 복구에도 에너지는 필요하다. 신체는 적절한 양의 에너지를 간에서 직접 가져다가 쓰며, 부족한 양은 근육세포와 지방세포가 담당한다.

세포 호흡

근육세포호흡이라는 명칭은 호흡이 근육세포 안에서 일어나기 때문이다. 먼저 근육 안에 저장되어 있거나 간에서 직접 공급받은 당원에서 포도당이 분해되어 방출된다. 신체는 유산소 또는 무산소 세포호흡을 이용해 포도당을 ATP 분자로 변환해 근육 수축에 필요한 에너지를 얻는다.

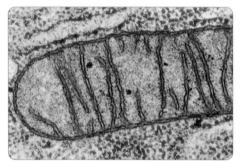

미토콘드리아

유산소 세포호흡은 미토콘드리아(사립체)에서 일어나며, 이것이 미토콘드리아가 세포의 주요일꾼인 이유이다. 미토콘드리아는 지구력 훈련을 하는 동안 그 수와 크기가 늘어나기도 하며 따라서 유산소 세포호흡의 효율도 높아질 수 있다.

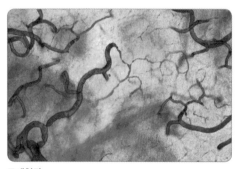

모세혈관

혈관의 미세한 가지인 모세혈관은 유산소 호흡에 필요한 산소와 영양소를 세포에 공급한다. 지구력 훈련을 하면 모세혈관의 밀도와 기능이 상승함으로써 근육의 지구력 운동 성적을 향상시킨다.

유산소 호흡과 무산소 호흡

유산소 세포호흡에서 신체는 산소를 사용해 포도당에서 ATP를 만들어 낸다. 격렬하게 운동하는 동안 산소 공급이 부족하거나 소모가 많아져서 산소가 부족하면 신체는 무산소 호흡에 의존한다. 이 과정은 산소를 요구하지 않는 대신, 젖산(유산)의 축적이 일어난다. 젖산을 대사 과정의 하나의 노폐물로 보기 어려운 이유는 산소가 충분히 공급되기만 하면 젖산도 소중한 에너지원이 될 수 있기 때문이다(한 박자 느린 과정이다.). 젖산이 축적되면 근육이 타는 느낌이 느껴지며 피로가 유발되므로 무산소 세포호흡으로 무한한 에너지 자원을 생산해 낼 수는 없다.

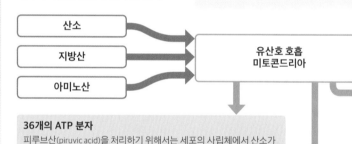

지구력

유산소 호흡

유산소 호흡은 엄청난 에너지 생성 능력을 가지고 있으며 그 결과로서 지구력 운동을 하는 동안 필요한 에너지를 만들어 내는 주요 방법이다. 모두 합해서 대략 38개의 ATP 분자가 포도당 1분자로부터 생성된다.

2개의 ATP 분자

유산소 세포호흡의 첫 단계는 근육세포의 세포질 안에서 일어난다. 이 과정을 당분해작용이라 하며 이 과정에서 포도당이 분해되어 피루브산이 되고 이 과정에서 2 ATP의 분자가 생성된다. 피루브산은 세포의 미토콘드리아(사립체)로 들어가서 유산소 세포호흡의 다음 단계에 사용된다.

36개의 ATP 분자

피루브산(piruvic acid)을 처리하기 위해서는 세포의 사립체에서 산소가 필요한 일련의 화학 반응이 일어나야 하며 이때 36개의 ATP 분자가 생산된다. 이 과정에서 수분과 이산화탄소가 부산물로 생기는데 이들은 신체로부터 제거된다.

지구력

 젖산 역치

운동이 현상을 유지하는 차원에서만 일어난다면 유산소 세포호흡에 의해 근육이 필요로 하는 에너지를 충분히 공급받을 수 있다. 운동의 강도가 유산소 호흡의 역량을 초과하게 되면, 혈액 속에 젖산 축적이 기하급수적으로 상승한다. 젖산 역치(LT)는 젖산이 매우 빠르게 축적되기 시작하기에 앞서 우리 몸이 관리할 수 있는 최대의 운동 강도를 나타낸다. 젖산 역치는 장거리 달리기 능력을 크게 좌우하는데 그 이유는 우리 몸의 근육이 유산소 호흡을 통한 에너지 생산을 얼마나 지속할 수 있는가를 나타내는 지표이기 때문이다.

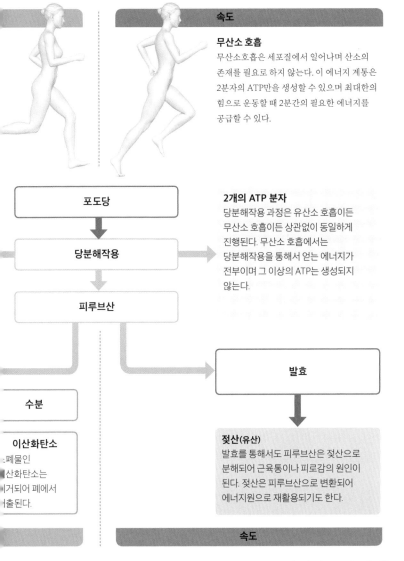

속도

무산소 호흡

무산소호흡은 세포질에서 일어나며 산소의 존재를 필요로 하지 않는다. 이 에너지 계통은 2분자의 ATP만을 생성할 수 있으며 최대한의 힘으로 운동할 때 2분간의 필요한 에너지를 공급할 수 있다.

2개의 ATP 분자

당분해작용 과정은 유산소 호흡이든 무산소 호흡이든 상관없이 동일하게 진행된다. 무산소 호흡에서는 당분해작용을 통해서 얻는 에너지가 전부이며 그 이상의 ATP는 생성되지 않는다.

포도당

당분해작용

피루브산

발효

수분

이산화탄소
폐물인
산화탄소는
거되어 폐에서
출된다.

젖산(유산)

발효를 통해서도 피루브산은 젖산으로 분해되어 근육통이나 피로감의 원인이 된다. 젖산은 피루브산으로 변환되어 에너지원으로 재활용되기도 한다.

속도

지방 대사

저장된 당원이 모두 소모되면, 근육세포는 에너지원을 찾기 위해 지방조직으로 방향을 돌린다. 신체에 저장된 지방은 당원이 제공하는 양의 30배 이상의 에너지를 조달할 수 있다. 트리글리세리드가 에너지로 사용되려면 지방 분해 과정을 거쳐 자유 지방산으로 분해되어야 하며, 그 후에 혈액을 통해 근육에 도달해서 세포 호흡에 사용된다.

🏃 저장된 지방의 효율적 활용

지구력 훈련을 하게 되면 운동을 하지 않을 때나 최대 이하로 운동할 때(일정한 수준의 유산소 운동) 신체의 지방 대사가 모두 증가한다. 장거리 달리기 선수가 여기에 적응되면 장시간 달릴 때 소중한 당원의 저장량을 보존할 수 있게 된다. 신체가 저장할 수 있는 당원의 양은 한정되어 있기 때문에 최대 이하 운동을 장기간 하는 동안에 지방을 효율적으로 대사할 수 있는 것은 큰 이득이 된다. 몸에서 당원이 고갈되었을 때 느끼는 갑작스러운 심한 피로감을 '극한점 도달(hitting the wall)'이라고 부른다. 신체의 능력을 끌어 올려 저장된 지방을 소모하게 되면 저장된 당원이 유지되므로 이런 피로감을 늦추거나 피할 수 있다.

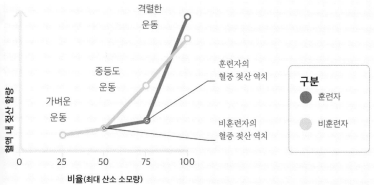

격렬한 운동

중등도 운동

가벼운 운동

훈련자의 혈중 젖산 역치

비훈련자의 혈중 젖산 역치

구분
● 훈련자
○ 비훈련자

혈액 내 젖산 함량

0   25   50   75   100

비율(최대 산소 소모량)

혈중 젖산 농도

훈련자와 비훈련자가 다양한 강도의 운동을 했을 때 혈중 젖산 농도를 나타낸 그래프에서 최대 산소 소모량(VO₂max, 37쪽 참고)을 백분율로 표시했다. 규칙적으로 운동하면 혈중 젖산 축적 곡선이 오른쪽으로 이동한다. 훈련을 통해 근육은 젖산이 혈액에 축적되기 전에 더 높은 훈련 강도를 견딜 수 있게 된다. 걷는 속도나 걸을 때의 느낌(166쪽 참고)을 통해 자신의 젖산 역치를 알게 되면 젖산이 혈액에 급격히 축적되는 것과 이에 따른 피로감을 예방할 수 있다.

산소 공급

주요 기관 계통은 근육 수축을 가동하기 위한 산소를 공급하기 위해 하나의 단위를 이루어 일한다. 산소는 허파(폐)를 통해 혈류로 들어가서 일하고 있는 근육에 전달된다. 근육에서 산소는 이산화탄소와 교환되고 교환된 이산화탄소는 허파로 운반되어 바깥으로 배출된다. 심장의 펌프 기능에 의해 생존에 절대적인 혈액 순환이 유지된다.

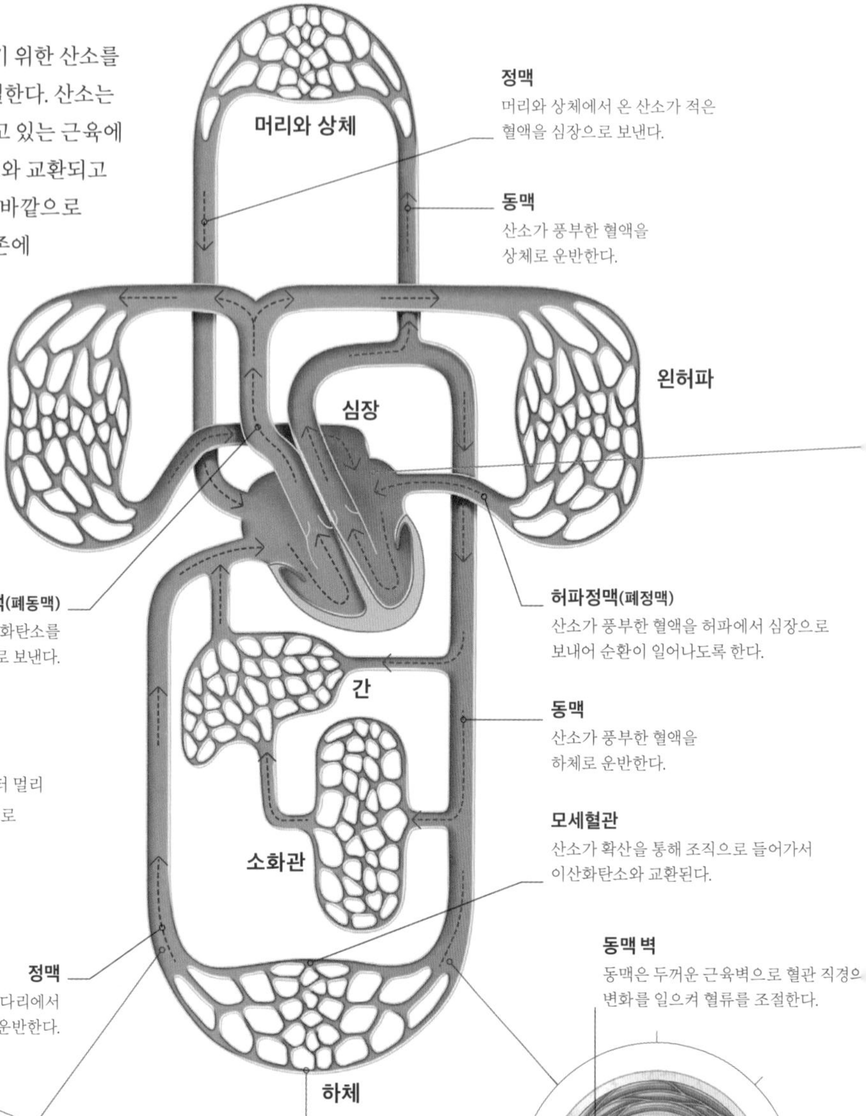

머리와 상체

정맥
머리와 상체에서 온 산소가 적은 혈액을 심장으로 보낸다.

동맥
산소가 풍부한 혈액을 상체로 운반한다.

오른허파

심장

왼허파

허파동맥(폐동맥)
산소가 적은 혈액에서 이산화탄소를 배출하기 위해 혈액을 허파로 보낸다.

허파정맥(폐정맥)
산소가 풍부한 혈액을 허파에서 심장으로 보내어 순환이 일어나도록 한다.

간

동맥
산소가 풍부한 혈액을 하체로 운반한다.

심장과 혈액 순환
동맥(붉은색)은 산소가 풍부한 혈액을 심장으로부터 멀리 보내고, 정맥(파란색)은 산소가 없는 혈액을 심장으로 운반한다. 이 흐름은 심장과 허파 사이의 혈관에서 일어나는 폐순환에서는 반대로 일어난다.

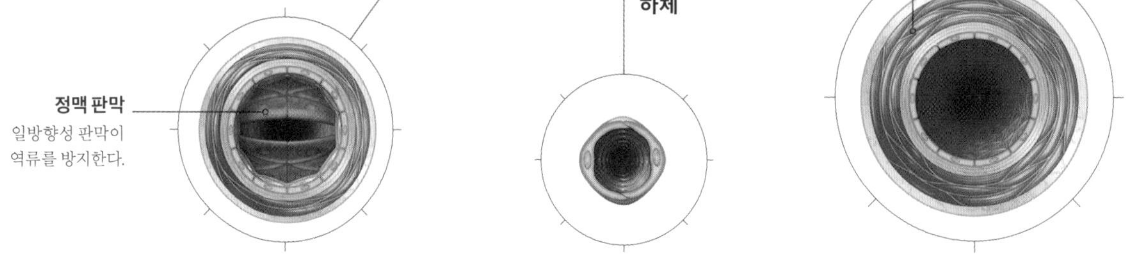

소화관

모세혈관
산소가 확산을 통해 조직으로 들어가서 이산화탄소와 교환된다.

정맥
산소가 적은 혈액을 다리에서 심장으로 운반한다.

동맥 벽
동맥은 두꺼운 근육벽으로 혈관 직경의 변화를 일으켜 혈류를 조절한다.

하체

정맥 판막
일방향성 판막이 역류를 방지한다.

정맥
정맥은 산소가 적은 혈액을 근육으로부터 심장과 허파로 보내어 이산화탄소와 열을 제거한다.

모세혈관
모세혈관 그물은 동맥과 정맥을 조직 세포와 연결시킨다. 산소와 노폐물의 교환이 일어나는 곳이 바로 이곳이다.

동맥
동맥은 산소가 풍부한 혈액을 심장과 허파에서 근육이 일하는 곳으로 운반한다.

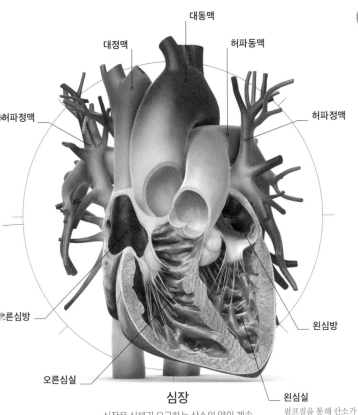

대정맥

대동맥

허파동맥

허파정맥

허파정맥

오른심방

왼심방

오른심실

왼심실

심장

심장은 신체가 요구하는 산소의 양이 계속 변화할 때 이를 맞추고자 혈액 순환 속도를 조절한다. 운동하는 동안 심장근육이 수축하는 속도와 수축력은 상승해서 혈액 순환이 최대한 많이 일어나 더 많은 산소 공급이 가능하게 된다. 체력 단련을 하면 왼심실의 크기가 커져 심장이 더 많은 양의 혈액을 수용할 수 있게 된다.

왼심실
펌프질을 통해 산소가 가득찬 혈액을 몸 전체에 운반한다.

최대 산소 소모량(VO₂ max)

최대 산소 소모량은 우리가 최대로 힘을 낼 때 우리 몸이 소모하는 산소의 양을 가리킨다. 최대 산소 소모량이 크다는 것은 세포가 유산소 호흡을 할 때 근육이 사용 가능한 산소의 양이 비교적 크다는 것을 의미한다. 신체가 근육으로 산소를 운반하는 능력은 네 가지 요인에 의해 좌우된다. 최대 심박수, 심박출량(심장이 한번 뛸 때 보내는 혈액의 양), 산소를 운반하는 혈중 헤모글로빈의 양, 근육이 일하는 곳으로 운반되는 혈액 순환의 속도가 그것들이다. 이 요인 중 일부는 훈련에 의해 향상될 수 있다. 하지만 그 외에는 태어나기 전에 유전적으로 결정된다.

훈련 적응

훈련을 하면 운동에 동력을 공급하는 에너지 계통이 개선되도록 신체 적응이 일어난다.

유산소 훈련

유산소 훈련(180쪽 참고)의 목적은 신체가 유산소 세포호흡의 효율을 증가시킴으로써 무산소 세포호흡이 가동되기 전에 더 오랜 시간 이를 유지하며 운동할 수 있게 하는 것이다. 이 훈련을 하면 유산소 호흡에서의 지구력과 최대 산소 소모량이 향상된다. 유산소 훈련에 적응되면 다음 결과가 나타난다.

- 운동 강도가 더 높아져야 **젖산 축적이** 일어난다.
- **젖산이** 더 빠른 속도로 제거된다.
- **심박출량이** 증가한다.
- **혈액의 양이** 증가한다.
- **적혈구의 부피가** 증가함으로써 산소 운반이 용이해진다.
- 근육조직에 **모세혈관 분포가** 증가한다(34쪽 참고).
- **미토콘드리아의 수와 크기가** 증가해(34쪽 참고), 유산소 세포호흡이 촉진된다.
- 미토콘드리아의 **산화효소의 활성이** 상승해 미토콘드리아의 효율이 개선된다.
- **모세혈관의 효율이** 증가한다.
- **혈액의 재분배가** 향상된다.
- **느린연축근육섬유의 크기가** 커진다(19쪽 참고).
- **근육의 미오글로빈 함량이** 증가해 근육에 산소 함량도 늘어난다.

무산소 훈련

무산소 훈련(185쪽 참고)은 신체가 혈중 젖산에 영향 받지 않고 제거하는 능력을 향상시키며 젖산 역치도 상승시킨다(34~35쪽 참고). 무산소 훈련에 적응되면 다음 결과가 나타난다.

- **근력이** 상승한다.
- **역학적 효율이** 개선된다.
- **근육의 산화력이** 증가한다.
- **근육의 완충능력이** 상승해 세포호흡의 결과로 나타나는 산성도의 축적을 견딜 수 있다.
- **젖산 제거 능력이** 증가한다.

운동의
조절

달리기를 하는 동안 뇌와 신경계통은 내분비계통과 함께
협력해 의식적으로 또한 무의식적으로 조절되는
운동 모두를 가능하게 하고 조율한다. 또한 신체 내에서
평형 상태를 유지하는 중요한 역할도 담당한다.

지휘 네트워크

뇌는 우리 몸의 지휘 본부이다. 뇌는 척수와
말초신경계통(PNS)을 통해 메시지를 주고 받는다.
말초신경계통에는 두 가지가 있는데, 자율신경계통(ANS)과
체신경계통이다. 체신경계통은 골격근의 의식적인 수의운동을
담당하기 위한 운동신경섬유와 감각신경섬유 모두를 포함한다.
자율신경계통은 체온 조절, 호흡, 심장 박동 조절같이 의식으로
좌우할 수 없는 불수의적 과정을 조절한다.

뇌
운동을 지휘한다.

갑상샘(갑상선)
대사를 조절한다.

부갑상샘(부갑상선)
혈중 칼슘을 조절한다.

심장
혈액을 몸 전체로 보낸다.

콩팥위샘(부신)
대사와 면역계통을
조절하고 아드레날린을
생성한다.

이자(췌장)
혈당을 조절한다.

작은창자(소장)
섭취한 음식물에서
영양소를 흡수한다.

생식샘
성호르몬을 생성한다.

말초신경
운동신경과 감각신경이
몸 전체에서 네트워크를
형성한다.

두정엽 **측두엽** **전두엽**

후두엽

대뇌겉질(대뇌피질)
대뇌는 뇌에서 커다란 부피를
차지하며 그중에서 주름이
많이 관찰되는 바깥층을
대뇌피질이라고 한다.
운동과 감각에 관여하는 부위는
각각 대뇌피질의 전두엽과
두정엽에 위치한다. 달리기를 할
때, 운동피질은 척수나
뇌의 다른 부분과 함께
작용해 운동을 조절한다.

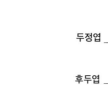

신경내분비계통
말초신경은 몸 곳곳에서
기원한 정보를 중추로 보내는 것은
물론 운동을 조절하기 위해
아래로 내려 보내는 명령도
전달한다. 뇌는 내분비계통과도
협력해 몸 안에 어떤 변화가
생겼을 때 신체 내의 평형을 유지하기
위해 내부적 상황을 관리한다.

솔방울샘(송과선)
일주기리듬
조절에 기여한다.

시상하부
체온을 조절한다.

뇌하수체
다른 분비샘의
기능을 조절한다.

소뇌
운동을 조정하고 조절한다.

뇌의 단면

소뇌는 대뇌보다 작다(38쪽 참고). 이 구조는 뇌의
뒤쪽 아래에 위치하며 운동의 조화와 정밀도에 기여한다.
뇌 안에는 중요한 분비샘도 존재한다.

어떻게 움직일까

운동피질은 전두엽 뒷부분에 위치하며
수의운동과 불수의운동을 일으키는 근육 활동을
조절한다. 척수와 말초신경의 운동신경을 통해
전달된 지시는 근육으로 하여금 필요에 따라
수축하고 이완하도록 명령한다. 달리기를 할
때, 운동피질은 정밀하게 조정된 동작 순서를
운동신경이 전달하는 자극으로 빠르게 내려
보내면 특정한 근육이 수축되어 필요한 운동이
일어난다.

근육섬유가
나란히 있다.

운동신경이 근육이
수축하도록 자극한다.

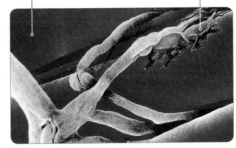

신경근육연접

개개의 운동신경은 이들이 분포하는 근육섬유와
신경근육연접에서 만나며, 이곳에서 신경자극이
근육 수축을 시작한다. 골격근육섬유는 대개 하나의
신경근육연접을 갖고 있다.

척수
신체의 주요 통신 경로

척수신경
뇌와 몸 사이에서
메시지를 전달한다.

척수

정보는 척수를 통해 뇌와 뇌 이외의
몸 전체 사이를 이동한다. 척수는
뼈로 이루어진 척주 안에서 보호를
받고 있으며 각각의 척추뼈 사이에
양쪽으로 난 구멍을 통해 척수신경을
내보낸다.

척주
척수를 감싸서
보호한다.

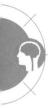

균형과 조화

감각과 운동 정보의 통합에 의존해 균형을 잡고 운동을
조정하는 과정은 무의식적으로 일어나는 경우가 많다.
달리는 동안 무게중심이 옮겨 가면 몸이 균형을 유지하기
위해 속귀에 있는 감각 기관의 입력과 시각 정보를
조합해 뇌와 함께 자세를 조정해 나간다. 그러는 동안
운동 정보는 걷는 사이 지형의 변화를 수용할 수 있도록
다리로 가서 근육 긴장도를 조절한다. 이런 끊임없는
조정 덕분에 머리의 수평을 유지하고 시각 정보를 가장
먼저 처리할 수 있다.

 달릴 수 있도록 진화

인체가 먼 거리를 달릴 능력을 발달시켰다는 해부학적
증거가 있다. 최적화된 에너지 사용, 머리와 몸통의 안정화,
체온 조절 등이 여기에 포함된다. 목덜미인대는 유인원
조상들에서는 볼 수 없는 구조가 변화해 나타났으며,
긴 발꿈치힘줄(아킬레스건)도 마찬가지이다.

목덜미인대
이 구조는 달리기와
같은 운동을 할 때
머리가 앞으로
숙여지는 것을 막기
위해 진화했다.

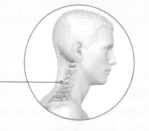

발꿈치힘줄(아킬레스건)
발꿈치힘줄이 에너지를
저장하고 재활용하는
특성은 지구력 달리기의
결과로서 진화한
것일 수도 있다.

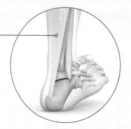

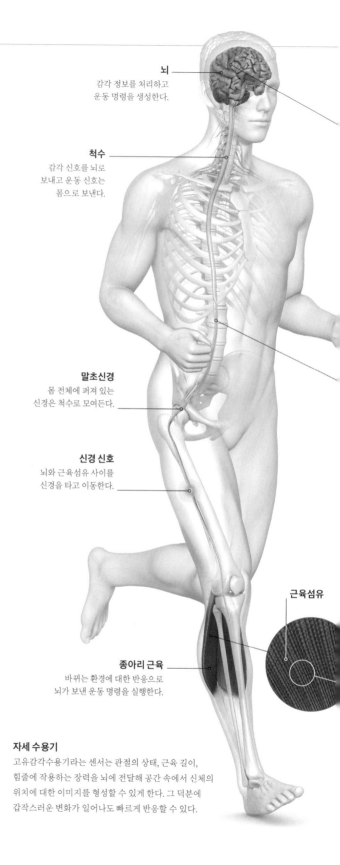

뇌
감각 정보를 처리하고
운동 명령을 생성한다.

척수
감각 신호를 뇌로
보내고 운동 신호는
몸으로 보낸다.

말초신경
몸 전체에 퍼져 있는
신경은 척수로 모여든다.

신경 신호
뇌와 근육섬유 사이를
신경을 타고 이동한다.

근육섬유

종아리 근육
바뀌는 환경에 대한 반응으로
뇌가 보낸 운동 명령을 실행한다.

자세 수용기
고유감각수용기라는 센서는 관절의 상태, 근육 길이,
힘줄에 작용하는 장력을 뇌에 전달해 공간 속에서 신체의
위치에 대한 이미지를 형성할 수 있게 한다. 그 덕분에
갑작스러운 변화가 일어나도 빠르게 반응할 수 있다.

운동피질 및 감각피질

감각피질
촉각, 통각, 온도 감각에 대한 감각 정보를 받아들여서 처리한다.

운동피질
수의운동을 위한 지시를 생성한다.

중간관상단면

대뇌피질(38쪽 참고)에 위치하는 운동피질은 수의 운동을 계획하고 조율하며 조절한다. 운동피질 뒤에 있는 감각피질은 신체에서 오는 감각 정보를 처리하고 통합한다.

운동신경
신경 신호를 근육섬유에 전달한다.

중간 뉴런
신경을 척수에 연결한다.

감각신경
신경 자극을 말초신경으로부터 운반한다.

척수

척수에는 세 가지 종류의 신경세포(뉴런)가 존재한다. 감각신경은 몸에서 들어온 감각 정보를 뇌로 전달한다. 운동신경은 뇌에서 골격근육섬유가 움직임을 조절하려고 내려 보낸 지시를 전달한다. 이 두 종류의 뉴런은 중간 뉴런을 통해 중추신경계통(CNS)과 교류한다.

뇌에서 나오는 운동 신호

뇌로 가는 감각 신호

근육방추
근육 길이의 변화를 감지한다.

감각신경
감각 정보를 뇌에 전달한다.

근육세포

근육방추

근육 내부에 존재하는 이들 수용기는 근육 길이와 장력 변화에 대한 정보를 수집해 중추신경계통으로 전달한다. 반사 작용을 통해서 근육이 과도하게 늘어났을 때 더 강한 대립수축을 일으킴으로써 이를 방지한다.

균형

속귀에 있는 액체가 차 있는 고리 모양의 관에는 털 같은 센서를 지닌 세포가 있어 3개의 평면상에서의 운동을 감지한다. 움직일 때 이 센서가 보내는 신호를 통해 뇌는 공간 속에서 머리의 위치를 감지할 수 있다. 또한 달리다가 보도 블록을 헛디딜 때처럼 몸이 갑자기 기울어지는 것도 감지한다. 뇌는 이 정보를 다른 감각 정보와 통합해 해석함으로써 균형을 되찾고 머리의 수평을 유지하기 위한 적절한 반응을 유도할 수 있다.

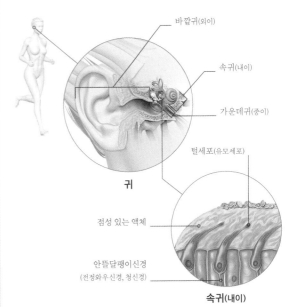

바깥귀(외이)

속귀(내이)

가운데귀(중이)

털세포(유모세포)

귀

점성 있는 액체

안뜰달팽이신경
(전정와우신경, 청신경)

속귀(내이)

운동의 방향
점성이 있는 액체가 내이의 이석막 위에 있는 미세한 털과 같은 감각수용기를 둘러싸고 있다. 머리가 움직이면 수용기 주위의 액체가 진동함으로써 정보를 수집하고, 이를 통해서 뇌가 움직임의 방향을 감지한다.

시각과 조율

눈이 감각 정보(시각의 경우 시각 정보)를 뇌로 보내 처리하는 것은 다른 감각수용기의 작용과 비슷하다. 이 덕분에 우리는 걸으면서 다가오는 지형의 변화를 예견해 이에 대한 대책을 세울 수 있고 강아지나 군중과 같이 움직이는 물체를 피해서 달릴 수도 있다. 이런 조율 과정은 대부분 의식하지 않아도 일어난다. 걸을 때마다 끊임없는 충격이 몸에 작용하지만 머리의 수평을 유지함으로써 이런 기능이 가능해진다.

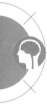

무의식적 기능

의식적인 운동 외에 뇌와 신경계통은 운동에 필요한 다양한 무의식적 기능을 담당한다. 달리는 동안 보이지 않는 데서 체온, 호흡, 심장 박동을 조절하는 자율신경계통(ANS)은 교감신경계통과 부교감신경계통의 두 부분으로 이루어진다. 운동을 하는 중에는 교감신경계통이 주로 활발해져서 심장 박동을 빠르게 하고, 혈관과 기관을 확장하며 소화를 억제한다.

항상성

항상성이란 인체가 변화하는 조건에도 불구하고 내적인 평형 상태를 유지하려 하는 것을 말한다. 자율신경계통은 항상성을 유지하기 위해 내분비계통과 조율해 호르몬을 혈액으로 분비한다. 호르몬은 세포의 기능에 영향을 주는 화학적 메시지의 전달자로, 에너지 대사와 조직 성장 등 신체의 여러 가지 생리 반응을 조절한다.

자율신경계통

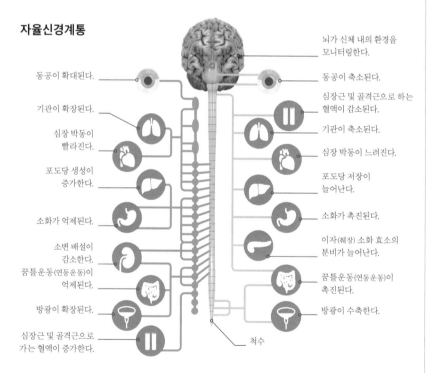

동공이 확대된다.

기관이 확장된다.

심장 박동이 빨라진다.

포도당 생성이 증가한다.

소화가 억제된다.

소변 배설이 감소한다.

꿈틀운동(연동운동)이 억제된다.

방광이 확장된다.

심장근 및 골격근으로 가는 혈액이 증가한다.

뇌가 신체 내의 환경을 모니터링한다.

동공이 축소된다.

심장근 및 골격근으로 하는 혈액이 감소된다.

기관이 축소된다.

심장 박동이 느려진다.

포도당 저장이 늘어난다.

소화가 촉진된다.

이자(췌장) 소화 효소의 분비가 늘어난다.

꿈틀운동(연동운동)이 촉진된다.

방광이 수축한다.

척수

교감신경계통

주로 긴박한 상황에서 투쟁-도피 반응을 담당한다고 알려진 것처럼, 이 계통은 압박을 받는 상황에서 그 기능을 수행한다. 심장 박동과 근육 수축력은 상승하고 기관, 심장, 근육으로 가는 혈관 모두 확장되며, 근력을 강화하기 위해 포도당이 혈액으로 배출된다.

부교감신경계통

신체가 자신을 유지 보수하는 계통으로서 운동 후 회복 기간에 그 역할이 이루어진다. 소화, 배변, 에너지 보존과 같은 과정을 주로 담당한다. 부교감신경계통의 효과는 대체로 교감신경계통의 효과에 반대로 작용한다.

호르몬 균형

내분비계통은 생명 유지에 꼭 필요한 기능을 수행하는데 여기에 사용하는 데 필요한 만큼의 호르몬을 생성하도록 조절된다. 과도한 훈련은 호르몬의 균형을 깨뜨릴 수 있으므로 적절한 훈련에는 과부하와 회복 사이에 균형이 있어야 한다(169쪽 참고). 과부하를 너무 많이 받거나 충분한 회복이 이루어지지 않을 경우 신경계통과 호르몬 모두가 와해되어 신체적, 정신적인 증상이 나타나는 과훈련증후군이 생긴다.

호르몬 보충

호르몬을 보충하는 것은 스포츠에서 도핑 문제로 이어지기도 하지만 건강을 유지하기 위해 의사들은 체내에서 생성되는 호르몬을 보충하도록 권유하는 경우도 있다.

에스트로겐(여성호르몬)
과도한 훈련으로 인해 감소할 수 있다. 달리기를 즐기는 여성이 스포츠 에너지 상대적 결핍증(RED-S, 63쪽 참고)에 걸리면 에스트로겐 함유량이 현저히 감소하기 때문에 뼈대의 양이 줄고 근육골격계통의 손상 위험이 증가한다. 에스트로겐 함량을 정상화하려면 피임약을 먹거나 패치를 붙인다.

갑상샘호르몬(티록신)
갑상샘 기능 저하증과 과도한 훈련 모두 혈액 중의 갑상샘호르몬을 감소시키며, 대사와 단백질 합성을 떨어뜨린다. 균형을 유지하기 위해서 보통 갑상샘호르몬 대체 요법 처방을 받는다.

인슐린
체내로 포도당이 들어오는 것을 조절하는 호르몬인 인슐린이 없다면 세포로 들어오는 포도당의 양이 극히 감소해 커다란 문제가 발생할 것이다. 당뇨병은 인슐린 생성이나 기능 또는 둘 다 비정상적인 상태로서 일반적 치료는 인슐린 보충이다.

훈련에 영향을 주는 호르몬

호르몬	생성 부위	기능
코티솔	부신	● 단백질과 지방을 사용해서 포도당 생성 촉진 과도한 훈련을 하면 체내에 코티솔의 양이 과다해져 단백질의 분해가 늘어나고 수면 장애가 나타나며 심하면 스트레스를 받는 느낌이 증가한다.
테스토스테론 (남성호르몬)	남성에서는 주로 고환, 여성에서는 부신과 난소	● 근육과 뼈의 양을 늘림 ● 호르몬 증가 시 근육섬유가 더 커지며 훈련 후 회복 시간 단축 과도한 훈련을 하게 되면 뇌하수체는 회복될 때까지 이 호르몬의 생성을 차단한다. 여성보다 남성에서 더 많은 양이 존재한다.
에스트로겐(여성호르몬)	여성에서는 난소, 남성에서는 부신과 고환	● 저장된 지방을 분해해 연소되도록 촉진 ● 골밀도 유지를 도움 남성보다 여성에서 더 많은 양이 존재한다.
에리트로포이에틴 (적혈구생성소)	콩팥(신장)	● 골수에서 적혈구 생성 자극. 적혈구는 산소를 허파에서 근육세포로 운반해 산소 운반 능력을 상승시킨다.
엔도르핀	뇌하수체, 중추신경계통	● 오랜 지구력 훈련에서 나타나는 황홀감인 '러너스하이(213쪽 참고)' 신체는 엔도르핀에 적응하므로 시간이 지나면 같은 정도의 자극에 대해 생성되는 양은 감소한다.
아드레날린(에피네프린)	부신	● 투쟁-도피 반응으로 심장 박동 증가, 기도 이완, 혈관 수축, 이는 근육의 당원과 지방 분해 촉진. 경기를 위해 달리는 선수에게 유용한 기능이다.
티록신	갑상샘(갑상선)	● 대사율 결정. 근육, 뇌, 전반적 호르몬 기능 유지에 참여. 근육이 정상적으로 수축하려면 티록신의 균형이 잘 유지되어야 한다.
인슐린	이자(췌장)	● 세포가 혈액에서 포도당을 흡수해 에너지원으로 사용 또는 근육과 간에서 당원 형태로 저장
심방나트륨이뇨펩티드	심장근	● 혈압 조절에 기여 달리기를 할 때에는 신체 기능 특히 근육 대사를 위해 심장은 산소가 많은 혈액을 보내야 하므로 수축기 혈압이 상승한다.
성장호르몬	뇌하수체	● 단백질 합성, 근육 부피, 골밀도, 힘줄과 인대 강도, 달리기에 필수적인 기능 조절 신체는 성장호르몬에 적응하므로 훈련을 할수록 같은 수준에서의 성장호르몬의 생성은 감소한다. 따라서 같은 양을 분비하려면 더 강한 운동이 필요하다.

체온 조절

인간이 항온 동물이라는 것은 생존하기 위해 체온이 좁은 범위 안에서 유지되어야 한다는 뜻이다. 특히 극심한 온도 차이를 경험해야 하는 상황에서 이것은 보통 문제가 아니다. 운동하는 동안에는 열이 발생하는데 중심체온이 합리적인 테두리 안에 있도록 유지되기 위해서는 이 열을 제거해야 한다. 열이 제대로 발산되지 않으면 열성 질병에 걸리게 되어 사망하거나 그렇지 않더라도 운동 수행력에 영향을 줄 수 있다. 주위 환경의 온도나 습도, 또는 두 가지 모두 극심한 상황에서는 체온을 유지하기가 훨씬 더 어렵다.

체온 조절

감각수용기는 몸 안의 온도가 최적 상태에서 벗어나면 이를 감지한다. 그에 대한 반응으로 시상하부는 신체의 항상성을 유지하기 위해 적절한 교정 반응을 개시한다. 내부 환경이 정상화되면 시상하부는 활성화된 교정 수단을 비활성화한다.

인체 내부 온도의 상승

시상하부는 체내의 온도를 높이기 위해 열 생성 과정을 시작한다.

● 체표의 혈관이 수축함으로써 피부로 가는 혈액이 많이 줄어들어 혈액에서 외부로 방열을 통한 열의 이동이 제한된다.

● 근육은 몸을 떨도록 해 열을 생성한다.

● 열을 생성하기 위해 호르몬 자극을 통한 대사가 증가한다.

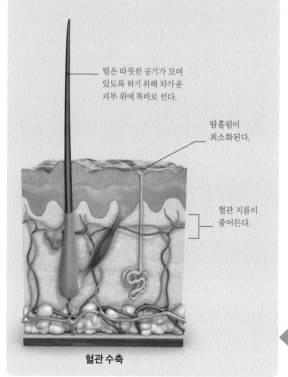

털은 따뜻한 공기가 모여 있도록 하기 위해 차가운 피부 위에 똑바로 선다.

땀흘림이 최소화된다.

혈관 지름이 줄어든다.

혈관 수축

체온 변화

달리기를 하면 이로 인해 체내의 온도가 상승한다. 추운 환경에서 달릴 때에도 추위에 대해 적절하게 보호되지 않으면 체온이 떨어질 수 있다. 체온은 섭씨 37~37.8도의 범위 안에서 유지되어야 한다.

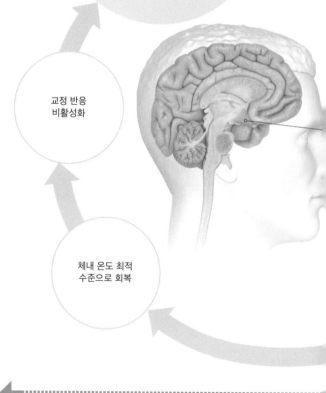

교정 반응 비활성화

체내 온도 최적 수준으로 회복

체내 온도 과도한 하강

더위 노출

주위 환경으로부터 열성 스트레스를 받고 체내의 열 생성까지 중첩되면 열탈진이나 열사병이 생길 수 있다. 탈진의 증상에는 피로, 어지러움, 구역질이 있으며, 심장 박동이 빠르고 약해진다. 열탈진에서는 체온 조절 기능이 아직 유지되지만 열을 충분히 빠르게 발산하지 못한다. 열사병은 목숨을 위협하는 질병으로서 즉시 응급 치료를 받아야 한다. 열사병의 원인은 신체의 체온 조절 기능의 붕괴로서 땀이 멈추는 것은 물론 호흡과 맥박이 빨라지고 혼란, 방향 감각 장애, 의식 소실 등이 나타난다.

훈련 적응

특정한 훈련을 함으로써 더운 환경에서 운동할 때 견뎌야 하는 신체의 능력을 향상시킬 수 있다. 중심체온에 대한 땀 분비 속도 상관 관계의 민감도가 상승함에 따라 더 낮은 중심체온에서도 땀 분비가 시작되어 중심체온을 조절 가능한 수준에서 잘 유지한다. 평소의 훈련에 적응한 기후보다 더운 곳에서 달려야 하는 경우에는 열적응 프로토콜을 고려해 보도록 한다. 훈련 후에 더운 목욕탕이나 사우나를 이용한다든가 온도를 높인 실내에서 훈련하는 경우 실제 환경에서의 운동 능력을 개선하는 데 도움이 된다.

수용기가
체온 변화 감지

체온 조절

시상하부

중요한 이 내분비선은 뇌에 존재하는 체온 조절 중추이다. 시상하부는 몸의 내부 온도를 정상으로 되돌리기 위해 적절한 반응을 유도한다.

시상하부가 적절한 교정 반응을 시작할 수 없는 경우 중심체온은 적절한 범위를 넘어 계속 상승하거나 하강한다.

교정 반응
활성화

체내 온도 과도한 상승

신체가 내부 온도를 하강시킨다.

시상하부는 체내의 온도를 떨어뜨리기 위해 방열 과정을 시행한다:

- 땀을 흘리면 수분이 증발되어 신체가 냉각된다.
  땀을 흘리는 것은 격렬하게 운동함으로써 생성되는 열을 발산하는 기본적인 수단이다. 탈수가 있으면 몸이 땀을 흘려 열을 발산하는 능력에 장애가 나타날 수 있다. 무더운 환경이나 부적절한 의복도 신체에서 열을 방출하는 능력에 좋지 않은 방향으로 작용할 수 있다.

- 체표의 혈관이 확장해 피부로 가는 혈류가 증가하면 이를 통해 방열이 일어나 열이 대기로 발산된다. 피부로 가는 혈류의 증가는 근육으로부터 혈류를 우회하도록 한다. 이것은 운동하는 데 필요한 에너지를 공급할 산소가 많은 혈액이 감소하는 것을 의미한다.

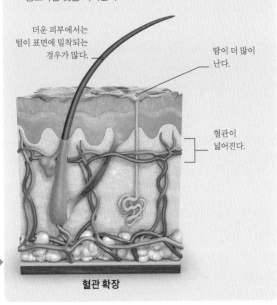

더운 피부에서는 털이 표면에 밀착되는 경우가 많다.

땀이 더 많이 난다.

혈관이 넓어진다.

혈관 확장

외부 요인

달리기는 여러 외부 요인의 영향을 받는다. 발이 지면과 접촉할 때마다 충격력이
신체에 전달된다. 충격력은 신체의 근육 수축(18~19쪽 참고)과 생체 역학적 변화를 통해서
대응되어야 한다. 달리는 환경, 즉 날씨, 지형, 고도에 따라 몸이 적응해야 하는 것도 있다.

지면반력

달리는 동안 일련의 주기적인 충격이 우리 몸에 가해진다.
중력이 우리를 끌어당길 때, 이에 대응해 신체가 닿는 지면에 크기가
같고 방향이 정반대인 힘, 즉 지면반력(GRF)을 우리는 가하게 된다.
지면반력은 수직 방향, 전후 방향, 측면 방향의 세 가지 방향 요소로
이루어진다. 신체는 지면반력을 흡수해 저장했다가 그 에너지를
지면으로부터 추진하는 데 최대한 많이 사용해야 하지만,
많은 부상의 원인 또한 이 지면반력으로 생각되며 특히
그 크기와 인체에 작용하는 속도 모두 중요한 것으로 나타났다.
몇몇 연구들에서는 수직 지면반력의 부하 속도가 부상과 관련이
있다고 주장된 반면에 다른 연구들에서는 후방제동력이 관련이
있는 것으로 나타났다.

지면반력의 분포

지면반력은 주로 다리에서 흡수되지만 그 효과는 몸 전체로 퍼져나간다.
신체가 지면과 접촉하는 방법은 지면반력이 몸 전체로 퍼져나가는 데
영향을 준다. 달리기 사이클(66쪽 참고) 중 부하기에서의 다리의 자세가
힘이 어느 방향으로 향할 것인지를 결정한다. 이 힘이 느껴지는 부위에
따라 부하를 흡수하기 위해 다리를 움직이는 방식이 달라진다. 예를 들어
보폭이 길어지면 더 큰 제동력이 생겨나고, 무릎이 더 구부러진 자세로
지면과 접촉할 때는 네갈래근(사두근)이 더 힘을 많이 내야 하지만
무릎 위에 미치는 힘은 줄어든다.

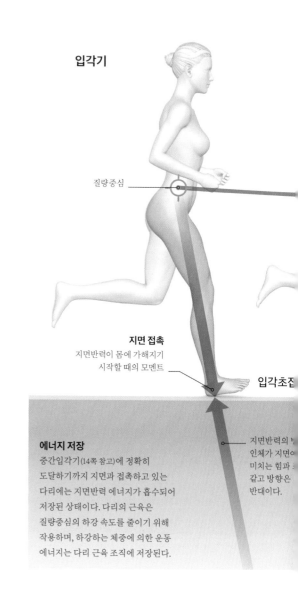

입각기

질량중심

지면 접촉
지면반력이 몸에 가해지기
시작할 때의 모멘트

입각초기

에너지 저장
중간입각기(14쪽 참고)에 정확히
도달하기까지 지면과 접촉하고 있는
다리에는 지면반력 에너지가 흡수되어
저장된 상태이다. 다리의 근육은
질량중심의 하강 속도를 줄이기 위해
작용하며, 하강하는 체중에 의한 운동
에너지는 다리 근육 조직에 저장된다.

지면반력의
인체가 지면에
미치는 힘과
같고 방향은
반대이다.

에너지 저장 및 이동

양쪽 발이 지면과 접촉하면 다리가 지면반력을 흡수하고 이를 다시 사용해 몸을 공중으로 밀쳐낸다. 입각기의 처음 절반 동안에는 신체의 질량중심(COM)이 하강한다. 관절이 굽혀지는 동안 발꿈치힘줄(아킬레스건)과 같은 다리의 점탄성 조직은 아래로 전달되는 체중으로 인해 늘어나면서 동시에 지면반력의 에너지를 저장한다(18쪽 참고). 중간입각기에 질량중심은 가장 낮은 곳에 위치하게 된다. 입각기 후반부에서는 이렇게 저장된 에너지가 발산되며(19쪽 참고) 질량중심은 다시 공중을 향해 가속되어 중력과 반대 방향으로 이동한다.

힘의 최소화

여러 노력에도 불구하고 연구자들은 지면반력과 관련된 부상 위험을 줄일 수 있는 최적의 보행 패턴을 아직 찾아내지 못했다. 그나마 밝혀진 것은 발 뒷부분이 지면에 접촉하는 방식의 보행(72쪽 참고), 수직 진동의 증가(71쪽 참고), 한쪽 뒤꿈치에서 다른 쪽 뒤꿈치까지의 거리인 전후보폭의 길이가 긴 보행(70쪽 참고)은 모두 수직 지면반력의 상승과 관계가 있다는 것이다. 전후보폭이 길면서 발 앞부분 지면 접촉 보행(72쪽 참고)을 하면 제동력 상승과 관련이 있다고 알려져 있다. 수직 지면반력과 제동력을 동시에 감소시킬 수 있는 방법의 하나는 보행률을 증가시키는 것이다(70쪽 참고).

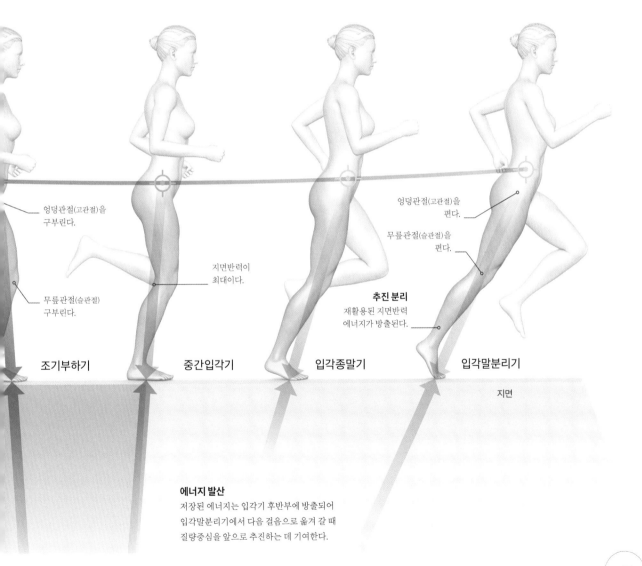

엉덩관절(고관절)을
구부린다.

무릎관절(슬관절)
구부린다.

조기부하기

지면반력이
최대이다.

중간입각기

엉덩관절(고관절)을
편다.

무릎관절(슬관절)을
편다.

추진 분리
재활용된 지면반력
에너지가 방출된다.

입각종말기

입각말분리기

지면

에너지 발산
저장된 에너지는 입각기 후반부에 방출되어
입각말분리기에서 다음 걸음으로 옮겨 갈 때
질량중심을 앞으로 추진하는 데 기여한다.

모멘트

지면반력이 신체에 전달될 때, 토크(torque) 또는 모멘트(moment)라는 회전력이 관절에 작용한다. 토크는 어떤 물체에 얼마나 큰 힘이 작용해 그 물체가 어떤 축(중심점)을 중심으로 회전하도록 하는지를 의미하는 물리량이다. 힘은 중심점으로부터 어떤 거리에서도 작용할 수 있으며 힘의 크기와 방향이 물체(지렛대팔)로 하여금 축 주위를 회전하게 한다. 외적모멘트는 지렛대에 미치는 내적모멘트와 대응되어야 한다. 달리기를 할 때, 발목과 무릎관절(슬관절)은 중심점이 되며 발과 다리 아랫부분이 지렛대가 된다. 중심점으로부터 지면반력이 통과하는 상대적인 위치가 지렛대에 작용하는 외적모멘트의 방향을 결정한다. 중쇠관절의 경우 주위 근육은 이 운동에 저항하는 데 필요한 힘(내적모멘트)을 발생해야 한다. 이 힘들 사이의 상호작용 결과에 의해 지렛대가 움직이는 방향이 결정된다.

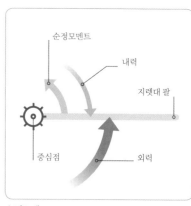

순정모멘트

여기서 외적모멘트인 지면반력은 이에 대립해 나타난 내적모멘트인 근육의 수축력보다 크기가 더 크다. 이들 두 힘의 상호작용 결과로 생기는 순정모멘트는 중심점 주위를 도는 지렛대팔의 회전 방향과 회전력의 크기이다. 지렛대팔은 종아리 또는 발이며 중심점은 무릎 또는 발목관절(족관절)이다.

구분

← 내적모멘트
← 외적모멘트
← 지면반력
← 순정모멘트

무릎관절

입각초접촉기에 지면반력은 무릎 뒤쪽을 지나는 방향으로 작용한다. 이 힘은 종아리에 작용해 무릎이 굽혀지도록 한다. 그 반응으로서 네갈래근이 편심수축해(18쪽 참고), 굽힘의 속도를 조절하기 위해 무릎관절(슬관절)이 펴지는 모멘트를 생성한다. 편심수축 근력 훈련은 네갈래근이 이 반응 능력을 갖도록 하는 것이 주된 목적이다.

발 뒷부분(후족부) 지면 접촉

발꿈치로 지면에 접촉할 때, 지면반력은 발목관절(족관절) 뒤를 지나게 되어 발목의 발바닥굽힘을 유도한다(72쪽 참고). 그 반응으로서 앞정강근(전경골근)이 편심수축해서 (18쪽 참고) 발목의 발등굽힘 모멘트를 생성해 발바닥굽힘 속도를 조절한다.

후족부 지면 접촉

발 앞부분(전족부) 지면 접촉

발 앞부분으로 지면에 접촉하는 경우 지면반력은 발목관절의 앞을 지나서 발목에서 발등굽힘이 일어나도록 유도한다(72쪽 참고). 그 반응으로써 종아리 근육이 편심수축해서(18쪽 참고), 발등굽힘 속도를 조절하기 위해 발바닥굽힘 모멘트를 생성한다.

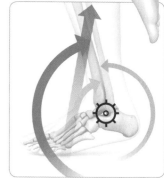

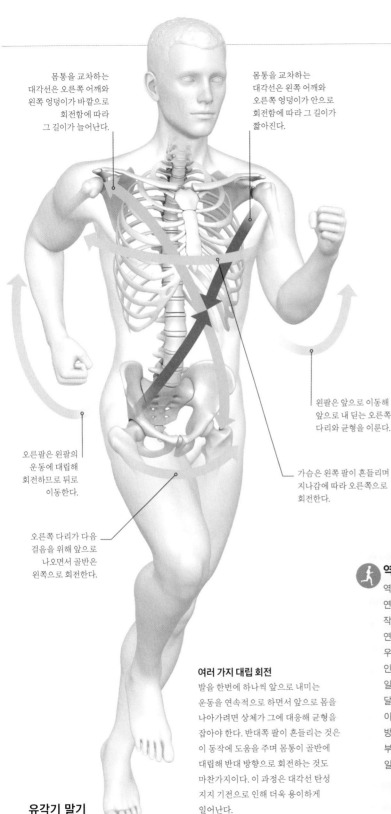

몸통을 교차하는 대각선은 오른쪽 어깨와 왼쪽 엉덩이가 바깥으로 회전함에 따라 그 길이가 늘어난다.

몸통을 교차하는 대각선은 왼쪽 어깨와 오른쪽 엉덩이가 안으로 회전함에 따라 그 길이가 짧아진다.

왼팔은 앞으로 이동해 앞으로 내 딛는 오른쪽 다리와 균형을 이룬다.

오른팔은 왼팔의 운동에 대립해 회전하므로 뒤로 이동한다.

가슴은 왼쪽 팔이 흔들리며 지나감에 따라 오른쪽으로 회전한다.

오른쪽 다리가 다음 걸음을 위해 앞으로 나오면서 골반은 왼쪽으로 회전한다.

여러 가지 대립 회전

발을 한번에 하나씩 앞으로 내미는 운동을 연속적으로 하면서 앞으로 몸을 나아가려면 상체가 그에 대응해 균형을 잡아야 한다. 반대쪽 팔이 흔들리는 것은 이 동작에 도움을 주며 몸통이 골반에 대립해 반대 방향으로 회전하는 것도 마찬가지이다. 이 과정은 대각선 탄성 지지 기전으로 인해 더욱 용이하게 일어난다.

유각기 말기

대각선 탄성 지지

달리는 동안 회전력이 몸을 가로질러 전달됨에 따라 몸의 역방향 회전력은 몸을 대각선으로 뻗는 작용을 하며 이 작용은 발을 내디딜 때마다 교대로 일어난다. 이들 운동은 힘을 다리에서 팔로 다시 등으로 전달한다. 몸통을 이루는 근육이 층을 이루며 배열되어 있어서 이로 인해 회전력이 생성되는 동시에 흡수되는 것이 가능해진다. 배속빗근(내복사근), 배바깥빗근(외복사근), 넓은등근(광배근), 등허리근막 등 근육섬유의 방향이 대각선으로 배열된 것도 여기에 기여한다. 몸통 근육이 한 방향의 나선형으로 배열되어 있는 것은 반대 방향으로 이완하기 위한 에너지를 제공하는 데에도 기여한다.

🏃 역학적 연속체로서 회전 운동

역학적 연속체란 신체를 서로 관련된 부분으로 이루어진 연속체라고 서술하는 개념이다. 이때 각 부분은 자체의 작은 운동을 일으키며 연결된 부분들의 운동이 합쳐져서 연속체 전체가 일으키는 더 큰 운동이 된다. 달리는 동안 우리의 몸은 몸에 미치는 지면반력과 회전력에 반응해 인접한 신체의 여러 부분과 관절을 통해 일어나는 일련의 회전 운동이 합쳐져서 더 큰 운동으로 나타난다. 달리기는 주로 시상면(10쪽 참고) 상에서 주로 일어난다. 이 평면상에서 일어나는 회전에 의해 팔다리가 앞뒤 방향으로 흔들리는 운동이, 가로면에서는 가슴과 골반 부분이 서로 교대로 역방향으로 회전하는 운동이 일어난다.

날씨

훈련과 경주를 하면서 우리가 좌우할 수 있는 것이 많지만, 날씨는 그렇지 않으며 운동 수행력에 상당한 영향을 줄 수 있다. 기후 조건 중에는 심지어 의학적 응급 상황으로 돌변할 수 있는 것도 있다. 그러나 전략을 세우고 준비를 잘 하면 만만치 않은 날씨 조건에서도 좋은 운동 성적을 낼 수 있다.

더위

더위를 무릅쓰고 운동하는 것은 노고를 더 자각하게 되는데 시원한 환경에서 하는 것보다 더 힘들게 느껴진다는 뜻이다. 악조건 하에서 너무 심하게 자신을 밀어붙이지 않게 하는 하나의 안전장치일 수도 있다. 고온 환경에서 체열을 발산하려면 몸은 혈액의 경로를 근육에서 피부 쪽으로 우회해야 하므로(44~45쪽 참고) 근육으로 가는 산소 공급이 줄어들어 피로를 느끼게 된다.

더위의 활용

더위 속에서의 훈련은 도움이 된다. 더위는 때로 '가난한 자의 고산지대'라고도 하는데 그 이유는 더운 조건에서의 훈련은 고도 훈련의 효과와 비슷한 효과를 낼 수 있기 때문이다(51쪽 참고). 신체가 더위에 적응할 때에는 혈장 부피를 늘려서 근육이 일하는 곳으로 적혈구 운반 능력을 높인다. 더위 속에서 10일 정도의 짧은 훈련으로도 최대 산소 소모량을 5퍼센트까지 상승시키는 것으로 나타났다.

바람

바람의 저항력을 이겨내면서 달렸을 때 결과는 달리는 속도에 좌우된다. 단거리 경주에서 풍속을 측정해야 하는 이유, 자전거 경주자가 에너지를 절약하기 위해 무리를 지어 달리다가 하나씩 떨어져 나가는 이유가 이 때문이다. 이 효과는 지구력 달리기에서는 그리 뚜렷하지 않지만 특히 맞바람을 맞을 때는 누군가의 뒤에서 달리는 것이 달리기 효율을 더 향상시킨다는 연구 결과가 있다.

항력

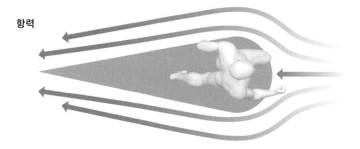

후류 안 달리기

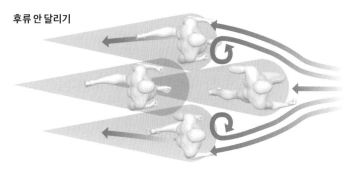

항력과 후류 안을 달리기
선두 주자는 공기를 뚫고 달리며 공기 흐름을 주위로 분산시킴으로써 함께 달리는 무리 뒤에 공기의 소용돌이와 음압 공간을 형성한다. 이 공간, 즉 후류 안을 달리는 것은 후방 주자의 항력을 감소시켜 다른 주자와 같은 속도로 달려도 힘이 덜 든다.

습도

습도가 높으면 신체가 땀을 통해 열을 발산하는 것이 억제되어 열에 대한 저항력에 큰 영향을 미칠 수 있다. 유용한 도구 하나는 습구 온도 측정으로서, 습도, 태양의 복사열, 바람의 움직임, 주위 온도를 감안해 측정하는 온도이며 이들 기후 조건이 복합적으로 인체에 어떤 영향을 미치는지 평가하기 위해 사용한다. 많은 육상 경기 대회에서 현재 이 도구를 사용함과 동시에 미국 스포츠 의학 대학 육상 경기 온습도 가이드라인을 기준으로 경기일에 안전하게 달릴 수 있는지 결정한다. 만약 무더운 조건에서 규칙적으로 훈련을 한다면 안전을 위해 습구 흑구 온도(더위 체감 지수, WBGT)를 참고하도록 한다.

강우(비)

비가 오면 야외로 나가는 것이 힘들게 느껴지지만 일단 나가게 되면 빗속에서 달리는 것이 상쾌하고 즐겁게 느껴질 수도 있다. 워밍업이 되면 시원하고 편안한 상태 유지에 도움이 되기도 한다. 추운 날씨에 비가 오는 경우가 위험한데, 일단 신체가 젖게 되면 체온을 유지하는 것이 어려워지고 저체온증을 비롯해서 추위로 인한 다른 문제가 발생할 수 있다. 재킷으로 몸을 감싸고 모자나 장갑을 끼면 춥고 습한 환경에서도 훨씬 더 안전한 조건을 갖출 수 있다.

추위

예상하는 것처럼 추위 속에서 달리는 것은 더위 속에서 달리는 것과 정반대의 생리적 반응을 일으킨다. 혈액은 체열을 유지하기 위해 말초 부위를 우회해서 흐른다. 추운 조건에서 훈련할 때는 알맞은 복장을 해야 한다. 땀을 흡수하는 폴리에스테르 의복을 입고 장갑과 모자를 착용해 팔다리로부터 열 손실을 줄여야 한다.

대기 오염

대기 오염은 대도시에 사는 달리기 애호가들이 가장 신경 쓰는 문제이다. 대기가 오염된 지역을 달리는 것에 대해서는 고려할 점이 많다. 달리기 전에 오염 지역에 노출된 시간이 중요하다. 실내에서 달리기 위해 1시간 정도 시가지를 운전해서 가는 것은 큰 도움이 되지 않을 것이다. 전반적인 노출을 최소화하기 위해서는 짧고 강도가 더 큰 훈련이 효율적일지도 모른다. 아침 일찍이나 저녁 늦게 달리는 것은 오염이 그리 심하지 않을 때는 권장할 만하다. 오염이 심한 지역으로부터 어느 정도 벗어나거나 나무로 가려져 있어도 큰 차이가 있을 수 있다. 도로로부터 멀어짐에 따라 대기 오염도는 급감한다.

실내라고 항상 좋은 것은 아닌데, 청소 세제에 함유된 화학 물질, 새 카펫이나 가구도 실내 공기질에 영향을 줄 수 있다. 대기 오염이 심한 지역에 살고 있다면 장소 선택에서 큰 그림에 집중하도록 한다. 사망률에 있어서만큼은 교통 오염이 매우 높은 지역에 노출되는 것이 신체 활동의 유익한 효과보다 더 크지 않다.

지형

다른 지형 조건을 달리는 것은 달리는 사람의 체력에 대한 특별한 도전이다. 언덕의 오르막과 내리막을 달리는 것에 능숙해지려면 연습이 필요하다. 마찬가지로 울퉁불퉁한 표면은 수축하는 근육의 종류가 달라지며 특정 부상 위험도 동반된다. 또한 높은 고도에서 달리는 것은 간단한 조깅마저도 격렬한 운동처럼 느껴진다.

언덕

오르막을 달릴 때에는 편평한 곳을 달릴 때보다 신체가 더 큰 저항을 이겨내야 한다. 더 많은 근육섬유를 사용해 질량중심이 지면에서 분리되도록 해야 하며 힘줄의 탄성력에 의한 도움을 적게 받게 되어(17쪽 참고) 근육 동심수축이 더 필요해진다(19쪽 참고). 내리막을 달릴 때는 중력이 모멘트를 제공하지만 충격력은 더 커져서 근육의 편심수축이 더 많이 요구된다(18쪽 참고).

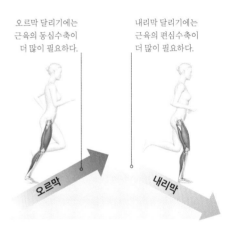

오르막 달리기에는 근육의 동심수축이 더 많이 필요하다.

내리막 달리기에는 근육의 편심수축이 더 많이 필요하다.

오르막

내리막

다양한 지면

도로나 트레드밀 같은 단단하고 매끈한 표면 위에서 달리면 빠르고 꾸준한 결과를 얻게 되지만 과다 사용으로 인한 부상 위험이 증가한다. 반대로, 산책길과 같은 변화하는 지형을 달리는 것은 각각의 걸음 사이의 변동성(지면 접촉 방식이나 그 외의 변수)을 증가시켜 달리는 속도와 효율에 영향을 줄 수 있지만 활동 과다로 인한 부상 위험은 줄어든다. 눈, 빙판, 돌이 굴러다니는 자갈길과 같은 요인도 운동 성적에 영향을 주고 수축에 필요한 근육이 달라질 수 있다.

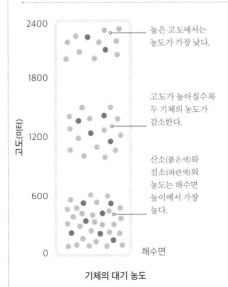

고도(미터)

2400

1800

1200

600

0

해수면

기체의 대기 농도

높은 고도에서는 농도가 가장 낮다.

고도가 높아질수록 두 기체의 농도가 감소한다.

산소(붉은색)와 질소(파란색)의 농도는 해수면 높이에서 가장 높다.

고도

높은 고도에 있다는 것은 낮은 기압으로 인해 혈액으로 확산될 산소가 대기에 더 적다는 것을 의미한다. 혈중 산소 함량이 낮아지면 최대 산소 소모량(37쪽 참고) 감소와 동일한 결과를 가져온다. 비록 대부분의 달리기 애호가들에게는 고도의 효과가 해수면 고도 900미터까지는 영향을 주지 않지만 600미터의 낮은 높이에서 나타나는 경우도 있다. 높은 고도에서 훈련하면 유리한 방향으로 몸이 적응되는데 바로 근육으로 산소를 공급할 적혈구의 수가 증가하는 것이다. 이 때문에 많은 선발 육상 선수들은 해수면 높이에서 시합을 하기 전 높은 고도로 이동해 훈련을 한다.

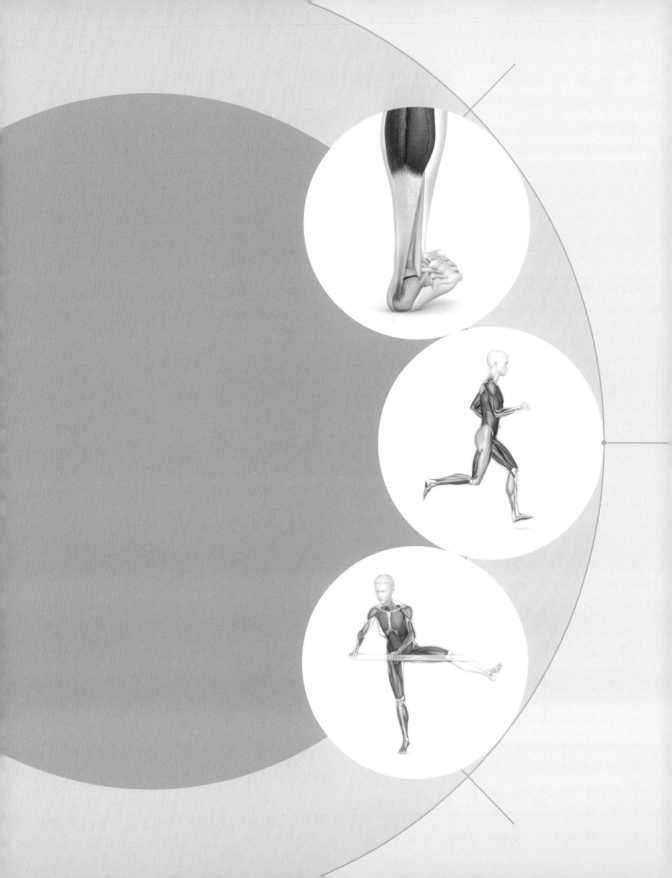

부상 방지

모든 달리기 애호가들은 부상도 스포츠의 일부라는 것을 알고 있고
달릴 수 없다는 것이 얼마나 좌절감을 느끼게 하는지도 잘 알고 있다.
조금만 공부를 하면 부상 없이 오랜 기간 동안 달릴 수 있으며,
부상당해도 회복을 앞당길 수 있다. 여기에서는 부상이 어떻게 일어나며
특정한 부상 위험을 최소할 수 있는 방법에 대해서 설명할 것이다.

부상의 **위험**

건강으로 인도하는 수많은 이점을 달리기를 통해 얻을 수 있지만, 부상을 입을 수 있는 위험 또한
내재되어 있다. 대부분의 부상은 다치기보다는 너무 많이 사용하기 때문에 생긴다. 넓게 보아서 달리기 부상을
일으키는 위험에는 세 가지 주요 부류, 즉 생체 역학적 요인, 해부학적 요인, 잘못된 훈련 방식이 있다.

달리기 애호가의
50퍼센트가
매년 달리기 부상을
경험한다.

생체 **역학적** 요인

달리기의 생체 역학, 즉 달릴 때 몸의
각 부분을 어떻게 위치시키고 어떤
동작을 하는가에 대한 것은 '달리기
형태'로 알려져 있으며 각자의 달리기
형태는 부상 위험에 영향을 주기도
한다. 슬개대퇴통증증후군, 엉덩정강띠
통증, 정강뼈(경골) 피로골절 등의 흔한
부상들은 특정한 달리기의 생체 역학과
관련이 있는 것으로 되어 있다. 최근
연구에 따르면 달리기 형태의 개선을
통해 부상으로부터 보호받을 수 있다.
66~75쪽에서 달리기 생체 역학의 모든
것과 자신의 달리기 형태를 평가하고
변화시키는 방법에 대해 터득하도록
한다.

해부학적 요인

평발(편평족)이나 안짱다리(양측외반슬)
같은 일부 해부학적 '비정상'은 달리기
부상의 위험 요인으로 생각되지만 이를
뒷받침하는 연구는 아직 없다. 우리는
보통 자기 몸의 형태에 익숙해지므로
부하를 점진적으로 늘려간다면 훈련에도
잘 적응할 것이다.

잘못된 **훈련**

훈련 부하량을 올렸다 내렸다 하는 것은
흔한 실수이다. 달리기는 반복적으로
신체에 충격력을 가하며(46~47쪽 참고),
그 때문에 조직 파괴가 일어나서 이를
회복할 시간이 필요하다. 과훈련을
하면 회복이 일어나는 속도가 충격이
가해지는 속도를 따라잡을 수 없고 결국
부상을 입게 된다.

손상 부위

달리기로 인한 부상은 대부분 하체에 발생한다.
가장 빈번하게 부상을 입는 부위는 무릎이며
그 다음으로는 발목과 발이다. 달리기 생체
역학에 따라 다른 사람보다 특정한 부상에
더 취약할 수도 있다(56쪽 참고). 손상 부위는
성별에도 좌우되는데 여성은 남성보다 무릎
부상을 입는 비율이 더 큰 경향이 있다.

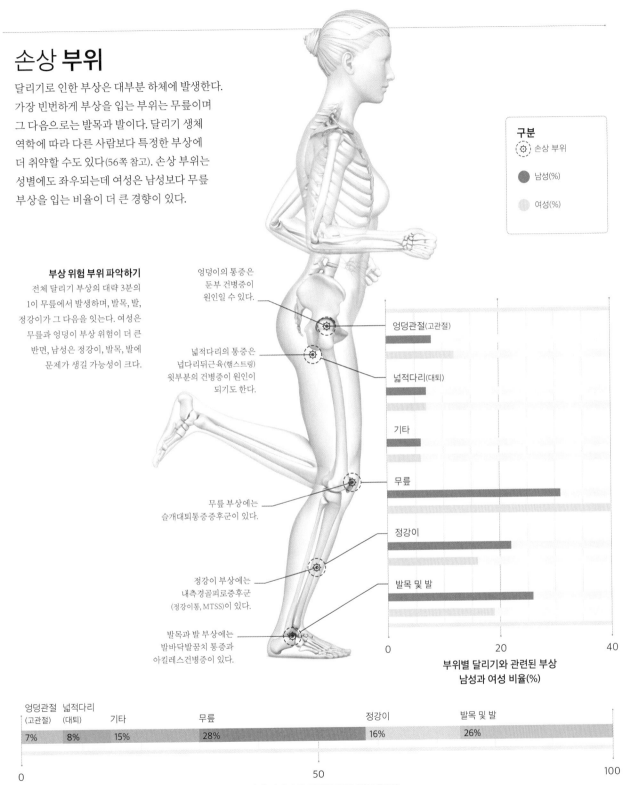

구분
- ⊙ 손상 부위
- ● 남성(%)
- ○ 여성(%)

부상 위험 부위 파악하기
전체 달리기 부상의 대략 3분의
1이 무릎에서 발생하며, 발목, 발,
정강이가 그 다음을 잇는다. 여성은
무릎과 엉덩이 부상 위험이 더 큰
반면, 남성은 정강이, 발목, 발에
문제가 생길 가능성이 크다.

엉덩이의 통증은
둔부 건병증이
원인일 수 있다.

넓적다리의 통증은
넙다리뒤근육(햄스트링)
윗부분의 건병증이 원인이
되기도 한다.

무릎 부상에는
슬개대퇴통증증후군이 있다.

정강이 부상에는
내측경골피로증후군
(정강이통, MTSS)이 있다.

발목과 발 부상에는
발바닥발꿈치 통증과
아킬레스건병증이 있다.

엉덩관절(고관절)

넓적다리(대퇴)

기타

무릎

정강이

발목 및 발

0   20   40

부위별 달리기와 관련된 부상
남성과 여성 비율(%)

엉덩관절 (고관절)	넓적다리 (대퇴)	기타	무릎	정강이	발목 및 발
7%	8%	15%	28%	16%	26%

0   50   100

부위별 달리기와 관련된 부상 백분율(%)

빈번한 부상들

부상의 위험 또한 달리기라는 스포츠의 일부이며 운 나쁘게도 많은 달리기 애호가들이 앞으로 설명할 부상을 경험한다. 약간의 지식만 갖추면 부상 위험을 줄이고 혹시 부상을 입더라도 완전히 회복될 가능성을 최대로 높이기 위해 우리가 할 수 있는 일이 있다는 것을 알게 된다.

훈련을 **멈춰야 할 시점**

달리기 애호가들은 통증이 있어도 이를 참고 달리는 경우가 많은데 격렬한 운동으로 인한 통증과 부상으로 인한 통증을 구별하는 것이 매우 중요하다. 만약 스스로 느끼기에 10단계 중 3단계 이상(박스 참고)의 통증이라고 생각된다면 달리기를 멈추거나 또는 달리는 동안이라도 연습을 멈추고 물리 치료사의 조언을 구해야 한다. 통증으로 인해 달리는 걸음걸이에 변화가 생기는 것도 연습을 멈춰야 하는 신호이다. 센서를 착용하면 달리는 걸음걸이에 나타난 잠재적 변화가 주는 경고를 일찍 감지할 수 있다.

통증 점수 매기기

전신적으로 몸이 뻣뻣한 것과 약간의 통증은 훈련 때문이라고 생각할 수 있지만 중등도나 그 이상의 통증은 부상을 의미한다.

통증을 1부터 10까지 10단계로 나누었을 때 어느 정도인지 평가한다.

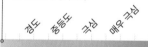

경도　중등도　극심　매우 극심

0 1 2 3 4 5 6 7 8 9 10

통증 척도

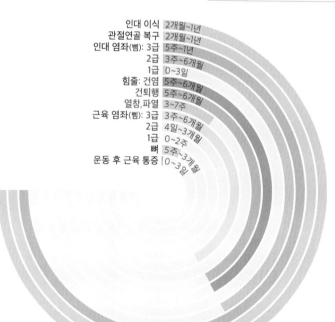

인대 이식	2개월~1년
관절연골 복구	2개월~1년
인대 염좌(삠): 3급	5주~1년
2급	3주~6개월
1급	0~3일
힘줄: 건염	5주~6개월
건퇴행	5주~6개월
열창,파열	3~7주
근육 염좌(삠): 3급	3주~6개월
2급	4일~3개월
1급	0~2주
뼈	5주~3개월
운동 후 근육 통증	0~3일

스스로 대책 **마련**

부상을 입었을 때 스스로 할 수 있는 방법은 POLICE라는 머릿 글자를 기억하면 편리하다.

- **보호**(P, protection): 부상된 부위에 테이프 요법을 하거나 규격 보조 장치를 사용해 손상 부위에서 압력을 분산시키도록 한다.
- **최적**(O, optimal), **초기 부하**(L, loading) **유지**: 손상 부위를 너무 많이 사용하지 않아야 하지만 전혀 사용하지 않아서도 안 된다. 계속 움직여서 근력과 운동 범위를 유지한다. 통증을 회피하려는 운동 패턴은 습관이 될 수 있고 달리기 걸음걸이에도 영향을 미쳐 다른 부상으로 이어질 수 있다.
- **얼음**(I, ice): 통증을 완화하기 위해 손상 부위에 얼음을 대도록 한다.
- **압박**(C, compression), **거상**(E, elevation): 손상 부위를 위로 올리고 압박 붕대 또는 압박 양말을 착용함으로써 부기와 조직 손상을 최소화한다.

부상 치유 시기

혈액 순환 및 세포 교체 속도의 차이로 인해 어떤 조직은 다른 조직보다 치유되는 데 시간이 더 걸리기도 한다. 훈련에 복귀할 때에는 이를 염두에 두도록 한다. 일부 신체 조직은 스스로에게는 치유된 것처럼 느껴지지만 그리 쉽지 않은 수준의 훈련 부하에 대해서는 아직 준비된 상태가 아닐 수도 있다.

슬개대퇴통증증후군

'러너스니(runner's knee)'라고도 알려진 이 질병은 무릎뼈(슬개골) 주위, 뒤, 아래에 통증이 있다. 통증은 가벼운 것부터 극심한 정도까지 다양하며 달릴 때에나 걷기, 앉기, 쪼그리기, 계단 오르기 등 일상적인 활동 중 느껴지는 경우도 있다.

주요 원인

슬개대퇴통증증후군의 원인은 여러 가지로 언제나 달리기가 원인이 되는 것은 아니지만, 과도한 훈련량이나 훈련량의 급격한 증가가 원인이 되는 경우가 많다. 엉덩관절(고관절) 벌림의 증가(10쪽 참고)와 같은 개인의 생체 역학적 특징이 위험 요인일 수 있으며 단단한 바닥이나 내리막길을 달리는 것도 원인이 될 수 있다.

치료

회복 가능성을 높이기 위해 초기에 도움을 받도록 한다. 치료에는 다음 방법이 있다.

- 통증 완화를 위한 단기 테이프 요법, 보조 기구 착용, 규격품 교정 기구 사용
- 훈련 부하를 일시적으로 줄인다.
- 생체 역학적 위험 요인이 있는 경우 전문적 보행 재훈련이 도움이 되기도 한다.
- 엉덩관절과 넓적다리 근육에 집중된 정적 스트레칭과 근력 운동을 실시한다(92~93, 118~129, 136~139쪽 참고).

훈련으로의 복귀

복귀 시점은 일정하지 않으며, 통증 여부가 훈련에 복귀할 시점을 정하는 기준이 되도록 한다. 수영이나 페달 밟기 운동 기구와 같은 충격이 적은 교차 훈련을 하면 근력을 쌓는 동안 체력 유지에 도움이 된다. 훈련 부하를 서서히 증가시키고 부드러운 표면 위에서만 달리도록 하며 무릎관절(슬관절)이 충격에 다시 적응될 때까지 언덕 달리기를 피한다. 만약 주로 도로나 트레드밀에서 달리기를 했다면 좀 더 지형에 변화가 있는 산책길을 시도해 본다.

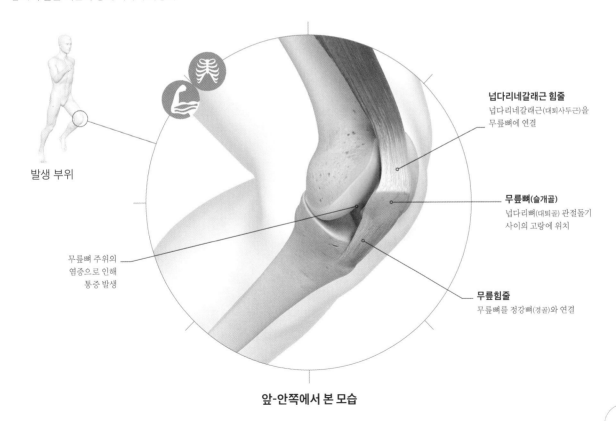

발생 부위

무릎뼈 주위의 염증으로 인해 통증 발생

넙다리네갈래근 힘줄
넙다리네갈래근(대퇴사두근)을 무릎뼈에 연결

무릎뼈(슬개골)
넙다리뼈(대퇴골) 관절돌기 사이의 고랑에 위치

무릎힘줄
무릎뼈를 정강뼈(경골)와 연결

앞-안쪽에서 본 모습

아킬레스건병증

발꿈치힘줄(아킬레스건)에 구조적 변화가 나타나는 퇴행성 질병으로서 힘줄의 길이를 따라서 또는 발꿈치뼈(종골)에 부착하는 부분에서 통증을 느낀다. 아침에 일어나서 또는 달리기를 시작할 때 발꿈치에 아픔을 느끼지만 워밍업이 되면 증상이 완화된다. 즉시 적당한 방법으로 치료하지 않으면 만성 질병으로 발전할 뿐 아니라 장애를 초래할 수 있다.

주요 원인

아킬레스건병증은 보통 훈련 부하가 빠르게 증가했을 때(거리, 빈도, 강도)나, 개인적인 생체 역학적 요인이 있을 때, 신발을 바꿨을 때, 지형이 더 험난한 곳을 달리기를 했을 때 잘 발생한다.

치료

초기에 치료하면 완치될 가능성이 가장 크며 다음 방법을 사용한다.

- 필요하면 소염제를 처방해 통증을 완화한다.
- 훈련 부하를 일시적으로 줄인다.
- 힘줄에 걸리는 부하를 줄이기 위해 굽 높은 운동화나 웻지 슈즈를 신는다.
- 발꿈치힘줄을 강화하는 종아리 동적 스트레칭 프로그램과 근력 운동을 수행한다(82~83, 108~111, 154~155쪽 참고).

훈련으로의 복귀

질병을 일찍 알게 되었다면 훈련 부하를 줄이기만 해도 5~10일이 지나면 증상은 완화된다. 힘줄의 증상이 일단 완화되면 훈련 부하를 이전 수준으로 서서히 끌어 올린다. 힘줄에 과부하가 있는 경우 증상이 나타나기까지는 24시간 정도가 지나야 하는 것을 감안할 때 힘줄 손상에서 통증은 좋은 지표가 아니라는 것을 염두에 두도록 한다. 수영이나 자전거와 같은 충격이 적은 교차 훈련을 하면 근력을 쌓는 동안 체력을 유지하는 데 도움이 된다. 속도 훈련(스피드워크)과 오르막 달리기는 힘줄에 충격을 주게 되므로 질병이 나을 때까지 피하는 것이 상책이다.

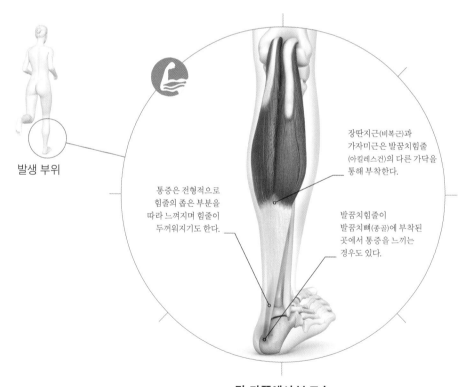

발생 부위

통증은 전형적으로 힘줄의 좁은 부분을 따라 느껴지며 힘줄이 두꺼워지기도 한다.

장딴지근(비복근)과 가자미근은 발꿈치힘줄 (아킬레스건)의 다른 가닥을 통해 부착한다.

발꿈치힘줄이 발꿈치뼈(종골)에 부착된 곳에서 통증을 느끼는 경우도 있다.

뒤-가쪽에서 본 모습

내측경골피로증후군

정강이통이라고도 하는 이 질병의 특징은 체중 부하 운동을 할 때 정강뼈(경골) 안쪽을 따라 가볍거나 극심한 통증이 유발되는 것이다. 대개 부상이 있는 부위를 건드리면 압통이 느껴지며 통증이 있는 범위는 5센티미터 정도 된다. 내측경골피로증후군(MTSS)은 달리기를 시작하는 사람들에게 흔하지만 달리는 지표면이 달라졌거나 새 신발을 신었거나 훈련 강도가 강해진 경우에도 나타날 수 있다.

주요 원인
신체에 작용하는 충격력이 증가하는 경우 내측경골피로증후군이 유발되는 경우가

많으며, 단단한 지면 또는 도로의 볼록한 돌출부를 달리거나, 훈련 부하가 갑자기 늘어나서 충격이 축적되어 발생한다. 생체 역학적 위험 요인인 발의 엎침과 벌림(73쪽 참고)의 증가, 좁은 횡보폭(71쪽 참고), 낮은 보행률(1분당 170걸음 미만, 70쪽 참고) 등도 부상을 유발할 수 있다.

치료
하나의 치료법으로 효과를 볼 수는 없지만 다음 방법은 도움이 된다.
- 훈련 부하를 일시적으로 줄인다.
- 훈련 과거력, 표면, 신발 등을 고려해 점진적인 부하에 노출되는 훈련 프로그램은 충격력이 우리 몸에 미치는

영향을 관리하는 데 도움이 된다.
- 생체 역학적 위험 요인이 있는 경우 보행 재훈련이 도움이 된다.
- 가자미근과 뒤정강근을 강화하는 근력 훈련을 한다(108~111, 112~117쪽 참고)

훈련으로의 복귀
초기에 치료하면 빠른 회복을 기대할 수 있으며, 훈련량을 증가시킬 때에는 통증을 지표로 사용한다. 수영이나 자전거와 같은 충격이 적은 교차 훈련을 하면 충격력에 대한 저항력을 갖추는 동안 체력을 유지하는 데 도움이 된다. 부하를 서서히 증가시키는데 가장 좋은 것은 산책길 같은 부드러운 표면을 달리는 것이다. 정강이가 충격에 적응할 때까지는 내리막 달리기나 볼록한 표면을 달리는 것은 피하도록 한다.

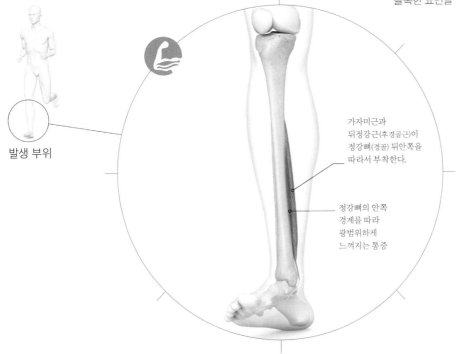

발생 부위

가자미근과 뒤정강근(후경골근)이 정강뼈(경골) 뒤안쪽을 따라서 부착한다.

정강뼈의 안쪽 경계를 따라 광범위하게 느껴지는 통증

앞-안쪽에서 본 모습

발바닥발꿈치 통증

발꿈치 아래쪽에 생기는 여러 가지 질병이 포함되는데 가장 흔한 질병은 족저근막염이다. 통증은 전형적으로 발꿈치에 체중이 실릴 때 느껴지는데, 주로 아침이나 운동을 하지 않다가 하게 되면 나타나며 달리기를 하다 보면 사라지기도 한다. 통증 부위를 만지기만 해도 극심한 통증을 느끼는 경우도 있다.

주요 원인

발바닥발꿈치 통증은 훈련 부하(거리, 빈도, 강도)가 빠르게 상승하거나, 극심한 지형, 새신발이나 맞지 않는 신발(달리기용, 일상용 모두)을 신었을 때, 개인의 생체 역학적 위험 요인의 결과로서 발생하는 경우가 많다.

치료

회복 기회를 높이기 위해 초기에 도움을 받도록 하며 다음 치료법을 사용한다.

- 지지형 신발이나 규격품 교정 기구를 착용해 발꿈치에 걸리는 압력을 분산해 초기에 통증을 해결한다.
- 새 신발은 신었던 신발과 교대로 신어서 적응 기간을 늘린다.
- 훈련 부하를 일시적으로 줄인다.
- 발바닥근막(족저근막)과 발의 내재근육을 강화하기 위한 종아리 스트레칭이나 근력 운동 프로그램을 수행한다(82~83, 100~107, 110~111쪽 참고).

훈련으로의 복귀

회복 시점은 통증의 강도와 기간에 달려 있다. 발바닥근막에 과부하가 있다면 증상을 인지하기까지 24시간이 소요될 수 있으며 통증이 훈련 부하를 결정하는 좋은 지표가 아니라는 뜻이다. 수영이나 자전거와 같은 충격이 적은 교차 훈련을 하면 근력을 쌓는 동안 체력을 유지하는 데 도움이 된다. 완치 전까지는 훈련에 복귀하는 것을 피하도록 한다.

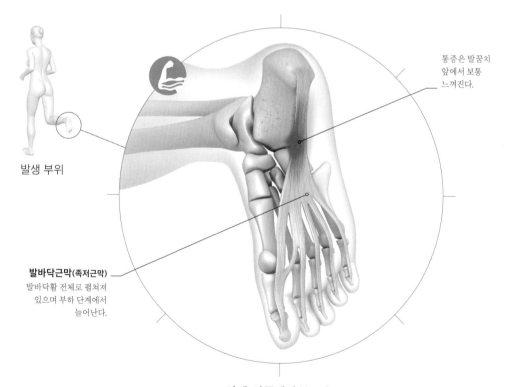

발생 부위

통증은 발꿈치 앞에서 보통 느껴진다.

발바닥근막(족저근막)
발바닥활 전체로 펼쳐져 있으며 부하 단계에서 늘어난다.

아래-안쪽에서 본 모습

엉덩정강띠 통증

엉덩정강띠(장경인대)는 엉덩이부터 무릎까지 다리의 바깥쪽에 길게 지나가는 힘줄 같은 구조이다. 중간입각기에 무릎이 굽혀지면서 그 바깥쪽에 통증이 느껴진다. 날카롭고 움직이기 힘든 통증에, 내리막 달리기를 오래 함으로써 악화되는 경우가 많다.

주요 원인

엉덩정강띠 통증은 대개 훈련량의 급격한 증가가 원인이며 특히 내리막 달리기를 많이 하면 더 잘 생긴다. 생체 역학적 위험 요인으로는 엉덩정강띠 삠(염좌), 반대쪽 골반 하강(73쪽 참고), 엉덩관절(고관절) 모음 증가(10쪽 참고), 좁은 보폭(71쪽 참고) 등이 있다. 통증은 엉덩정강띠 밑에 있는 구조가 압박을 받아 나타나는 것으로 생각되며 띠 자체가 원인은 아니다.

치료

다음 치료 방법이 권장된다.

- 엉덩관절 벌림근의 근력 강화(118~131, 136~139쪽 참고)
- 동적 스트레칭 및 회복 스트레칭에 넙다리근막긴장근(대퇴근막장근, TFL)의 긴장을 해소하는 동작(엉덩정강띠 자체는 당겨지거나 풀리게 할 수 없다.)을 포함시킨다(78~79, 90~95쪽 참고).
- 훈련량을 줄이고 내리막달리기를 피함으로써 훈련 부하를 줄인다.
- 생체 역학적 위험 요인이 있는 경우 보행 재훈련이 도움이 되기도 한다.

훈련으로의 복귀

회복 기간은 통증의 기간에 따라 달라진다. 통증이 있어도 참고 달리기를 해서는 안 되며, 달리기 거리를 통증이 나타나기 전까지로 제한하도록 한다. 너무 빨리 많은 훈련으로 복귀하는 경우 재발하는 경우가 많다.

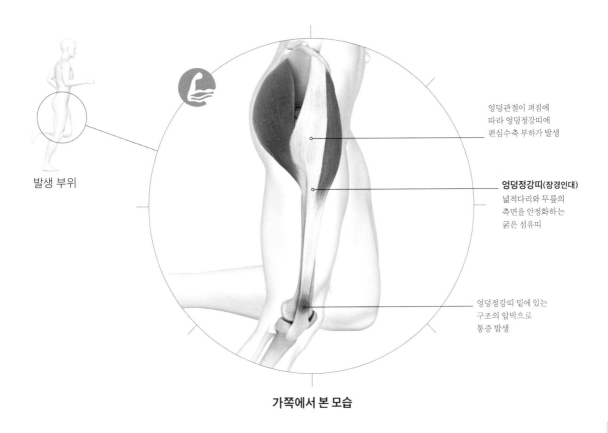

발생 부위

엉덩관절이 펴짐에 따라 엉덩정강띠에 편심수축 부하가 발생

엉덩정강띠(장경인대) 넓적다리와 무릎의 측면을 안정화하는 굵은 섬유띠

엉덩정강띠 밑에 있는 구조의 압박으로 통증 발생

가쪽에서 본 모습

심부둔부증후군

과거에 이상근증후군으로 알려진 이 질병은 궁둥신경(좌골신경)이 엉덩이 속에서 눌리거나 끼여서 엉덩이에 통증이 발생한다. 통증은 엉덩이 깊은 곳에서 느껴지며 궁둥신경통(좌골신경통)과 동반되거나 허벅지 뒤쪽을 따라서 근육 경련이 함께 일어나기도 한다. 장시간 달리거나 앉아 있으면 악화될 수 있다.

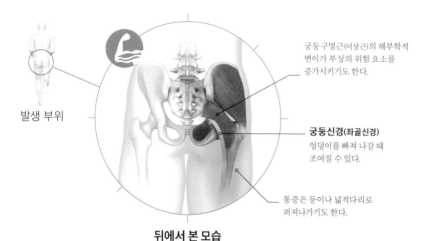

발생 부위

궁둥구멍근(이상근)의 해부학적 변이가 부상의 위험 요소를 증가시키기도 한다.

궁둥신경(좌골신경)
엉덩이를 빠져 나갈 때 조여질 수 있다.

통증은 등이나 넓적다리로 퍼져나가기도 한다.

뒤에서 본 모습

주요 원인
심부둔부증후군은 달리는 기간이 상당히 늘어나거나 달리기 강도가 상당히 커지는 경우에 발생하는 경우가 많다. 요통이나 추락, 출산으로 인한 외상의 후유증으로 생기는 경우도 많다.

치료
회복을 돕는 데는 다음 방법이 권장된다.
- 앉아서 보내는 시간을 줄인다.
- 궁둥신경 스트레칭 운동과 물리 치료 전문가에 의한 근육 마사지
- 엉덩관절(고관절) 벌림근, 폄근, 가쪽돌림근을 중점적으로 이들이 달릴 때 신체가 받는 하중을 지지할 수 있도록 강화하는 단계적인 근력 훈련 프로그램(118~119, 122~131, 136~139쪽 참고)

둔부건병증

대전자윤활낭염이라고 도 하는 둔부건병증은 볼기근(둔근)힘줄이 넙다리뼈(대퇴골)의 끝부분에 부착하는 곳인 엉덩이의 측면에서 통증과 압통이 느껴진다. 증상은 움직이기 힘든 상태인 경우가 많은데 달리기, 걷기, 심지어 아픈 쪽으로 눕는 것까지 모두 불편하기 때문이다.

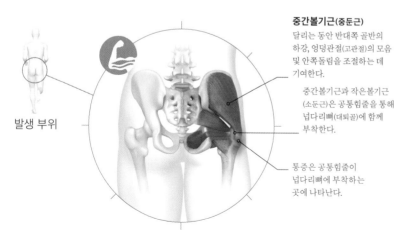

발생 부위

중간볼기근(중둔근)
달리는 동안 반대쪽 골반의 하강, 엉덩관절(고관절)의 모음 및 안쪽돌림을 조절하는 데 기여한다.

중간볼기근과 작은볼기근 (소둔근)은 공통힘줄을 통해 넙다리뼈(대퇴골)에 함께 부착한다.

통증은 공통힘줄이 넙다리뼈에 부착하는 곳에 나타난다.

뒤에서 본 모습

주요 원인
둔부건병증은 볼기근힘줄에 반복적인 압박이 가해지기 때문에 생긴다. 발이 지면에 접촉할 때 다리에 흡수된 충격력(66~67쪽 참고)은 그 부하가 적용되는 속도에 맞게 몸이 대응하지 못하면 힘줄에 손상이 갈 수 있다. 내리막 달리기와 엉덩관절 벌림 증가(10쪽 참고), 외반슬(73쪽 참고)과 같은 생체 역학적 요인도 이 병증으로 이어질 수 있다.

치료
다음 방법은 회복을 돕기 위한 권장사항이다.
- 생체 역학적 위험 요인이 있으면 전문적인 보행 재훈련이 도움이 될 수 있다.
- 엉덩이 뒤쪽을 중점적으로 정적 스트레칭을 한다(90~95쪽 참고).

- 특히 엉덩이 뒤쪽 부분의 동적, 정적 스트레칭을 통해 신경 압박 해소(78-81, 90~95쪽 참고)

훈련으로의 복귀
훈련 부하는 줄이지만 달리기를 완전히 멈추어서는 안 된다. 초기에는 장거리달리기, 스피드워크(속도 훈련), 오르막 달리기는 피하도록 한다. 엉덩관절의 운동 범위를 증가시키기 위해 동적 워밍업, 특히 포워드 레그 스윙(78~79쪽 참고)과 사이드 레그 스윙(80~81쪽 참고)에 더 많은 시간을 할애한다.

피로골절

피로골절은 뼈가 피로로 인해 금이 가는 것으로서 과도한 훈련과 불충분한 휴식으로 인해 발생한다. 달리기 애호가들은 빈번하게 정강이, 발, 엉덩이, 엉치뼈(천골)에 피로골절이 생긴다.

주요 원인
부하의 축적이 주요 원인이며 특히 훈련의 양이나 강도가 갑자기 증가한 경우에 더 그렇다. 발 앞부분 지면 접촉(72쪽 참고) 방식으로 달리는 경우에는 발허리뼈(중족골) 부위에 커다란 부하가 적용되므로 이 뼈의 골절과 관련이 있는 것으로 나타나 있다. 영양 상태가 빈약하고 호르몬 이상이 있으면 피로골절의 위험도가 올라갈 뿐 아니라 전반적인 뼈의 건강이 악화된다. 장기간의 에너지 결핍은 스포츠 에너지 상대적 결핍증(RED-S)으로 이어질 수 있다.

치료
달리기를 멈추고 체중 부하를 줄이며 조기에 도움을 받도록 한다.
- 피로골절의 주요 치료는 휴식이다.
- 골절의 단계와 심각도에 따라 골 질량과 근력을 유지하기 위해 체중 부하 훈련에 일찍 복귀하는 게 좋을 수 있으며 교정 기구의 착용도 가능하다.

훈련으로의 복귀
피로골절이 생긴 경우 훈련 부하를 점진적으로 올리는 것이 매우 중요하다. 신체에 충격을 재도입하기 위해 걷기-달리기 프로그램이 보통 권장된다. 달리기 훈련에 진입하기 전 1주일간은 매일 30초 동안 뜀뛰기를 고통 없이 할 수 있어야 한다.

- 엉덩관절 벌림근 위주 근력 훈련(118~131, 136~139, 142~143쪽 참고)

훈련으로의 복귀
훈련 부하를 감소하지만 달리기를 완전히 멈추지 않도록 한다. 부하는 증상이 호전되는 대로 서서히 증가시킨다. 힘줄이 과부하를 받는 경우 증상이 나타나기까지 24시간 정도가 지나야 하는 것을 볼 때 힘줄 부상에서 통증은 좋은 지표가 아니라는 것을 염두에 두도록 한다. 수영이나 자전거와 같은 충격이 적은 교차 훈련을 하면 근력을 쌓는 동안 체력을 유지하는 데 도움이 된다. 부드러운 지면 위를 달리도록 하며 속도 훈련이나 내리막 달리기는 피한다.

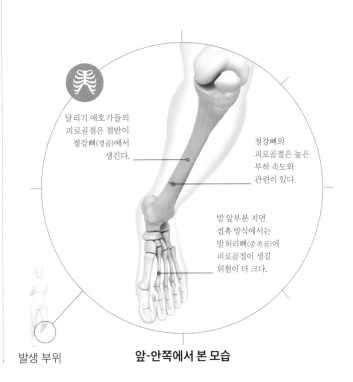

달리기 애호가들의 피로골절은 절반이 정강뼈(경골)에서 생긴다.

정강뼈의 피로골절은 높은 부하 속도와 관련이 있다.

발 앞부분 지면 접촉 방식에서는 발허리뼈(중족골)에 피로골절이 생길 위험이 더 크다.

발생 부위

앞-안쪽에서 본 모습

부상 **피하기**

대부분의 달리기 애호가들은 때로 부상을 입는데, 부상 위험을 줄이기 위해 할 수 있는 일이 있다.
훈련을 할 때 몸의 반응을 주시하고, 달리기의 생체 역학을 이해하고, 훈련 계획에 근력 운동을
포함시키며, 언제 도움을 받아야 하는지 아는 것이다.

부상 예방의 **원칙**

다음 기본적인 원칙을 알면 고통 없이
달리는 데 도움이 되며 운동 성적도
향상될 수 있다.

생체 역학을 고려하라
개인의 달리기 자세가 모두 다 다르기
때문에 각자는 특정한 부상에 더
취약해진다. 예를 들어 발 앞쪽으로 지면을
접촉하면 종아리에 가해지는 충격력이
더 커진다. 부상 위험에 대한 달리기
자세를 평가해서 필요하다면 개선을 해야
한다(66~75쪽 참고).

훈련 부하를 점검하라
훈련 부하가 급격히 증가하는 것은 부상의
주요 원인이며 점진적으로 훈련을 늘리는
것이 매우 중요하다. 훈련의 양이나 강도
모두 우리 몸에 적지 않은 영향을 미치며,
디지털 트래킹 툴은 부하를 점검하는 데
유용할 수 있다(169쪽 참고).

근력 운동을 하라
근력 운동(96~155쪽 참고)을 통해 근육과
관절을 강화하는 것은 신체가 훈련
부하를 견디는 능력을 향상시켜 운동

성적을 개선하는 것으로 나타났다. 달리기
애호가는 근력 강화 단계를 선택해 근력을
높이고 반복 회수를 줄여야 한다.

전문가의 도움을 받으라
만약 통증 강도가 10단계 중에서 3단계
이상인 통증을 경험했다면, 걸음걸이는
통증으로 인해 변화했을 것이다. 통증이
더욱 악화된다면 달리기에 대해 전문성이
있는 임상의의 조언을 받도록 한다.

신발과 부상 예방
운동화 기업이 쏟아 붓는 엄청난 연구 개발비에도 불구하고
전통적인 러닝화나 최근의 미니멀리스트와 맥시멀리스트
러닝화 어느 것도 부상을 방지할 수 없음이 증명되었다.

예를 들어 미니멀리스트 트레이닝화는 달리기 보행률을
높이고 지면 접촉 패턴을 교정하며 수직 부하 속도를 줄이는
것으로 되어 있다. 최근 매우 알기 쉽게 설계된 연구에서
미니멀리스트 신발로 바꾼 지 6개월이 지났지만 걸음걸이의
여러 변수들과 발의 지면 접촉 패턴은 바뀌지 않았으며,
부하의 적용 속도에 대한 미니멀리스트 신발의 효과는
상반된 결과를 보여 주기도 한다.

운동의 수행력이 관련되는 한 가벼운 신발이 좋다는
의견이 일반적이다. 100그램의 무게가 신발에 더해질
때마다 달리기 효율은 1퍼센트 정도씩 나빠진다. 카본
섬유판과 복원성이 매우 양호한 폼 소재는 달리기 효율을
개선하는 것으로 나타났으나 비싼 것이 흠이다.

변화하는 트레이닝화
완충재와 힐오프셋을 갑자기 바꾸면 부상을 입을 수
있다. 미니멀리스트 러닝화로 바꾸려면 발과 종아리
근육을 강화하는 것이 필수적이다(100-111쪽 참고).

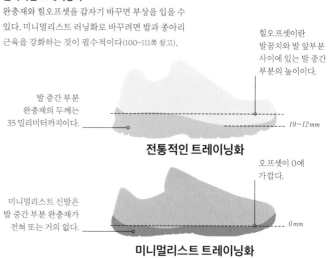

힐오프셋이란
발꿈치와 발 앞부분
사이에 있는 발 중간
부분의 높이이다.

발 중간 부분
완충재의 두께는
35 밀리미터까지이다.

10~12 mm

전통적인 트레이닝화

오프셋이 0에
가깝다.

미니멀리스트 신발은
발 중간 부분 완충재가
전혀 또는 거의 없다.

0 mm

미니멀리스트 트레이닝화

🏃 특별 고려 사항

스포츠로서 달리기가 가진 놀라운 점의 하나는 거의 누구나 할 수 있다는 것이다.
그럼에도 불구하고 달리기 애호가 중 일부는 부상 위험을 낮추기 위해 특별한 점을
고려해야 한다.

인자	위험	예방
나이	아직 신체가 완전히 성숙하지 않은 젊은 달리기 애호가는 부상 위험이 더 크며, 특히 뼈와 힘줄 손상을 입기 쉽다. 나이든 달리기 애호가는 근력의 감소와 생체 역학의 변화로 인해 발꿈치힘줄(아킬레스건)과 종아리 부상 위험이 더 크다.	젊은 사람은 훈련 부하를 지나치게 작게 하는 경우가 많으므로 이를 주의해야 한다. 나이든 사람은 근력을 갖추는 훈련을 포함해야 하며(96~155쪽 참고), 달리는 자세에도 주의해야 한다(66~75쪽 참고).
성별	남성과 여성은 신체 유형이 달라서 부상 위험도 다르다. 연구에 의하면 여성의 신체 조건은 무릎 부상에 취약하며 남성에서는 발목, 발, 정강이뼈 부상이 많은 것으로 나타났다. 어떤 신체 유형에서 더 부상을 자주 입는가는 명확하지 않다.	집중적인 근력 훈련(96~155쪽 참고)과 달리기 자세의 개선(66~75쪽 참고)은 남녀 체격의 특성과는 무관하게 모두 부상 위험을 줄이는 데 도움이 된다.
과체중	과체중인 사람은 걸음 하나마다 더 큰 충격량을 받기 쉽다. 이 충격은 점점 쌓여서 부상의 위험을 증가시키기도 한다.	훈련 부하를 너무 빨리 올리지 않도록 주의하고 적용된 부하에 근육골격계통이 적응할 수 있도록 여유를 갖는다.
임신	임신 기간 동안 신체 운동은 대부분의 여성에게 이롭지만 임신한 애호가들에게는 호르몬 변화와 골반격막에 가해지는 충격, 피로로 인해 위험 인자가 많다.	가장 최근의 산전 운동 가이드라인을 따르도록 하며 운동 프로그램을 시작하거나 계속하려 할 때는 담당의사 또는 조산사의 조언을 받는다.
출산 후	출산 후에 여성은 골반격막 기능 장애, 근육골격계통 부상, 상대적 에너지 결핍(RED-S, 63쪽 참고)의 위험이 높아진다.	달리기를 시작하기 전에 출산했다면 3개월을 기다려야 하며 골반 건강 치료 전문가의 심사를 받아야 한다. 달리기를 시작할 때는 걷기-달리기 프로그램(190~191쪽 참고)과 같이 점진적으로 시작한다.

> **"훈련 계획에 근력 운동을 추가하면 근육골격계통의 능력이 향상되어 달리기가 주는 부하를 조절할 수 있다."**

달리기 **사이클**

달리기는 입각기와 유각기라는 2개의 주요한 운동 단계가 반복되는 사이클로 생각할 수 있는데 여기에 핵심적인 운동들이 포함된다(14~15쪽 참고). 대부분의 부상은 입각기에 발생하므로 달릴 때 걸리는 부하를 더 잘 파악하기 위해 입각기의 세부 단계를 살펴볼 필요가 있다.

조기부하기

앞서가는 발이 지면과 처음 접촉할 때 몸은 수직 방향으로 감속하며 지면반력(GRF)을 조절하고 감소시키기 위해 근육이 상당한 역할을 한다. 발이 편평하게 눌리면서 근육에 포함된 힘줄과 결합조직은 탄성 에너지를 저장했다가 나중에 몸을 추진하기 위해 다시 사용한다.

상체

균형과 안정성을 유지하려면, 몸통과 팔은 하지의 힘에 저항하기 위해 회전 운동을 해야 하는 데 이는 한쪽 근육의 길이를 줄이고 반대쪽 근육의 길이를 늘림으로써 이루어진다.

척주세움근(척주기립근)
어깨세모근(삼각근)
큰가슴근(대흉근)
세갈래근(삼두근)
두갈래근(이두근)
앞톱니근(전거근)
넓은등근(광배근)
빗근

넙다리근막긴장근(대퇴근막장근)
엉덩관절(고관절)
볼기근(둔근)
네갈래근(사두근)
넙다리뒤근육(햄스트링)

다리 윗부분

볼기근과 넙다리뒤근육(햄스트링)이 주도해 엉덩관절(고관절)이 펴짐으로써 입각기가 시작된다. 네갈래근(사두근)은 편심수축을 통해 늘어나서 무릎관절(슬관절)의 굽힘을 늦춘다.

무릎관절(슬관절)
발목 발바닥굽힘근
발목 발등굽힘근
발목 가쪽들림근
발목관절(족관절)
발의 내재근육

다리 아랫부분

발에서는 엎침이 일어나 발의 활이 안쪽으로 회전하고 눌려진다. 이때 발목과 무릎이 굽혀지면서 지면반력을 흡수한다.

조기부하기
입각기의 초기 15~20퍼센트를 담당한다.

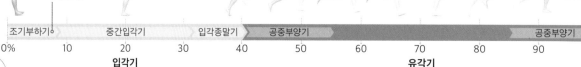

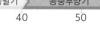

조기부하기	중간입각기	입각종말기	공중부양기			공중부양기
0%	10	20	30	40	50	60	70	80	90	100%

입각기   유각기

중간입각기

중간입각기에는 몸이 지면반력을 흡수하는 지점부터 그 에너지를 다시 재활용해 사용하는 쪽으로 옮겨간다. 신체가 지면을 디디고 선 쪽 다리의 위쪽을 지나가면서 다리를 통해 전달되는 최대 부하를 견디기 위해서 동적으로 안정화되어야 한다.

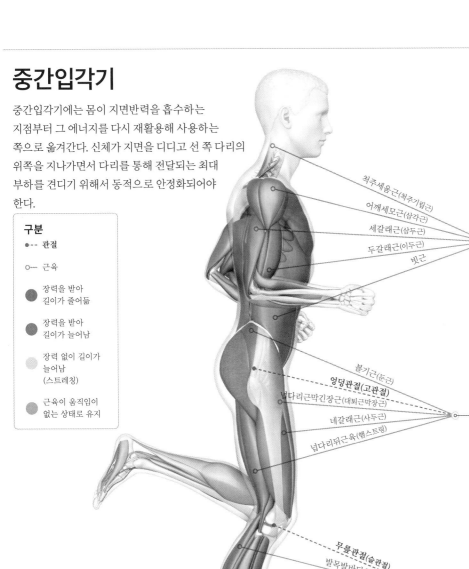

구분

- ●-- 관절
- ○— 근육
- ● 장력을 받아 길이가 줄어듦
- ● 장력을 받아 길이가 늘어남
- ○ 장력 없이 길이가 늘어남 (스트레칭)
- ○ 근육이 움직임이 없는 상태로 유지

척주세움근(척추기립근)
어깨세모근(삼각근)
세갈래근(삼두근)
두갈래근(이두근)
빗근

볼기근(둔근)
엉덩관절(고관절)
넙다리근막긴장근(대퇴근막장근)
네갈래근(사두근)
넙다리뒤근육(햄스트링)

무릎관절(슬관절)
발목발바닥굽힘근
발목발등굽힘근
발목 가쪽들림근
발목관절(족관절)
발 내재근육

상체

몸통과 팔은 계속 회전 운동을 일으켜서 직립 상태의 균형을 유지하다가 추진 단계로 옮겨 가기 시작하면서 그 후에 앞으로 나아가기 위해 필요한 동력을 제공하게 된다.

다리 윗부분

네갈래근(사두근)은 장력을 받고 늘어나서 반동력을 흡수한다. 이 근육은 입각말분리기에 무릎을 펴기 위해 단축되는 운동으로 바꾼다. 볼기근(둔근)과 넙다리뒤근육(햄스트링)은 길이가 줄어들어 몸을 앞으로 나아가도록 한다.

다리 아랫부분

무릎과 발목은 최대로 굽혀진 각도에 도달하며, 발은 최대로 엎침 상태가 된다. 추진 단계로 옮겨 가려면 무릎과 발목이 펴지면서 발이 뒤침 상태가 되어 체중이 발의 바깥에 실린다.

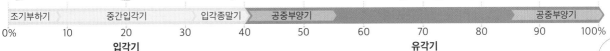

조기부하기	중간입각기	입각종말기	공중부양기					공중부양기
0%	10	20	30	40	50	60	70	80	90	100%

입각기   유각기

입각종말기

입각기의 마지막 단계는 입각말분리기에서 끝나는데 몸을 앞으로
밀어내기 위해 엉덩관절(고관절), 무릎, 발목이 최대로 펴진다.
입각말분리기 직후에 엉덩이와 무릎은 다시 굽혀지기 시작하고
발목은 발등 쪽으로 굽혀져서 유각기를 준비한다.

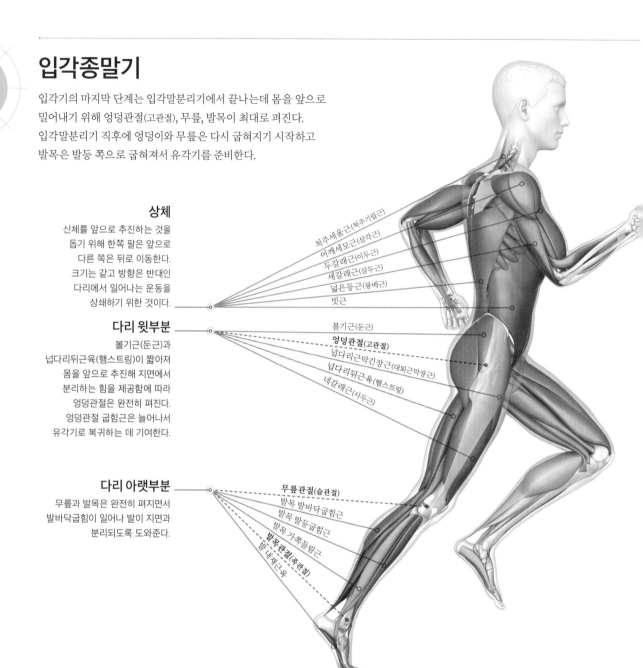

상체

신체를 앞으로 추진하는 것을
돕기 위해 한쪽 팔은 앞으로
다른 쪽은 뒤로 이동한다.
크기는 같고 방향은 반대인
다리에서 일어나는 운동을
상쇄하기 위한 것이다.

척주세움근(척주기립근)
어깨세모근(삼각근)
두갈래근(이두근)
세갈래근(삼두근)
넓은등근(광배근)
빗근

다리 윗부분

볼기근(둔근)과
넙다리뒤근육(햄스트링)이 짧아져
몸을 앞으로 추진해 지면에서
분리하는 힘을 제공함에 따라
엉덩관절은 완전히 펴진다.
엉덩관절 굽힘근은 늘어나서
유각기로 복귀하는 데 기여한다.

볼기근(둔근)
엉덩관절(고관절)
넙다리근막긴장근(대퇴근막장근)
넙다리뒤근육(햄스트링)
네갈래근(사두근)

다리 아랫부분

무릎과 발목은 완전히 펴지면서
발바닥굽힘이 일어나 발이 지면과
분리되도록 도와준다.

무릎관절(슬관절)
발목 발바닥굽힘근
발목 발등굽힘근
발목 가쪽들림근
발목관절(족관절)
발 내재근육

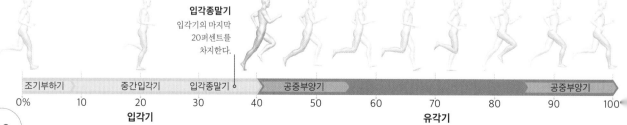

입각종말기
입각기의 마지막
20퍼센트를
차지한다.

조기부하기		중간입각기	입각종말기	공중부양기			공중부양기
0%	10	20	30	40	50	60	70	80	90	100
		입각기				유각기	

유각기

달리기 사이클의 대략 60퍼센트를 차지하는 유각기에는
엉덩관절(고관절)이 빠르게 굽혀짐으로써 다리가 시작 위치로
되돌아가서 다음 걸음을 시작하도록 준비시킨다.
유각기 말기에 무릎은 펴져서 다시 입각기를 준비한다.

다리 윗부분

볼기근(둔근)과 넙다리뒤근육
(햄스트링)은 엉덩관절 굽힘근의
탄력성 반동이 엉덩관절을 굽히고
다리를 앞으로 이동함에 따라
느슨해진다.

다리 아랫부분

무릎과 발목은 굽힌 상태로 유지되고
시계추와 같은 다리의 움직임을
단축시킴으로써 다리를 이동하는 데
요구되는 노력이 절약된다.

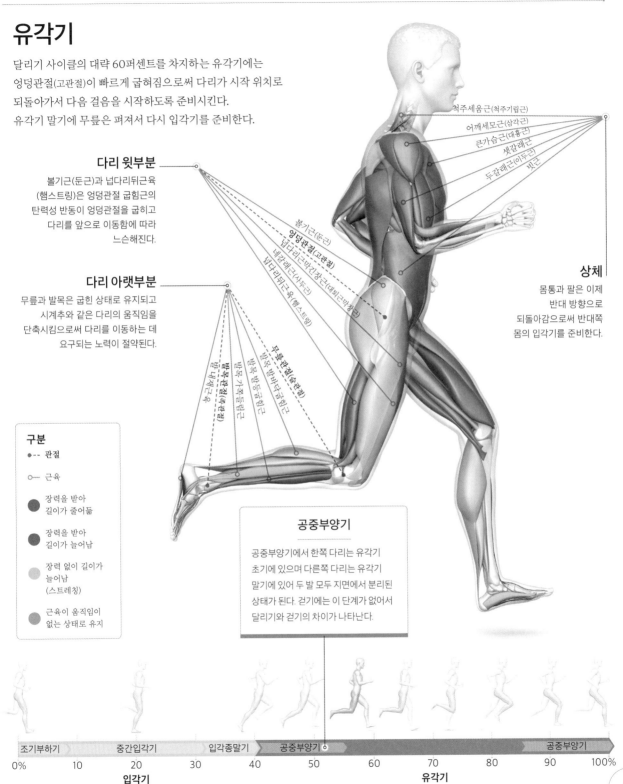

척주세움근(척주기립근)
어깨세모근(삼각근)
큰가슴근(대흉근)
셋갈래근
두갈래근(이두근)
뱃근

볼기근(둔근)
엉덩관절(고관절)
넙다리근막긴장근
넙다리네갈래근(대퇴근막장근)
넙다리뒤근육(햄스트링)

무릎관절(슬관절)
발목 발바닥굽힘근
발목 발등굽힘근
긴발가락굽힘근
발목관절(족관절)
긴발가락폄근

상체

몸통과 팔은 이제
반대 방향으로
되돌아감으로써 반대쪽
몸의 입각기를 준비한다.

구분

●-- 관절

○- 근육

● 장력을 받아
길이가 줄어듦

● 장력을 받아
길이가 늘어남

● 장력 없이 길이가
늘어남
(스트레칭)

● 근육이 움직임이
없는 상태로 유지

공중부양기

공중부양기에서 한쪽 다리는 유각기
초기에 있으며 다른쪽 다리는 유각기
말기에 있어 두 발 모두 지면에서 분리된
상태가 된다. 걷기에는 이 단계가 없어서
달리기와 걷기의 차이가 나타난다.

| 조기부하기 | 중간입각기 | 입각종말기 | 공중부양기 | | | 공중부양기 |

0%　　10　　20　　30　　40　　50　　60　　70　　80　　90　　100%

입각기　　　　　　　　　　　　　**유각기**

개인의 걸음걸이 방식

'완벽한' 달리기 걸음걸이란 없지만 걸음걸이를 조정해 효율을
높이거나, 특히 자주 발생하는 부상을 피하는 것은 의의가 있다.
문제점이 파악되면 걸음걸이를 안전하게 바꿀 수 있는 운동 전문가나
코치에게 문의하도록 한다.

걸음걸이 패턴

무겁게 땅을 딛는다거나 달릴 때 비효율적으로
보인다는 말을 들었다면 걸음걸이를 교정할 필요가
있을지도 모른다. 이상적인 걸음걸이는 가능한 한
제동력이나 상하진동을 최소로 해서 앞으로
이동하는 것이다.

오버스트라이딩

입각초접촉기에서 각각 한쪽의 발이 걸어가는 방향으로
너무 멀리 착지하는 경향이 있는 경우를 오버스트라이딩
(overstriding, 전후보폭과대)이라 하며 큰 제동력이 필요하다.
제동력은 달리기 효율을 떨어뜨리고 정강이, 무릎, 엉덩관절,
허리에 무리를 주게 된다.

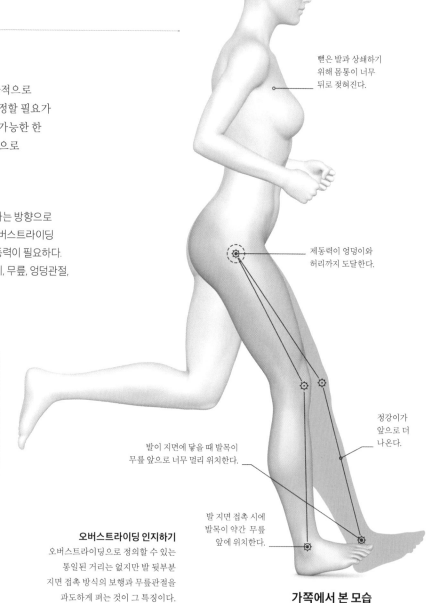

뻗은 발과 상쇄하기
위해 몸통이 너무
뒤로 젖혀진다.

제동력이 엉덩이와
허리까지 도달한다.

정강이가
앞으로 더
나온다.

발이 지면에 닿을 때 발목이
무릎 앞으로 너무 멀리 위치한다.

발 지면 접촉 시에
발목이 약간 무릎
앞에 위치한다.

오버스트라이딩 인지하기
오버스트라이딩으로 정의할 수 있는
통일된 거리는 없지만 발 뒷부분
지면 접촉 방식의 보행과 무릎관절을
과도하게 펴는 것이 그 특징이다.

가쪽에서 본 모습

보행률 증가하기

오버스트라이딩을 없애는 안전하고
효율적인 방법은 보행 속도, 즉
보행률 (cadence)을 높이는 것이다.
이 방법은 전후보폭을 줄이고 발이
질량중심 가까이에 놓이게 된다.
보행률이 증가하면 수직력과 제동력,
볼기근(둔근) 필요량, 무릎관절(슬관절)
부하, 발꿈치힘줄(아킬레스건)에 대한
작용력, 수직 진동(71쪽 참고)이 감소한다.
보행률은 5~10퍼센트 증가하면 대개
충분하다. 이를 위해 보행률 목표치에
메트로놈을 맞추고 달리는데 스마트폰에
다운로드하거나 러닝워치에 경보음을
맞추어 놓을 수도 있다.

수직 진동

약간의 수직 진동은 달릴 때 필요하지만 너무 많으면 좋지 않다. 진동이 증가하면 수직 부하가 크고 달리기 효율이 떨어져 있다는 뜻이다. 이상적인 진동에 대해서는 의견이 다르지만, 달리는 모습을 거울을 통해 스스로 보거나 동영상을 찍어 보여 줌으로써 자신이 달릴 때 얼마나 위아래로 진동하는 지에 대한 감을 잡을 수 있다. 수직 진동을 감소시키는 데는 '부드럽게 착지하는' 방법이나 천장이 낮은 실내를 달린다고 상상하는 방법이 있다. 보행률을 증가시켜도 수직 진동이 감소하는 효과가 있다(왼쪽 참고).

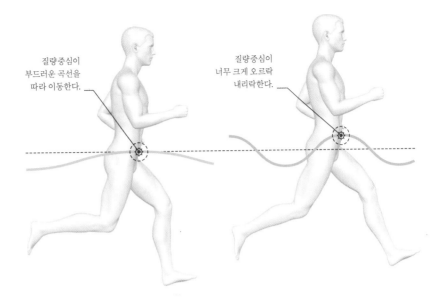

질량중심이 부드러운 곡선을 따라 이동한다.

질량중심이 너무 크게 오르락 내리락한다.

효율적 진동
발을 옮길 때마다 질량중심이 그리 심하게 위 아래로 요동치지 않는다. 대체로 전후보폭이 짧고 보행률이 큰 경우에 나타난다.

과도한 진동
걸음을 옮길 때마다 질량중심이 비효율적으로 위아래로 요동친다. 질량중심이 이동하는 방향이 아니라 중력의 반대 방향인 위쪽으로 올라가므로 에너지가 낭비된다.

횡보폭

발이 지면에 닿을 때 발의 측면 사이의 거리를 횡보폭이라고 한다. 보통 걸을 때 보다는 달릴 때 폭이 더 좁은데 에너지가 더 적게 들기 때문이다. 좁은 폭의 걸음걸이는 동적 안정성이 더 커야 하고 엉덩관절 (고관절) 벌림근의 힘이 더 요구되어 부상 위험이 커진다.

무릎을 붙이지 않고 달리기

횡보폭을 크게 하면 엉덩정강띠(장경인대) 통증, 슬개대퇴통증증후군, 뒤정강근(후경골근)힘줄 기능 이상 등에 도움이 된다. 달릴 때 발이 어떻게 정렬되는지 확인하기 어렵지만 좋은 방법 하나는 무릎 사이를 붙이지 않고 달리는 것이다. 바로 앞에 거울이 있거나 달리는 뒷모습 동영상을 촬영할 수 있다면 달리기 사이클 동안에 무릎 사이의 틈을 정확히 확인할 수 있을 것이다.

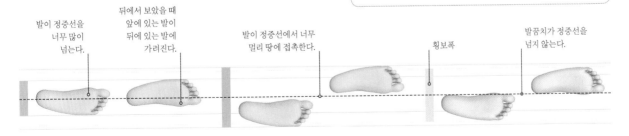

발이 정중선을 너무 많이 넘는다.

뒤에서 보았을 때 앞에 있는 발이 뒤에 있는 발에 가려진다.

발이 정중선에서 너무 멀리 땅에 접촉한다.

횡보폭

발꿈치가 정중선을 넘지 않는다.

좁은 횡보폭
횡보폭이 좁은 경우 발 엎침의 속도나 크기가 증가하고 엉덩관절(고관절) 가쪽의 압박이 상승해 여러 가지 부상 위험이 생긴다(70쪽 참고).

넓은 횡보폭
넓은 횡보폭은 달리기 사이클에서 소모되는 에너지의 양을 늘리므로 부상 위험의 감소와 효율적인 걸음걸이 사이에 균형이 잘 맞아야 한다.

효율적인 횡보폭
달리기 사이클의 모든 단계에서 무릎 사이에서 햇빛을 볼 수 있어야 한다. 뒤에서 보았을 때 발을 옮길 때마다 뒤에 놓인 발이 앞에 놓인 발을 가리지 않아야 한다.

발의 지면 접촉 유형

지면 접촉이란 입각초접촉기에 발의 어느 지점이 지면과 처음 닿는가를 가리킨다(14, 66쪽 참고).
발 뒷부분 지면 접촉이 부상 위험을 높이고 발 앞부분 지면 접촉 방식이 효율이 더 좋다는 것은
최근 연구를 통해 오류로 밝혀졌다. 실제로 지면에 접촉하는 그 부위로 부하기에 힘이 신체에
가해지는 위치가 결정된다. 부상 경험에 비추어 본다면, 이것은 중요한 고려 사항이 될 수도 있다.

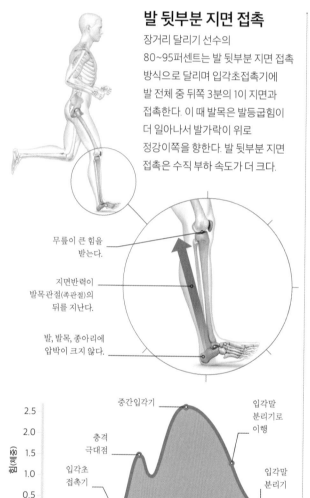

발 뒷부분 지면 접촉

장거리 달리기 선수의
80~95퍼센트는 발 뒷부분 지면 접촉
방식으로 달리며 입각초접촉기에
발 전체 중 뒤쪽 3분의 1이 지면과
접촉한다. 이 때 발목은 발등굽힘이
더 일어나서 발가락이 위로
정강이쪽을 향한다. 발 뒷부분 지면
접촉은 수직 부하 속도가 더 크다.

무릎이 큰 힘을
받는다.

지면반력이
발목관절(족관절)의
뒤를 지난다.

발, 발목, 종아리에
압박이 크지 않다.

발 뒷부분 지면 접촉과 수직 지면반력
발 뒷부분 지면 접촉의 지면반력(46-47쪽 참고) 흐름을 보면 발이 지면과
충돌할 때 극대점을 나타낸다. 힘의 방향으로 인해 발꿈치힘줄에 걸리는
부하는 감소하지만 앞정강근에는 큰 부하가 걸린다.

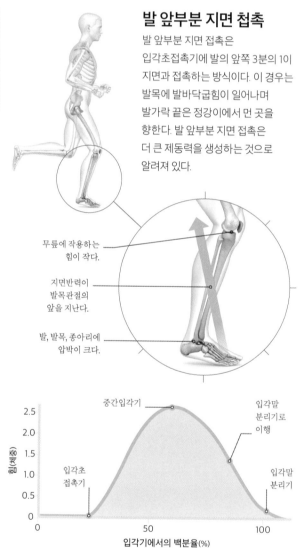

발 앞부분 지면 첩촉

발 앞부분 지면 접촉은
입각초접촉기에 발의 앞쪽 3분의 1이
지면과 접촉하는 방식이다. 이 경우는
발목에 발바닥굽힘이 일어나며
발가락 끝은 정강이에서 먼 곳을
향한다. 발 앞부분 지면 접촉은
더 큰 제동력을 생성하는 것으로
알려져 있다.

무릎에 작용하는
힘이 작다.

지면반력이
발목관절의
앞을 지난다.

발, 발목, 종아리에
압박이 크다.

발 앞부분 지면 접촉과 수직 지면반력
충돌력의 극대점이 없는 경우가 많은데 충돌력의 크기가 작고 충돌이
조금 지연되기 때문이다. 힘의 방향으로 인해 발꿈치힘줄(아킬레스건)과
종아리에 더 큰 부하가 걸리고 앞정강근(전경골근)의 부하는 감소한다.

일반적인 변형

자연적인 달리기 걸음걸이 유형에서 나타나는 변화가 많이 있다. 해부학적인 원인에 의한 것도 있지만 부상이나 피로로 인해 나타나는 것도 있다. 대부분의 경우 걸음걸이에 변화가 있다고 해서 반드시 부상이 유발되는 것은 아니며 걸음걸이에 변화가 나타났다고 그저 바꾸는 것은 이치에 맞지 않는다. 그러나 걸음걸이의 변화가 부상과 관계가 있다면 자격을 갖춘 코치나 건강 관리 전문가에게 문의하는 것이 좋을 것이다.

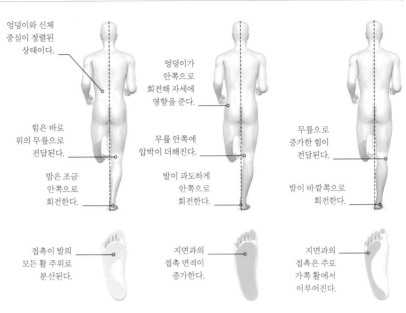

엉덩이와 신체 중심이 정렬된 상태이다.

힘은 바로 위의 무릎으로 전달된다.

발은 조금 안쪽으로 회전한다.

엉덩이가 안쪽으로 회전해 자세에 영향을 준다.

무릎 안쪽에 압박이 더해진다.

발이 과도하게 안쪽으로 회전한다.

무릎으로 증가한 힘이 전달된다.

발이 바깥쪽으로 회전한다.

접촉이 발의 모든 활 주위로 분산된다.

지면과의 접촉 면적이 증가한다.

지면과의 접촉은 주로 가쪽 활에서 이루어진다.

발의 엎침

엎침이란 입각기 전반부에 발이 안쪽으로 회전하는 운동이다(67쪽 참고). 이것은 발목, 발 뒷부분, 앞부분의 관절 운동이 복합된 것이다. 엎침은 좋지 않은 것으로 언급되는 경우가 많으나 충격 흡수 기전으로 필요하면서 효율적이다.

중립

중립적 엎침은 발꿈치 바깥쪽으로 착지하고 중간입각기에 발을 안쪽으로 회전해 힘이 발 중간을 지나 전달되도록 한 다음 입각말에 엄지 발가락의 끝으로 분리하는 것이다.

과도엎침

과도한 엎침은 다리를 벌리게 되어 힘을 발 안쪽으로 전달하는 경향이 있다. 이와 함께 발목도 더 회전해 무릎과 엉덩관절(고관절)의 역학 관계에 영향을 줄 수도 있다.

과소엎침

엎침의 범위가 줄어들면 발이 더 견고한 상태에 있게 되며 안쪽활이 지면과 거의 또는 전혀 닿지 않는다. 이때 발의 충격 흡수 기능이 감소한다.

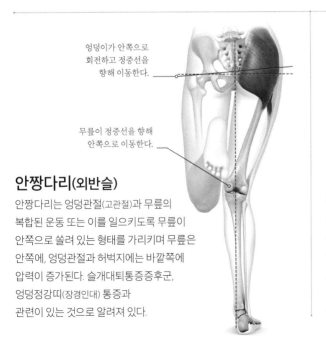

엉덩이가 안쪽으로 회전하고 정중선을 향해 이동한다.

무릎이 정중선을 향해 안쪽으로 이동한다.

안짱다리(외반슬)

안짱다리는 엉덩관절(고관절)과 무릎의 복합된 운동 또는 이를 일으키도록 무릎이 안쪽으로 쏠려 있는 형태를 가리키며 무릎은 안쪽에, 엉덩관절과 허벅지에는 바깥쪽에 압력이 증가된다. 슬개대퇴통증증후군, 엉덩정강띠(장경인대) 통증과 관련이 있는 것으로 알려져 있다.

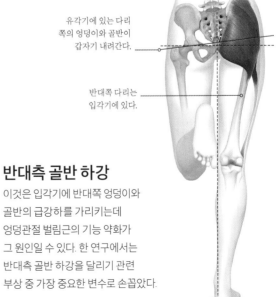

유각기에 있는 다리 쪽의 엉덩이와 골반이 갑자기 내려간다.

반대쪽 다리는 입각기에 있다.

반대측 골반 하강

이것은 입각기에 반대쪽 엉덩이와 골반의 급강하를 가리키는데 엉덩관절 벌림근의 기능 약화가 그 원인일 수 있다. 한 연구에서는 반대측 골반 하강을 달리기 관련 부상 중 가장 중요한 변수로 손꼽았다.

달리기 **형태**

단 하나의 이상적인 달리기 형태는 없지만, 코치와 학자들은 달리는 데 더 좋은 방법이 있다는 것에 동의한다. 자신의 생체 역학을 염두에 두고 여기에 설명한 형태와 자신의 형태의 차이점을 발견하게 되면 효율을 더 크게 하고 부상으로부터 보호 받을 수 있도록 자신의 형태를 합리적으로 바꿀 수 있는 방법을 알아낼 수 있을지도 모른다.

자세

달릴 때 좋은 자세를 유지하는 것은 매우 중요하다. 자세는 호흡, 충격 흡수, 동력 발생에 영향을 미치기 때문이다. 전체적으로는 몸을 앞으로 구부리지 말고 자신의 발을 보지 않도록 하는 것이 중요하다. 머리가 끈에 묶여 위로 잡아당겨지고 척주도 곧바로 펴진다고 상상하는 것이 좋다.

팔

팔과 어깨는 상체가 이완되도록 하는 것과 동력을 발생하는 중요한 역할을 한다. 팔은 다리와 함께 협동해 몸을 앞이나 오르는 방향으로 추진하고 측면운동으로 낭비되는 부분은 최소화한다.

신체 중심

신체 중심은 상체와 하체가 이어지는 부분에 해당된다. 여기에는 팔과 다리를 움직이는 근육들이 많이 부착되어 있다. 그러므로 이들 근육이 수축해 힘을 내기 위해서 신체 중심이 본질적으로 안정적일 필요가 있다. 중심근육(코어근육)을 사용하려면 몸을 앞으로 잡아당기는 끈이 배꼽에 묶여 있고, 상체와 하체가 서로 방해하지 않고 역방향으로 회전한다고 상상하도록 한다. 운동 연습을 할 때 상체와 하체를 분리해 움직일 수 있도록 훈련을 한다(84~89, 144~155쪽 참고)

발

발은 몸과 지면이 만나는 구조로서 효율적인 지면 접촉은 달리기 효율에 있어 큰 차이를 가져올 수 있다. 발이 스프링이라서 착지할 때 에너지를 흡수하고 발을 뗄 때 그 에너지를 재활용한다고 상상해 보라.

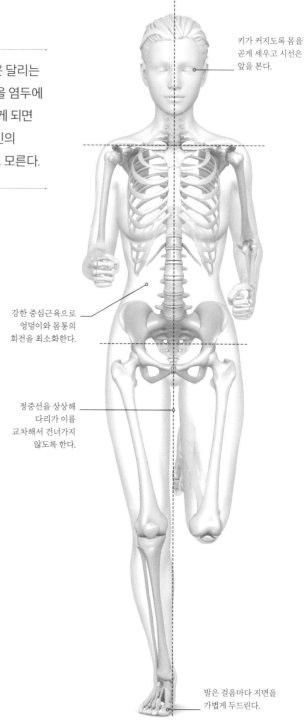

키가 커지도록 몸을 곧게 세우고 시선은 앞을 본다.

강한 중심근육으로 엉덩이와 몸통의 회전을 최소화한다.

정중선을 상상해 다리가 이를 교차해서 건너가지 않도록 한다.

발은 걸음마다 지면을 가볍게 두드린다.

앞에서 본 모습

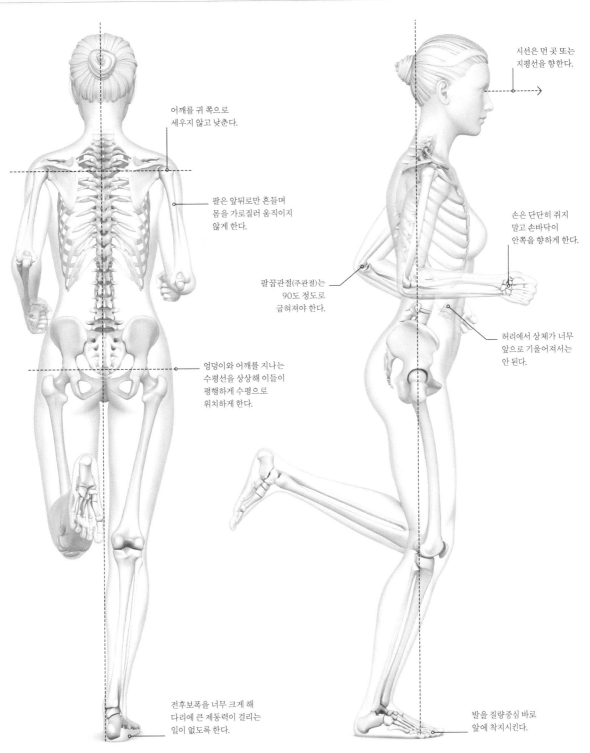

어깨를 귀 쪽으로
세우지 않고 낮춘다.

팔은 앞뒤로만 흔들며
몸을 가로질러 움직이지
않게 한다.

팔꿈치관절(주관절)는
90도 정도로
굽혀져야 한다.

엉덩이와 어깨를 지나는
수평선을 상상해 이들이
평행하게 수평으로
위치하게 한다.

전후보폭을 너무 크게 해
다리에 큰 제동력이 걸리는
일이 없도록 한다.

시선은 먼 곳 또는
지평선을 향한다.

손은 단단히 쥐지
말고 손바닥이
안쪽을 향하게 한다.

허리에서 상체가 너무
앞으로 기울어져서는
안 된다.

발을 질량중심 바로
앞에 착지시킨다.

뒤에서 본 모습

가쪽에서 본 모습

달리기 **루틴**

달리기의 시작과 끝에는 워밍업(준비운동)과 쿨다운(정리운동)을 일상적인 과정으로 정하는 것이 합리적이다.
훈련 전에 달리기에 전문화된 동적 스트레칭과 운동 연습으로 워밍업을 하면 훈련의 효과를 최대한
누릴 수 있으며 끝날 때에도 정적 스트레칭으로 마무리하면 회복 과정을 시작하는 데 도움이 된다.

워밍업 프로그램으로
과다 사용으로 인한
부상 위험을
50퍼센트까지
줄일 수 있다.

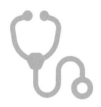

워밍업 스트레칭

동적 스트레칭(78~83쪽 참고)에는 신체가
활동을 준비하도록 다양한 영역의
운동을 수행하는 것이 포함된다.

유익한 점

이 책에서 소개하는 동적 스트레칭은 달릴
때 사용하는 특정한 동작에 초점을 맞춰
개발되었기 때문에 근육으로 가는 혈류를
증가시키고 관절의 운동 범위에 초점을
맞춰 훈련하도록 되어 있다. 구조화되고,
종목에 특성화된 워밍업 프로그램은 육상
스포츠에서 과다 사용으로 인한 부상의
위험을 50퍼센트까지 줄이는 것으로 되어
있다.

수행 방법

각각의 동적 스트레칭은 작은 운동
범위에서 느린 속도부터 시작해서 신체가
허락하는 만큼 점차 넓은 범위와 빠른
속도를 내도록 발전된다. 스트레칭을 하는
동안 운동 범위가 늘어나는 것이 느껴져야
한다. 이 경우에 혹시 양쪽에 차이가
있거나 운동에 제한이 느껴진다면 훈련을
시작하기 전에 이들을 점검하도록 한다.

워밍업과 쿨다운

훈련 1회의 전후에 워밍업(준비운동)과 쿨다운
(정리운동)에 대한 규칙적인 일과를 세우도록 한다.
각 단계마다 충분한 여유 시간을 확보하도록 한다.
훈련을 시작할 때는 스트레칭과 운동 연습이
포함된 동적 워밍업으로 시작하는데, 달릴 때
필요한 것을 충족시키고, 부상을 예방하며, 운동
성적을 개선하기 위한 방향으로 몸이 준비되는
데 도움이 된다. 달리기 대회가 있는 날 선수들이
최선을 다 할 수 있도록 신체적으로 또 정신적으로
자신감을 갖게 하기 위해서는 워밍업을 충분히 하는
것이 특히 중요하다. 달리기 후에는 적절한 쿨다운
과정을 통해 회복 단계를 시작하도록 한다.

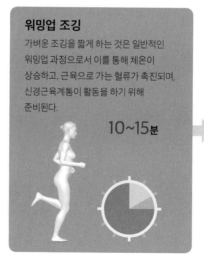

워밍업 조깅
가벼운 조깅을 짧게 하는 것은 일반적인
워밍업 과정으로서 이를 통해 체온이
상승하고, 근육으로 가는 혈류가 촉진되며,
신경근육계통이 활동을 하기 위해
준비된다.

10~15분

스트레칭과 운동 연습
동적 스트레칭을 달리기 전용 운동 연습과
함께 일상적 단계의 하나로 수행하면
관절이 달리기에 필요한 운동 범위를
익히게 되며 신경근육계통은 더 강도 높은
활동을 할 수 있도록 준비된다.

10~15분

운동 연습

달리기 연습(84~89쪽 참고)을 하면 근육으로 가는 혈류가 증가하고 관절의 운동 범위도 확장된다. 또한 운동 연습을 통해 달리기 형태를 개선하고 대칭을 이루는 자세로 운동할 수 있다.

유익한 점

달리기 연습은 달리기 동작을 면밀하게 조정된 부분으로 나누고 특정한 걸음걸이 단계에 초점을 맞추어 좋은 달리기 형태를 유지하도록 권장한다.

수행 방법

훈련 전후에 달리기 연습은 1주일에 2~3회 실시되어야 한다. 장소는 경주로 또는 운동장이 좋다. 이를 수행하기 위해서는 40~50미터의 장애물 없는 길이 필요하다. 양쪽 다리마다 15~20회의 반복을 목표로 한다.

> **달리기 연습은 달리기 형태를 개선하고 대칭 자세로 운동하는 훈련 기회가 된다.**

회복 스트레칭

규칙적 정적 스트레칭(90~95쪽 참고)은 근육과 관절 유연성을 유지하거나 높이는 데 도움이 된다.

운동 성적에는 별다른 유익이 없을지 몰라도, 스트레칭을 통해 활동량이 많고 긴장된 근육을 완화할 수 있다.

유익

정적 스트레칭은 운동 전에는 권장되지 않는데 오히려 운동 성적을 떨어뜨릴 수 있기 때문이다. 달리기 후 회복 수단의 하나인 정적 스트레칭은 관절의 유연성과 근육의 길이를 개선한다. 이런 개선점이

수행 방법

정적 스트레칭은 운동 연습 후에만 시행되어야 한다. 동작 하나를 하면서 멈춘 상태로 있는 데 가장 적절한 시간은 30초로, 더 긴 시간을 참는다고 해서 더 도움이 되는 것은 아니다.

당신의 달리기
훈련하는 동안 달리기 형태와 자세에 비대칭이 있는지, 정상적인 달리기 걸음걸이에서 벗어나 있지 않은지 주의를 기울이도록 한다. 피곤함이 중첩되면 그중 일부는 더 두드러질 수도 있다. 이런 변화를 감지할 수 있는 센서를 착용하면 통증이나 부상이 시작되기 전에 운동 패턴이나 변화를 찾아내는 데 도움을 받을 수 있다.

회복 조깅
느린 속도의 회복 조깅은 가벼운 달리기 후에는 꼭 필요한 것은 아니지만, 훈련이 격렬한 후에는 달리는 거리를 늘리는 것과 함께 심박수를 감소시키는 효과를 통해 도움을 받을 수 있다.

10~15분

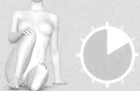

회복 스트레칭
회복 스트레칭은 격렬한 훈련 후에 이완하는 것을 도와준다. 달리기 후 근육의 뻣뻣함과 근육통 완화에 도움을 주기도 하고 근육과 관절 유연성 유지에 기여하기도 한다.

10분

상체

운동하는 동안 신체 중심과 골반을 반드시
고정할 필요는 없다. 요추를 따라 약간 굽혔다
폈다 하면서 부드럽고 물이 흐르는 듯한 운동이
가능하도록 한다. 마찬가지로 팔이 자유롭게
앞으로 흔들림에 따라 복부의 빗근들과 가슴
근육을 사용해 몸통도 조금 회전하도록 한다.

척주
척주세움근(척주기립근)
앞톱니근(전거근)
큰가슴근(대흉근)
배곧은근(복직근)
배바깥빗근(외부사근)

동적 스트레칭
포워드 레그 스윙

포워드 레그 스윙(forward leg swing)은 엉덩이와 다리 뒤쪽
근육의 유연성을 개선함으로써 몸이 달릴 준비가 되도록 해 주며,
이를 통해 부상을 예방하고 운동 성적이 향상되도록 한다. 지지를
위해 야외 철책이나 의자 등받침을 사용하도록 한다. 양쪽 다리
교대로 스트레칭을 할 때 한 다리에 15~20회나 그 이상을 반복해
수행한다. 워밍업이 되면 움직임의 범위를 점차 증가시킨다.

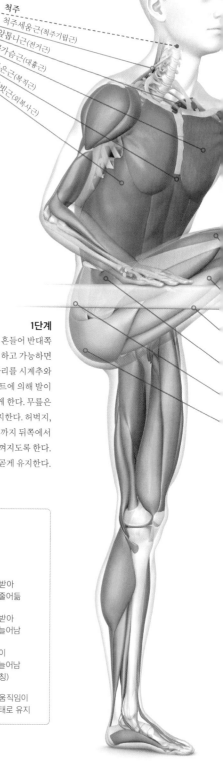

1단계

연습할 다리를 앞으로 흔들어 반대쪽
손으로 발가락에 닿게 하고 가능하면
발가락 끝을 두드린다. 다리를 시계추와
같이 흔들어 그 모멘트에 의해 발이
내 앞의 공간으로 올라가게 한다. 무릎은
가볍게 구부린 상태를 유지한다. 허벅지,
무릎, 때로는 종아리까지 뒤쪽에서
당겨지는 것이 가볍게 느껴지도록 한다.
서 있는 쪽 무릎은 곧게 유지한다.

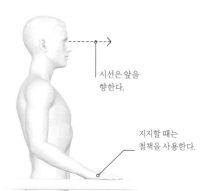

시선은 앞을
향한다.

지지할 때는
철책을 사용한다.

입각기의 발을
곧게 뻗는다.

연습하는 쪽 무릎을
가볍게 굽힌다.

준비 단계

곧게 서서 운동할 다리와 같은 쪽의
팔로 지지대를 잡는다. 체중을 서
있는 발로 옮겨서 동적 스트레칭을
시작하기 위한 준비를 마친다.
훈련하려는 쪽 다리를 펴서 무릎을
가볍게 굽힌다.

구분

●-- 관절

○— 근육

● 장력을 받아
길이가 줄어듦

● 장력을 받아
길이가 늘어남

● 장력 없이
길이가 늘어남
(스트레칭)

● 근육이 움직임이
없는 상태로 유지

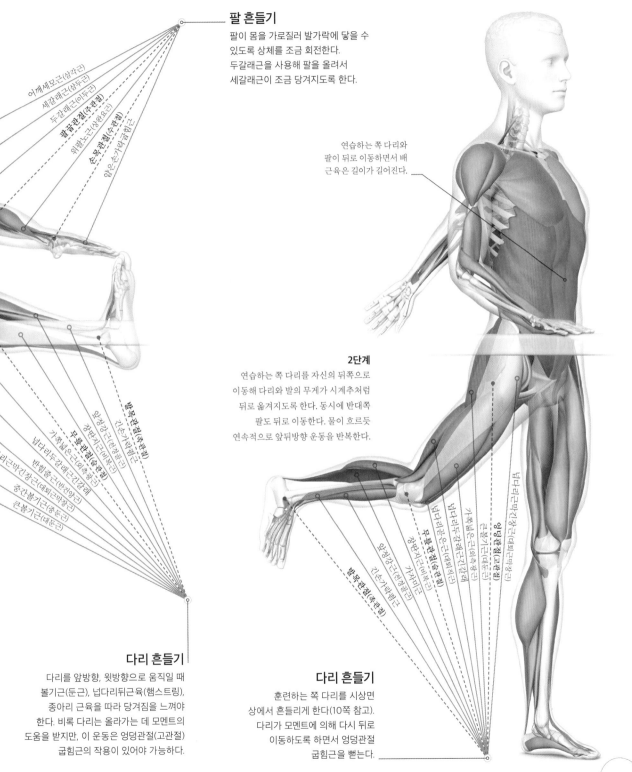

팔 흔들기

팔이 몸을 가로질러 발가락에 닿을 수
있도록 상체를 조금 회전한다.
두갈래근을 사용해 팔을 올려서
세갈래근이 조금 당겨지도록 한다.

어깨세모근(삼각근)

세갈래근(삼두근)

두갈래근(이두근)

팔꿉관절(주관절)

위팔노근(상완요근)

얕은손가락굽힘근

연습하는 쪽 다리와
팔이 뒤로 이동하면서 배
근육은 길이가 길어진다.

2단계

연습하는 쪽 다리를 자신의 뒤쪽으로
이동해 다리와 발의 무게가 시계추처럼
뒤로 옮겨지도록 한다. 동시에 반대쪽
팔도 뒤로 이동한다. 물이 흐르듯
연속적으로 앞뒤방향 운동을 반복한다.

발목관절(족관절)

긴손가락폄근

앞정강근(전경골근)

무릎관절(슬관절)

가쪽넓은근(외측광근)

넙다리두갈래근(대퇴이두근)

반힘줄근(반건양근)

중간볼기근(중둔근)

큰볼기근(대둔근)

다리 흔들기

다리를 앞방향, 윗방향으로 움직일 때
볼기근(둔근), 넙다리뒤근육(햄스트링),
종아리 근육을 따라 당겨짐을 느껴야
한다. 비록 다리는 올라가는 데 모멘트의
도움을 받지만, 이 운동은 엉덩관절(고관절)
굽힘근의 작용이 있어야 가능하다.

발목관절(족관절)

긴손가락폄근

앞정강근(전경골근)

가자미근

무릎관절(슬관절)

넙다리두갈래근(대퇴이두근)

가쪽넓은근(외측광근)

넙다리곧은근(대퇴직근)

넙다리근막긴장근(대퇴근막장근)

다리 흔들기

훈련하는 쪽 다리를 시상면
상에서 흔들리게 한다(10쪽 참고).
다리가 모멘트에 의해 다시 뒤로
이동하도록 하면서 엉덩관절
굽힘근을 뻗는다.

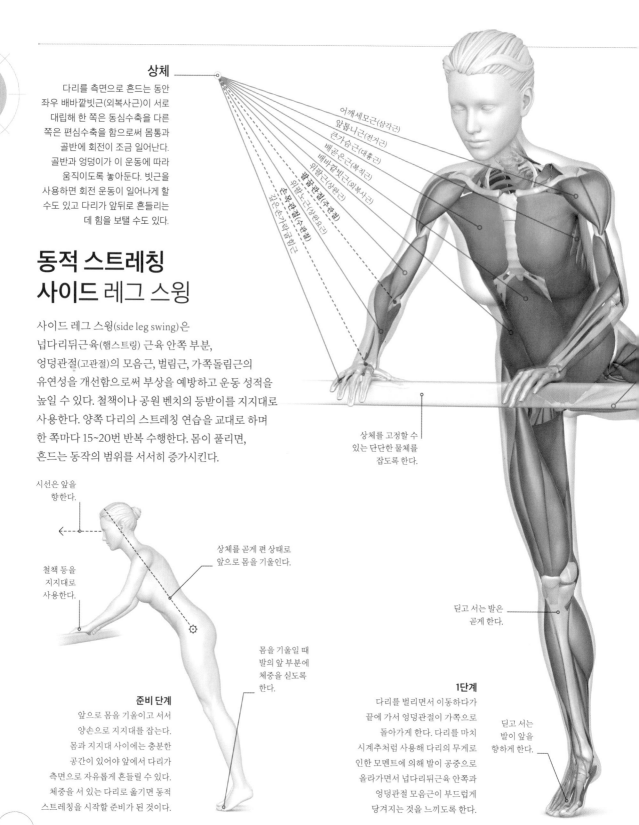

상체

다리를 측면으로 흔드는 동안
좌우 배바깥빗근(외복사근)이 서로
대립해 한 쪽은 동심수축을 다른
쪽은 편심수축을 함으로써 몸통과
골반에 회전이 조금 일어난다.
골반과 엉덩이가 이 운동에 따라
움직이도록 놓아둔다. 빗근을
사용하면 회전 운동이 일어나게 할
수도 있고 다리가 앞뒤로 흔들리는
데 힘을 보탤 수도 있다.

동적 스트레칭
사이드 레그 스윙

사이드 레그 스윙(side leg swing)은
넙다리뒤근육(햄스트링) 근육 안쪽 부분,
엉덩관절(고관절)의 모음근, 벌림근, 가쪽돌림근의
유연성을 개선함으로써 부상을 예방하고 운동 성적을
높일 수 있다. 철책이나 공원 벤치의 등받이를 지지대로
사용한다. 양쪽 다리의 스트레칭 연습을 교대로 하며
한 쪽마다 15~20번 반복 수행한다. 몸이 풀리면,
흔드는 동작의 범위를 서서히 증가시킨다.

어깨세모근(삼각근)
앞톱니근(전거근)
큰가슴근(대흉근)
배곧은근(복직근)
배바깥빗근(외복사근)
위팔근(상완근)
위팔노근(상완요근)
손목관절(수관절)
손목관절(수관절)
깊은손가락폄근

상체를 고정할 수
있는 단단한 물체를
잡도록 한다.

딛고 서는 발은
곧게 한다.

시선은 앞을
향한다.

철책 등을
지지대로
사용한다.

상체를 곧게 편 상태로
앞으로 몸을 기울인다.

몸을 기울일 때
발의 앞 부분에
체중을 실도록
한다.

준비 단계

앞으로 몸을 기울이고 서서
양손으로 지지대를 잡는다.
몸과 지지대 사이에는 충분한
공간이 있어야 앞에서 다리가
측면으로 자유롭게 흔들릴 수 있다.
체중을 서 있는 다리로 옮기면 동적
스트레칭을 시작할 준비가 된 것이다.

1단계

다리를 벌리면서 이동하다가
끝에 가서 엉덩관절이 가쪽으로
돌아가게 한다. 다리를 마치
시계추처럼 사용해 다리의 무게로
인한 모멘트에 의해 발이 공중으로
올라가면서 넙다리뒤근육 안쪽과
엉덩관절 모음근이 부드럽게
당겨지는 것을 느끼도록 한다.

딛고 서는
발이 앞을
향하게 한다.

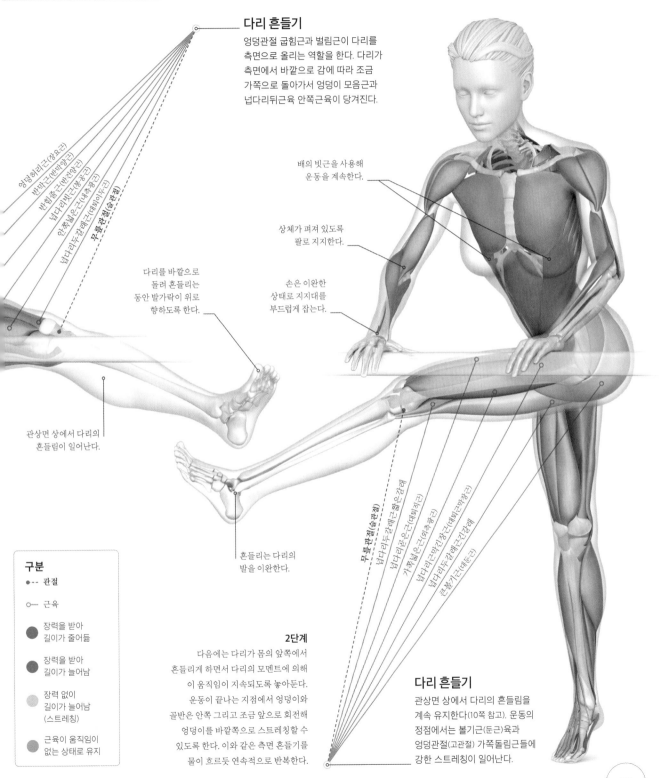

다리 흔들기

엉덩관절 굽힘근과 벌림근이 다리를
측면으로 올리는 역할을 한다. 다리가
측면에서 바깥으로 감에 따라 조금
가쪽으로 돌아가서 엉덩이 모음근과
넙다리뒤근육 안쪽근육이 당겨진다.

배의 빗근을 사용해
운동을 계속한다.

상체가 펴져 있도록
팔로 지지한다.

엉덩허리근(장요근)
반막근(반막양근)
반힘줄모근(반건양근)
넙다리빗근(봉공근)
안쪽넓은근(내측광근)
넙다리두갈래근(대퇴이두근)
무릎관절(슬관절)

다리를 바깥으로
돌려 흔들리는
동안 발가락이 위로
향하도록 한다.

손은 이완한
상태로 지지대를
부드럽게 잡는다.

관상면 상에서 다리의
흔들림이 일어난다.

흔들리는 다리의
발을 이완한다.

무릎관절(슬관절)
넙다리두갈래근짧은갈래
넙다리곧은근(대퇴직근)
가쪽넓은근(외측광근)
넙다리곧은근기갈래(대퇴직근막갈래)
넙다리두갈래근긴갈래
큰볼기근(대둔근)

구분

●-- 관절

○— 근육

● 장력을 받아
길이가 줄어듦

● 장력을 받아
길이가 늘어남

● 장력 없이
길이가 늘어남
(스트레칭)

● 근육이 움직임이
없는 상태로 유지

2단계

다음에는 다리가 몸의 앞쪽에서
흔들리게 하면서 다리의 모멘트에 의해
이 움직임이 지속되도록 놓아둔다.
운동이 끝나는 지점에서 엉덩이와
골반은 안쪽 그리고 조금 앞으로 회전해
엉덩이를 바깥쪽으로 스트레칭할 수
있도록 한다. 이와 같은 측면 흔들기를
물이 흐르듯 연속적으로 반복한다.

다리 흔들기

관상면 상에서 다리의 흔들림을
계속 유지한다(10쪽 참고). 운동의
정점에서는 볼기근(둔근)육과
엉덩관절(고관절) 가쪽돌림들에
강한 스트레칭이 일어난다.

동적 스트레칭
칼프 스트레칭

칼프 스트레칭(calf stretching)은 종아리 근육과
발꿈치힘줄(아킬레스건)의 유연성을 개선해 부상을
예방하고 운동 성적을 향상시킨다. 운동을 하는
동안에는 건물 벽이나 철책에 몸을 기대도록
한다. 15~20번 또는 그 이상 반복해 수행하면서
몸이 풀리면 서서히 발꿈치를 아래쪽으로
밀어낸다. 스트레칭 상태로 참지 말고 각 단계를
연속적으로 물 흐르듯 진행한다. 변형 방법은
장딴지근(비복근)이 아닌 가자미근도
훈련에 포함시킨다(83쪽 참고).

상체
철책 등에 체중이 실리도록 기대어
상체를 지지한다. 팔, 몸통 윗부분,
중심근육으로 상체를 곧게 편다.

머리반가시근
어깨세모근(삼각근)
큰가슴근(대흉근)
세갈래근안쪽갈래
앞톱니근(전거근)
배가로근(복횡근)

척추
척추세움근(척추기립근)

구분

•--• **관절**

◦— 근육

● 장력을 받아
길이가 줄어듦

● 장력을 받아
길이가 늘어남

● 장력 없이
길이가 늘어남
(스트레칭)

● 근육이 움직임이
없는 상태로 유지

준비 단계
손을 지지 구조에 놓고 한 발짝 뒤로
물러서서 몸이 45도 정도로 기울어지도록
기대어 발꿈치부터 머리까지 몸이
직선을 이루게 한다. 발꿈치는
지면에서 조금 떼고 무릎은
부드럽게 조금 구부린다.

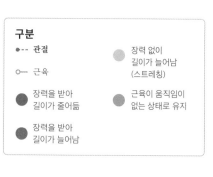

시선은 앞을
향한다.

고정된
지지대에
기댄다.

몸을 앞으로 기댄다.

무릎을
부드럽게
구부린다.

발은 모으고 발꿈치를
조금 올린다.

다리 펴기
운동 범위 끝 지점에 다다르면
종아리 위쪽에서 약간의 당겨짐을
느낄 것이다. 네갈래근으로 무릎을
펴고 발꿈치를 아래로 지면을
밀어내듯 한다. 체중은
발 앞부분에 실리도록 한다.

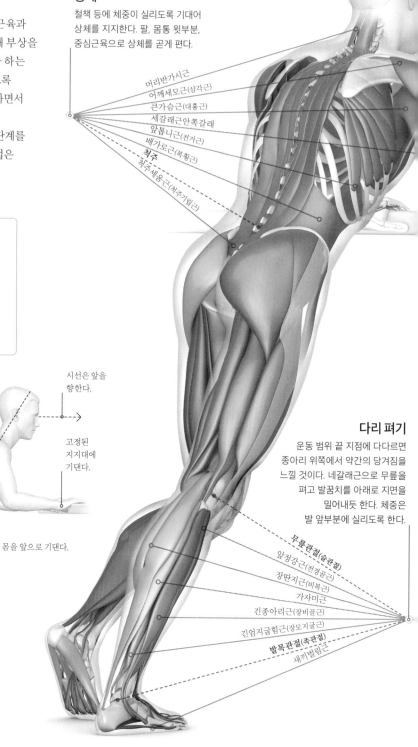

무릎관절(슬관절)
앞정강근(전경골근)
장딴지근(비복근)
가자미근
긴종아리근(장비골근)
긴엄지굽힘근(장모지굴근)
발목관절(족관절)
새끼벌림근

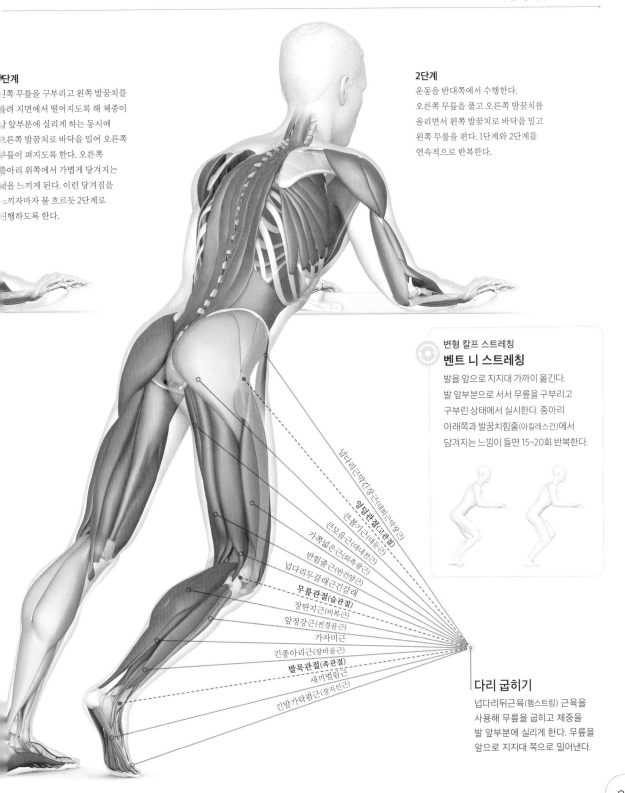

단계
쪽 무릎을 구부리고 왼쪽 발꿈치를
려 지면에서 떨어지도록 해 체중이
앞부분에 실리게 하는 동시에
른쪽 발꿈치로 바닥을 밀어 오른쪽
릎이 펴지도록 한다. 오른쪽
아리 위에서 가볍게 당겨지는
을 느끼게 된다. 이런 당겨짐을
끼자마자 물 흐르듯 2단계로
행하도록 한다.

2단계

운동을 반대쪽에서 수행한다.
오른쪽 무릎을 풀고 오른쪽 발꿈치를
올리면서 왼쪽 발꿈치로 바닥을 밀고
왼쪽 무릎을 편다. 1단계와 2단계를
연속적으로 반복한다.

변형 칼프 스트레칭
벤트 니 스트레칭

발을 앞으로 지지대 가까이 옮긴다.
발 앞부분으로 서서 무릎을 구부리고
구부린 상태에서 실시한다. 종아리
아래쪽과 발꿈치힘줄(아킬레스건)에서
당겨지는 느낌이 들면 15~20회 반복한다.

넙다리근막긴장근(대퇴근막장근)
엉덩관절(고관절)
큰볼기근(대둔근)
가쪽넓은근(외측광근)
반힘줄근(반건양근)
넙다리두갈래근긴갈래
무릎관절(슬관절)
장딴지근(비복근)
앞정강근(전경골근)
가자미근
긴종아리근(장비골근)
발목관절(족관절)
새끼벌림근
긴발가락폄근(장지신근)

다리 굽히기

넙다리뒤근육(햄스트링) 근육을
사용해 무릎을 굽히고 체중을
발 앞부분에 실리게 한다. 무릎을
앞으로 지지대 쪽으로 밀어낸다.

운동 연습: 달리기 A

행진하는 듯한 이 연습에서는 무릎 높이 올리기, 이와 조화를 이루는 손과 발의
운동과 함께 몸을 조금 앞으로 기울인 상태를 유지함으로써 자세가 좋아지는
것에 주력한다. 무릎을 높이 올리는 운동을 하려면 근육은 강도 높은 일을
해야 하므로 워밍업이 잘 일어나 좋은 달리기 자세를 갖도록 도와준다. 가벼운
발걸음으로 걷기를 시도하도록 하고, 걸음은 작지만 조금 과장됨으로써 몸이
앞으로 천천히 나아가도록 하는 데 주의를 기울인다.

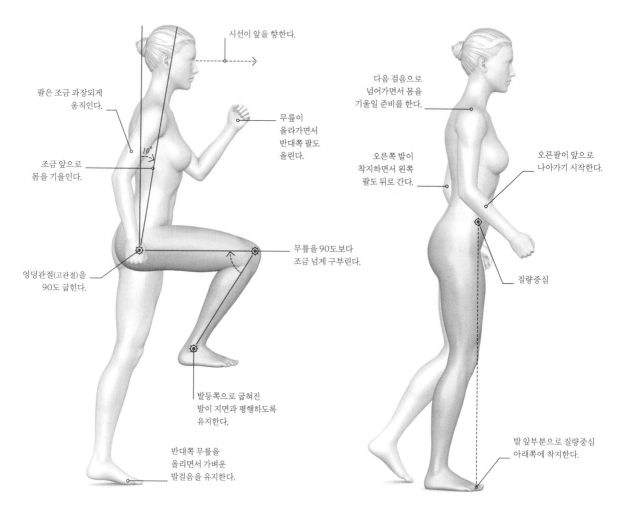

시선이 앞을 향한다.

팔은 조금 과장되게
움직인다.

무릎이
올라가면서
반대쪽 팔도
올린다.

조금 앞으로
몸을 기울인다.

10°

무릎을 90도보다
조금 넘게 구부린다.

엉덩관절(고관절)을
90도 굽힌다.

발등쪽으로 굽혀진
발이 지면과 평행하도록
유지한다.

반대쪽 무릎을
올리면서 가벼운
발걸음을 유지한다.

다음 걸음으로
넘어가면서 몸을
기울일 준비를 한다.

오른쪽 발이
착지하면서 왼쪽
팔도 뒤로 간다.

오른팔이 앞으로
나아가기 시작한다.

질량중심

발 앞부분으로 질량중심
아래쪽에 착지한다.

무릎 올리기
곧게 서서 몸을 앞으로 조금 기울인다. 오른 무릎을
높이 올리고 달리기할 때처럼 팔을 흔든다.
다음 걸음으로 옮기면서 왼쪽 발꿈치를 지면에서
올려 체중이 발 앞부분에 실리도록 한다.

짧은 폭으로 내어딛기
오른 발을 빠르게 지면으로 내려 다른 쪽
발보다 조금 앞에 있도록 하면서 발 앞부분으로
착지한다. 반대쪽 팔은 달릴 때 하듯 뒤로
보낸다. 한쪽 다리마다 15~20번 반복한다.

운동 연습: 달리기 B

무릎 올리기를 한 다음에 재빠르게 무릎 펴기를 함으로써
넙다리뒤근육(햄스트링)을 자극한다. 빠른 동작은 줄넘기 뛰기와 비슷한
느낌의 연속적인 운동으로 나타난다. 동작을 가능한 한 부드럽고
유동적으로 만들도록 한다. 규칙적으로 연습하면 하지의 안정성이 개선되고
엉덩이, 무릎, 발목 관절의 운동 범위가 넓어진다.

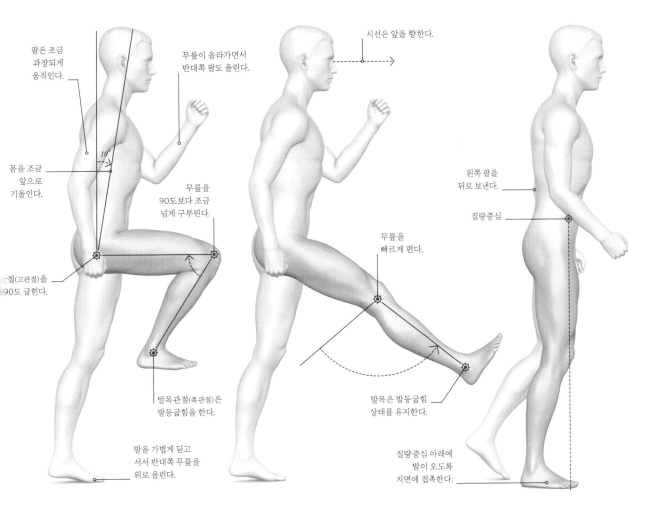

팔은 조금
과장되게
움직인다.

무릎이 올라가면서
반대쪽 팔도 올린다.

시선은 앞을 향한다.

10°

몸을 조금
앞으로
기울인다.

무릎을
90도보다 조금
넘게 구부린다.

왼쪽 팔을
뒤로 보낸다.

질량중심

절(고관절)을
90도 굽힌다.

무릎을
빠르게 편다.

발목관절(족관절)은
발등굽힘을 한다.

발목은 발등굽힘
상태를 유지한다.

발을 가볍게 딛고
서서 반대쪽 무릎을
위로 올린다.

질량중심 아래에
발이 오도록
지면에 접촉한다.

무릎 올리기
곧게 서서 몸을 앞으로 조금 기울인다. 오른 무릎을
높이 올리고 달릴 때 하는 것처럼 팔을 흔든다.
다음 걸음을 위해 앞으로 나아가면서 왼쪽 발꿈치를
올려 지면에서 분리한다.

무릎 펴기
아래쪽 지면으로 다리를 당기기
시작하면서, 무릎을 힘있게 펴서
다리가 일직선이 되게 한다.

질량중심 아래로 지면 접촉
편 다리를 빠르게 뒤로 보내어 오른 발을
왼쪽보다 조금 앞에 두고 착지하며 발 앞부분을
질량중심 아래에 있게 한다. 왼쪽 팔은 달리기
할 때처럼 뒤로 보낸다.

운동 연습: 달리기 C

작지만 명확한 달리기 발걸음으로 매끄럽게 앞으로 나아가면서
걸음걸이마다 엉덩이를 차는 것을 동반한 운동이다. 규칙적으로 연습하면
엉덩관절(고관절) 굽힘근과 네갈래근의 유연성뿐 아니라 효율적인 발 동작과
달리기 보행률도 개선된다. 팔은 다리를 올릴 때 반대쪽 팔을 올리는 것처럼
움직이거나 신경이 쓰이면 허리에 붙이고 운동에 집중을 하도록 한다.

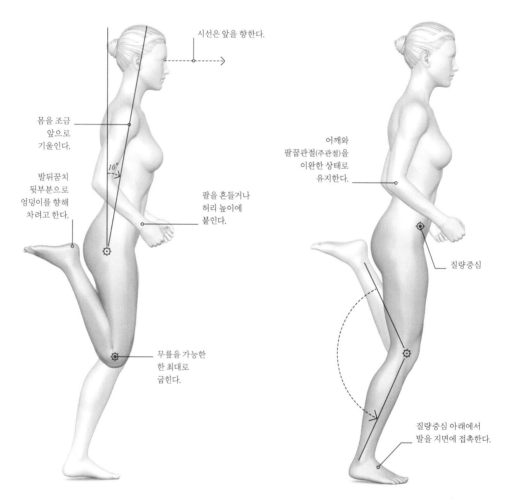

시선은 앞을 향한다.

몸을 조금
앞으로
기울인다.

10°

발뒤꿈치
뒷부분으로
엉덩이를 향해
차려고 한다.

팔을 흔들거나
허리 높이에
붙인다.

무릎을 가능한
한 최대로
굽힌다.

어깨와
팔꿈치관절(주관절)을
이완한 상태로
유지한다.

질량중심

질량중심 아래에서
발을 지면에 접촉한다.

발로 한쪽 차기

조금 몸을 앞으로 기울인 채 똑바로 선다. 오른쪽
발꿈치를 엉덩이를 향해 위로 빠르게 움직이고
왼쪽 다리는 다음 단계로 넘어 가는 동안 곧게
편다. 왼쪽 발꿈치를 올려 지면에서 분리해 체중이
발 앞부분에 실리도록 한다.

발로 반대쪽 차기

두 발이 모두 지면에서 떠 있게 되는 짧은
공중 부양 후에 즉시 오른쪽 다리를 지면으로
가져온다. 발 앞부분이 질량중심 아래에 오도록
하면서 다른 쪽 발보다 조금 앞에 위치한 채로
지면에 접촉한다.

운동 연습: 스트라이드

스트라이드(strides)는 달리는 속도에서 자세를 완성할 수 있도록 하는
방법이다. 이 운동 연습을 할 때는 자신의 원래 달리기 형태보다 조금
과장된 형태를 취한다. 자세와 발 동작을 주의하며 편안한 페이스에서
시작해 달리다가 마지막 5~10초 동안 최대 속도의 80퍼센트 정도까지
가속해 1회를 마친다.

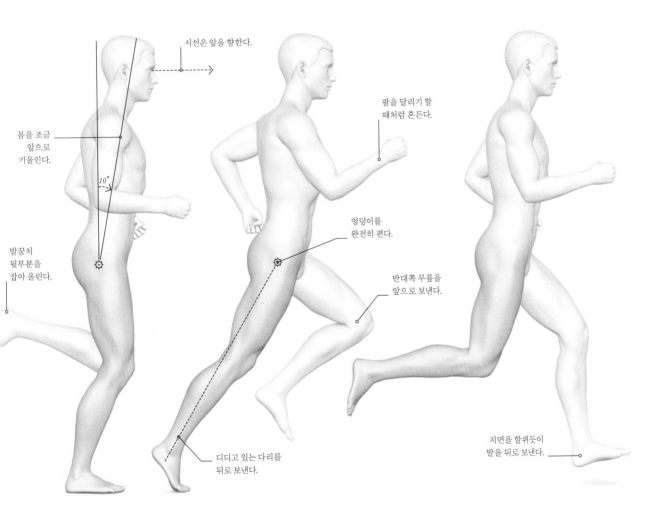

시선은 앞을 향한다.

몸을 조금
앞으로
기울인다.

10°

발꿈치
뒷부분을
잡아 올린다.

디디고 있는 다리를
뒤로 보낸다.

팔을 달리기 할
때처럼 흔든다.

엉덩이를
완전히 편다.

반대쪽 무릎을
앞으로 보낸다.

지면을 할퀴듯이
발을 뒤로 보낸다.

자세 집중

스트라이드 1회를 시작하기에 앞서 몸을 조금
앞으로 기울인 채 곧바로 선다. 형태에 집중하면서
자신에게 자연스러운 대로 발 앞부분이나
발꿈치가 엉덩이 아래에서 착지한 상태임을
확인한다. 어깨를 이완한 상태로 유지한다.

가속

속도를 올리면서 한 걸음씩 진행할 때마다 디디는
발을 뒤로 보내고 반대쪽 무릎을 위와 앞으로
당기는 것을 의식적으로 확인한다. 무릎을 강하게
들어 올리면 딛고 있던 다리의 엉덩관절(고관절)도
다리를 지면에서 뗄 때 강하게 펴진다.

마지막 전력질주

달리기 형태를 유지한 채 힘을 최대 속도의
80퍼센트까지 끌어올려 짧은 질주를 하고
연습을 마무리한다. 달리기 동작을 하는 동안
팔을 앞뒤로 움직여 운동에 힘을 더하도록 한다.

운동 연습: 바운딩

바운딩(bounding)은 스프링처럼 튀어오르는 다리의 힘을 증가시킨다.
지면에 접촉하면서 순발력 있게 도약하는 것을 목표로 하고 그 다음에는
반대쪽 무릎으로 힘차게 연속해서 나아간다. 가능한 한 가장 높고 가장 멀리
뛰어 오르려고 도약해서 가장 높은 지점에서 질주 자세를 잠시 유지하다가
속도 있게 착지한 다음 다시 앞으로 튀어 나올 준비를 한다.

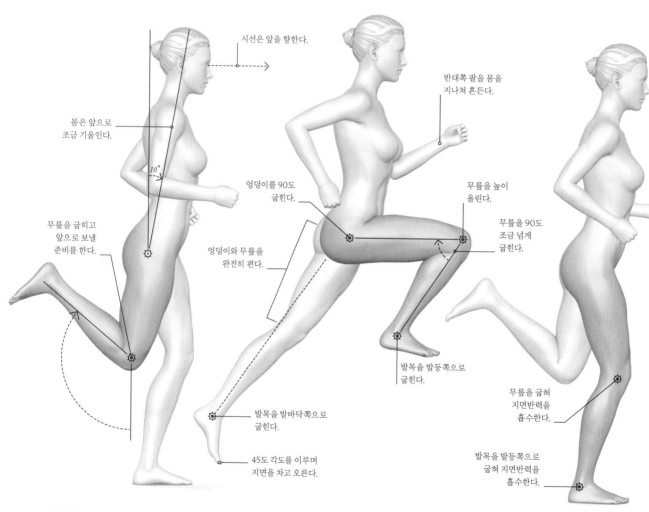

시선은 앞을 향한다.

몸은 앞으로
조금 기울인다.

10°

무릎을 굽히고
앞으로 보낼
준비를 한다.

반대쪽 팔을 몸을
지나쳐 흔든다.

엉덩이를 90도
굽힌다.

무릎을 높이
올린다.

엉덩이와 무릎을
완전히 편다.

무릎을 90도
조금 넘게
굽힌다.

발목을 발등쪽으로
굽힌다.

발목을 발바닥쪽으로
굽힌다.

무릎을 굽혀
지면반력을
흡수한다.

45도 각도를 이루며
지면을 차고 오른다.

발목을 발등쪽으로
굽혀 지면반력을
흡수한다.

무릎 이동 준비
지면과 접촉하면서 발목을 구부려 앞으로 몸을
기울이고 무릎과 엉덩이를 조금 굽혀서 체중을
발 앞부분에 실리도록 한다. 반대쪽 무릎은
굽혀서 다음 걸음에 도약할 준비를 한다.

폭발하듯 튀어 오르기
과장된 달리기 동작으로 강하게 튀어올라 자신의
몸을 지면에서 띄워 위쪽과 앞으로 보내도록 한다.
달리는 자세에서 반대쪽 무릎을 앞으로 보내고
팔도 흔듦으로써 몸을 지면에서 분리해 앞으로
추진하는 데 도움이 되도록 한다.

부드럽게 착지하기
착지해 지면반력을 흡수하기 시작하면서
다음 걸음에 동력으로 제공한다. 몸을 위쪽과
앞으로 폭발하듯 밀어붙이기 위해 다리를
스프링이라고 상상하면서 지면반력을
저장한다.

운동 연습: 카리오카

카리오카(carioca)는 측면 방향 운동으로 달릴 때의 기민성, 조화 기능,
기동성을 향상시킨다. 움직임을 빠르고 물 흐르듯 수행하는 것을 목표로
한다. 운동 연습에 익숙해지면 속도를 높여서 조화로운 움직임에 도전해
본다. 처음에는 한 방향으로 하다가 곧바로 반대 방향으로 바꾸어 함으로써
1회를 완성한다.

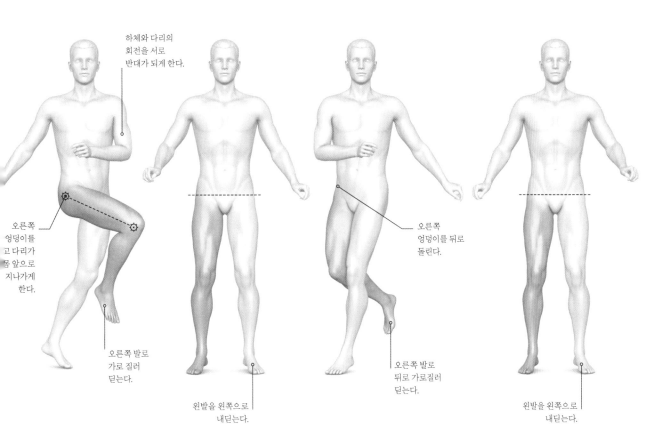

하체와 다리의
회전을 서로
반대가 되게 한다.

오른쪽
엉덩이를
고 다리가
몸 앞으로
지나가게
한다.

오른쪽 발로
가로 질러
딛는다.

왼발을 왼쪽으로
내딛는다.

오른쪽
엉덩이를 뒤로
돌린다.

오른쪽 발로
뒤로 가로질러
딛는다.

왼발을 왼쪽으로
내딛는다.

앞을 가로질러 내딛기

발 앞부분을 가볍게 들어올리면서
시작한다. 왼쪽으로 움직이기 위해
오른쪽 다리를 사용한다. 오른쪽
무릎을 올려 몸을 가로질러 왼쪽으로
걸음을 내딛는다.

옆으로 걷기

왼쪽 발을 왼쪽 방향 옆으로 내딛는다.
발 앞부분에 탄력을 주어 가벼운
발걸음으로 이동한다.

등 뒤로 가로질러 내딛기

오른쪽 엉덩이를 뒤로 당기고
오른쪽 다리를 뒤로 이동해 왼쪽
다리를 뒤에서 가로지르게 한다.

옆으로 걷기

왼쪽 발을 왼쪽 옆으로 딛는다.
오른쪽으로 이동하기 위해서는
왼쪽 다리를 사용해 반대 방향으로
이동한다.

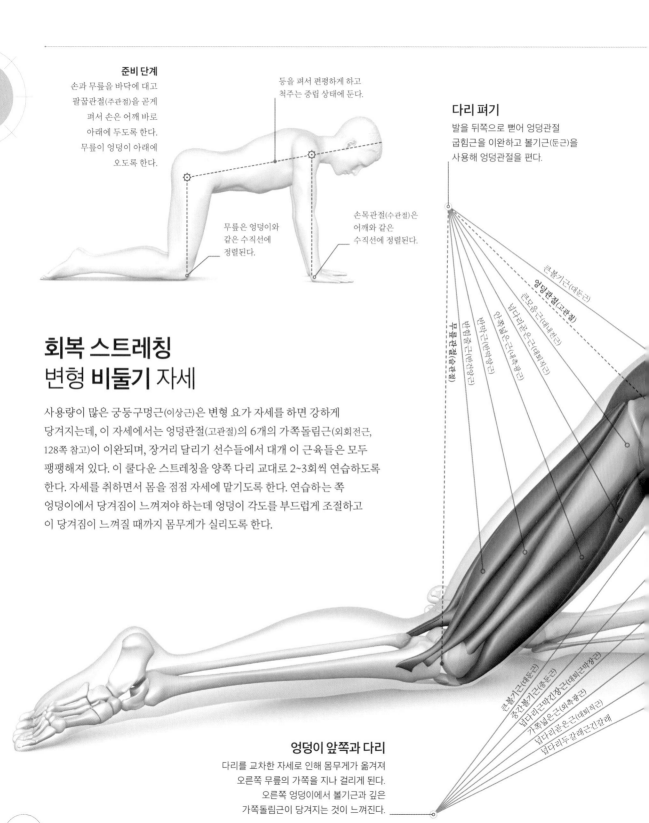

준비 단계
손과 무릎을 바닥에 대고
팔꿈치관절(주관절)을 곧게
펴서 손은 어깨 바로
아래에 두도록 한다.
무릎이 엉덩이 아래에
오도록 한다.

등을 펴서 편평하게 하고
척주는 중립 상태에 둔다.

무릎은 엉덩이와
같은 수직선에
정렬된다.

손목관절(수관절)은
어깨와 같은
수직선에 정렬된다.

다리 펴기
발을 뒤쪽으로 뻗어 엉덩관절
굽힘근을 이완하고 볼기근(둔근)을
사용해 엉덩관절을 편다.

큰볼기근(대둔근)

엉덩관절(고관절)

긴모음근(장내전근)
넙다리곧은근(대퇴직근)
안쪽넓은근(대퇴외측광)

반힘줄근(반건양근)

넓은근막긴장근(대퇴근막장근)

회복 스트레칭
변형 **비둘기** 자세

사용량이 많은 궁둥구멍근(이상근)은 변형 요가 자세를 하면 강하게
당겨지는데, 이 자세에서는 엉덩관절(고관절)의 6개의 가쪽돌림근(외회전근,
128쪽 참고)이 이완되며, 장거리 달리기 선수들에서 대개 이 근육들은 모두
팽팽해져 있다. 이 쿨다운 스트레칭을 양쪽 다리 교대로 2~3회씩 연습하도록
한다. 자세를 취하면서 몸을 점점 자세에 맡기도록 한다. 연습하는 쪽
엉덩이에서 당겨짐이 느껴져야 하는데 엉덩이 각도를 부드럽게 조절하고
이 당겨짐이 느껴질 때까지 몸무게가 실리도록 한다.

큰볼기근(대둔근)
중간볼기근(중둔근)
넙다리근막긴장근(대퇴근막장근)
가쪽넓은근(외측광근)
넙다리곧은근(대퇴직근)
넙다리두갈래근긴갈래

엉덩이 앞쪽과 다리
다리를 교차한 자세로 인해 몸무게가 옮겨져
오른쪽 무릎의 가쪽을 지나 걸리게 된다.
오른쪽 엉덩이에서 볼기근과 깊은
가쪽돌림근이 당겨지는 것이 느껴진다.

1단계

오른쪽 발이 왼쪽 무릎 앞을 가로질러 가도록 함으로써 오른쪽 무릎이 왼쪽 어깨와 한 직선 위에 있도록 한다. 오른쪽 엉덩이가 조금은 바깥으로 회전해야 이 자세가 가능하다.

훈련하는 쪽 무릎으로 반대쪽 다리를 가로질러 보내서 반대쪽 어깨와 같은 선 위에 있게 한다.

상체

몸통은 지면에 대해 곧바로 펴도록 한다. 팔 근육으로 상체의 무게를 지탱한다. 머리는 등과 일직선이 되게 하고 아래로 떨어뜨리지 않는다.

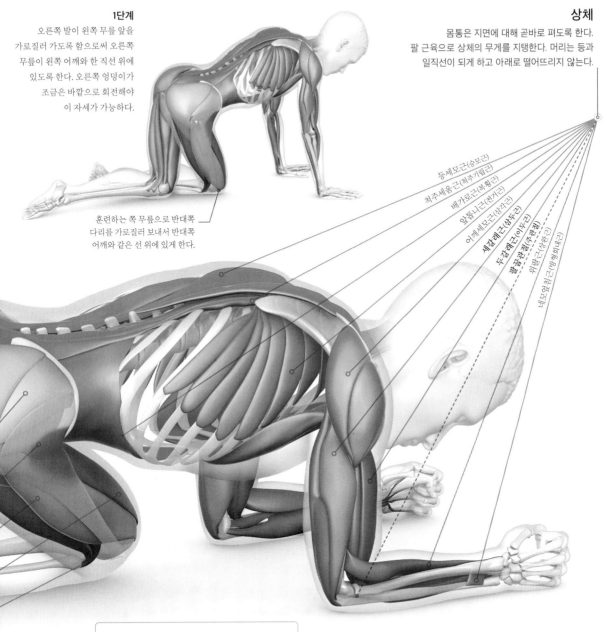

등세모근(승모근)
척추세움근(척주기립근)
배가로근(복횡근)
앞톱니근(전거근)
어깨세모근(삼각근)
제갈래근(이두근)
두갈래근(이두근)
팔꿉관절(주관절)
위팔근(상완근)
네모엎침근(방형회내근)

구분

- ●--- 관절
- ○--- 근육
- ● 장력을 받아 길이가 줄어듦
- ● 장력을 받아 길이가 늘어남
- ○ 장력 없이 길이가 늘어남 (스트레칭)
- ● 근육이 움직임이 없는 상태로 유지

2단계

팔꿉관절(주관절)을 구부려 어깨 아래에 수직으로 위치시키고 앞팔을 바닥에 붙여 몸을 지탱한다. 천천히 왼쪽 다리를 뒤로 밀어 엉덩이가 뒤쪽 아래로 가도록 한다. 아래팔로 몸을 지탱하고 가벼운 스트레칭을 한 채 30~60초간 그 상태로 있는다. 다리를 앞으로 밀어 1단계로 돌아가서 반복할 준비를 한다. 스트레칭 상태에서 나오려면 1단계로 돌아가 교차한 다리를 풀도록 한다.

회복 스트레칭
넙다리근막긴장근 볼 릴리스

최근에 훈련 부하가 늘어났거나, 업무 때문에 오랜 기간을
앉아서 일한다면, 넙다리근막긴장근(대퇴근막장근, TFL)이
자주 팽팽해진다는 것을 느꼈을지도 모른다. 이 능동적 이완 운동은
넙다리근막긴장근을 이완하기 위해 공을 사용한다. 공은 말랑말랑한
것보다는 라크로스 경기에 쓰는 공처럼 단단한 물리 치료용 공을
선택하도록 한다. 처음에는 공을 가볍게 압박하면서 시작해 몸에
맞으면 점차 강도를 높여간다. 양쪽에 각각 10~12번씩 반복하고
넙다리근막긴장근이 이완되는 것을 느낄 때까지 필요한 만큼 계속한다.

구분

●--- 관절

○— 근육

● 장력을 받아
길이가 줄어듦

● 장력을 받아
길이가 늘어남

● 장력 없이
길이가 늘어남
(스트레칭)

● 근육이 움직임이
없는 상태로 유지

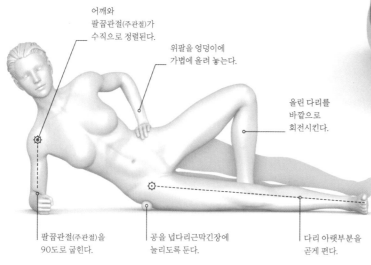

어깨와
팔꿈치관절(주관절)가
수직으로 정렬된다.

위팔을 엉덩이에
가볍게 올려 놓는다.

올린 다리를
바깥으로
회전시킨다.

팔꿈치관절(주관절)을
90도로 굽힌다.

공을 넙다리근막긴장에
눌리도록 둔다.

다리 아랫부분을
곧게 편다.

준비 단계
한쪽 옆으로 누워 다리를 곧게 뻗는다. 한쪽 팔로 몸을 지탱하도록 한다.
무릎을 굽혀 다리를 올리고 발꿈치가 바닥에 닿게 해 곧게 편 다리의
무릎 뒤에 둔다. 발에 힘을 주어 엉덩이를 바닥에서 뗀 다음 공을 바닥과
넙다리근막긴장근의 중심 사이에 끼운다. 공이 제 위치에 있도록 필요하면
몸통을 부드럽게 조금 앞으로 움직인다.

1단계
올린 다리를 사용해 공에 실리는 체중을
조절하면서 엉덩이의 무게가 공에 점점 더
실리도록 한다. 넙다리근막긴장근이 받는
압력이 편안해지면, 근육으로 공을 누르고
있는 상태에서 아래쪽 엉덩관절(고관절)과
무릎관절(슬관절)을 30도 정도 굽힌다.
넙다리근막긴장근에서 강한 느낌을 느껴야
하며 엉덩이나, 넓적다리 가쪽, 사타구니에서
느낄 수 있다.

엉덩이 아랫부분
엉덩관절의 굽힘근을
사용해 엉덩이를 굽히면서
넙다리근막긴장근이
강하게 당겨지도록 한다.
넙다리뒤근육을 사용해 무릎을
굽혀 가슴까지 올라오도록 한다.

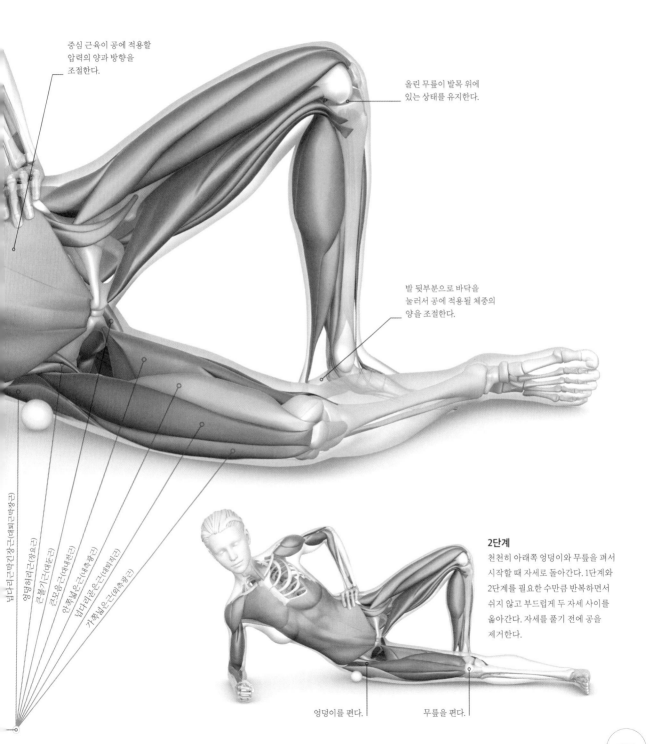

중심 근육이 공에 적용할
압력의 양과 방향을
조절한다.

올린 무릎이 발목 위에
있는 상태를 유지한다.

발 뒷부분으로 바닥을
눌러서 공에 적용될 체중의
양을 조절한다.

넙다리근막긴장근(대퇴근막장근)

엉덩허리근(장요근)

큰볼기근(대둔근)

넙다리곧은근(대퇴직근)

안쪽넓은근(내측광근)

넙다리넓은근(대퇴광근)

가쪽넓은근(외측광근)

2단계
천천히 아래쪽 엉덩이와 무릎을 펴서
시작할 때 자세로 돌아간다. 1단계와
2단계를 필요한 수만큼 반복하면서
쉬지 않고 부드럽게 두 자세 사이를
옮아간다. 자세를 풀기 전에 공을
제거한다.

엉덩이를 편다.

무릎을 편다.

회복 스트레칭
궁둥구멍근 볼 릴리스

공(92쪽 참고)을 사용하는 능동적 몸풀기 운동으로서 훈련량의 증가, 또는 주로 앉아서 업무를 봄으로 인해서 팽팽해진 궁둥구멍근(이상근)을 이완시킨다. 무릎은 옆에서 옆으로 물 흐르듯 연속 운동을 통해 움직이면서, 체중이 공에 가볍게 실리는 것으로 운동이 시작된다. 신체가 허락하는 만큼 압력을 점점 증가시킨다. 한쪽 다리에서 10~12회 반복해 궁둥구멍근이 이완되는 느낌이 들 때까지 필요한 만큼 반복한다.

상체
체중을 받치는 팔의 어깨세모근과 세갈래근이 상체를 지탱하며, 운동하는 쪽 팔은 무릎을 통해 엉덩이의 회전 운동을 조절한다.

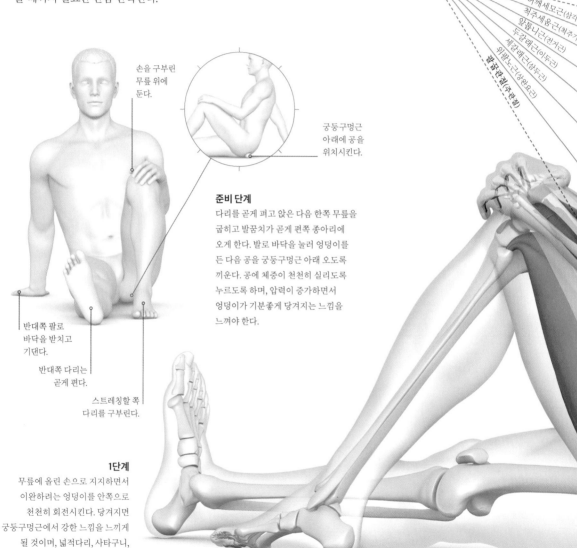

손을 구부린 무릎 위에 둔다.

궁둥구멍근 아래에 공을 위치시킨다.

머리반가시근
척주
어깨세모근(삼각근)
척주세움근(척추기립근)
엉덩뼈근(장골근)
두갈래근(이두근)
세갈래근(삼두근)
위팔노근(상완요근)
팔꿉관절(주관절)

준비 단계
다리를 곧게 펴고 앉은 다음 한쪽 무릎을 굽히고 발꿈치가 곧게 편쪽 종아리에 오게 한다. 발로 바닥을 눌러 엉덩이를 든 다음 공을 궁둥구멍근 아래 오도록 끼운다. 공에 체중이 천천히 실리도록 누르도록 하며, 압력이 증가하면서 엉덩이가 기분좋게 당겨지는 느낌을 느껴야 한다.

반대쪽 팔로 바닥을 받치고 기댄다.

반대쪽 다리는 곧게 편다.

스트레칭할 쪽 다리를 구부린다.

1단계
무릎에 올린 손으로 지지하면서 이완하려는 엉덩이를 안쪽으로 천천히 회전시킨다. 당겨지면 궁둥구멍근에서 강한 느낌을 느끼게 될 것이며, 넓적다리, 사타구니, 엉덩이에서도 느낄 수 있다.

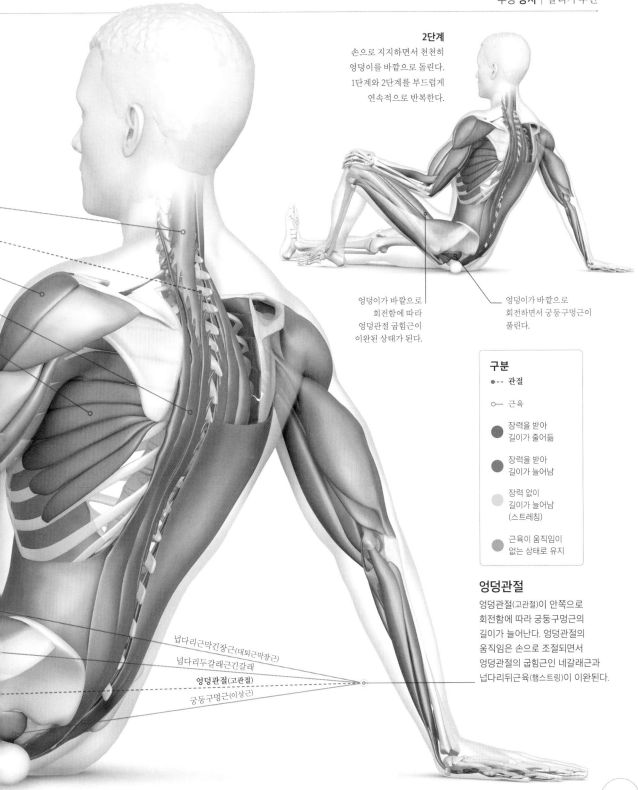

2단계
손으로 지지하면서 천천히
엉덩이를 바깥으로 돌린다.
1단계와 2단계를 부드럽게
연속적으로 반복한다.

엉덩이가 바깥으로
회전함에 따라
엉덩관절 굽힘근이
이완된 상태가 된다.

엉덩이가 바깥으로
회전하면서 궁둥구멍근이
풀린다.

구분
● -- 관절

○ - 근육

● 장력을 받아
길이가 줄어듦

● 장력을 받아
길이가 늘어남

○ 장력 없이
길이가 늘어남
(스트레칭)

● 근육이 움직임이
없는 상태로 유지

엉덩관절
엉덩관절(고관절)이 안쪽으로
회전함에 따라 궁둥구멍근의
길이가 늘어난다. 엉덩관절의
움직임은 손으로 조절되면서
엉덩관절의 굽힘근인 네갈래근과
넙다리뒤근육(햄스트링)이 이완된다.

넙다리근막긴장근(대퇴근막장근)
넙다리두갈래근긴갈래
엉덩관절(고관절)
궁둥구멍근(이상근)

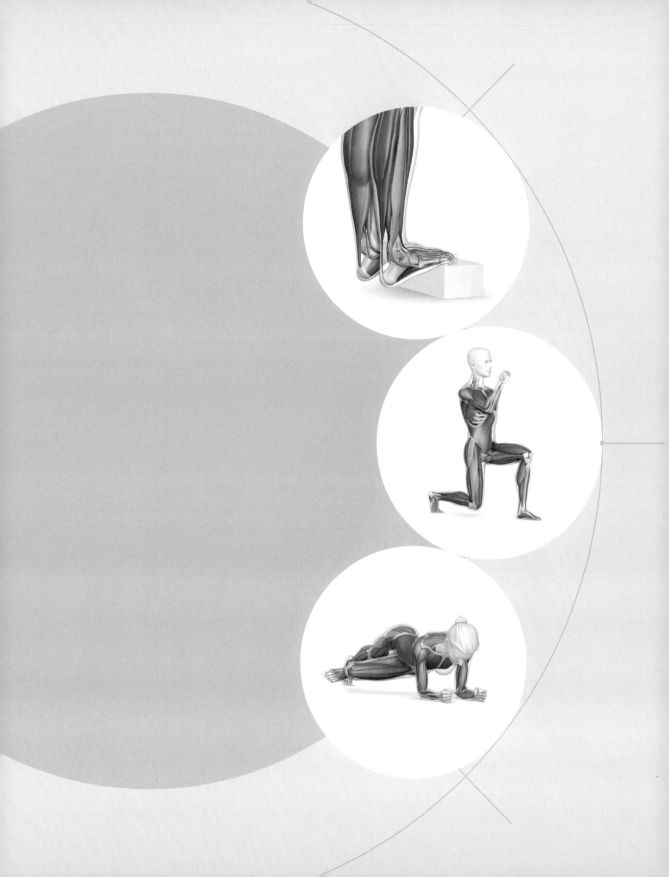

근력 운동

여기에 소개된 근력 연습 훈련은 대부분 달리는 데 사용되는 근육에 집중된
운동이기 때문에 선택되었으며, 달리는 동안 필요한 힘을 발휘하고 달리면서 받는
반복적인 충격뿐만 아니라 훈련 프로그램을 하면서 증가된 부하를 견딜 수 있도록
튼튼한 체력을 키우기 위해 사용될 수 있다. 근력 훈련이 부상 위험을 줄일 뿐
아니라 운동 수행력 향상에도 유익하다는 증거는 날이 갈수록 늘어나고 있다.

훈련 **계획** 세우기

제시된 연습 방법대로 규칙적인 근력 운동을 하면 달리기를 보완해 줄 수 있으며 값진 교차 훈련이 된다. 어느 근육이 작용하고, 어느 관절이 사용되며, 각각의 연습 과정이 훈련에 어떻게 도움이 되는지 이해함으로써 우리가 최적의 상태에서 훈련을 받고 따라서 최대의 이점을 얻는다는 것이 확실해진다.

근력 운동을 왜 해야 할까?

빠르고 고통 없이 달리는 것이 목표라면 달리기 이외의 다른 어떤 운동을 하는 것은 사리에 맞지 않게 보일런지도 모른다. 그러나 실제는 근력 훈련이 달리기 결과와 달리기 효율을 개선하고 부상 위험을 줄일 수 있는 것이 사실이다.

집중 훈련

에너지를 힘줄에 저장했다가 방출하면 (18~19쪽 참고) 발걸음을 옮기는 데 필요한 전체 일의 절반 정도에 기여한다. 이 과정의 효율성을 높이는 것으로 목표를 정하면 달리기 운동 성적에 중요한 효과를 얻을 수 있다. 그렇게 되기 위해서는 힘줄의 '굳건함'을 증가시킬 필요가 있다. 생체

역학적 개념으로 굳건함이란 어떤 구조가 외부에서 가해진 힘에 반응해 형태 변화에 저항하려는 정도를 가리킨다. 굳건한 힘줄은 부하기에 늘어났을 때 더 많은 에너지를 저장하고 추진기에 이를 더 많이 방출할 수 있다.

굳건함 개선

힘줄의 굳건함을 개선하려면 고강도의 부하와 장력이 주어진 상태에서 더 오랜 기간 있어야 한다. 달릴 때에는 몸무게의 2.5~3배까지 부하가 생길 수 있고 짧은 시간에 힘줄이 그 장력을 받을 수 있다(발이 지면에 접촉할 때). 고강도의 근력 훈련을 하면 달리기를 할 때 얻는 것보다 더 큰

부하가 주어진 상태에서 힘줄의 굳건함을 증가시킬 기회를 얻고, 더 긴 시간 부하가 주어짐으로써 달리기 성적도 개선된다.

> **! 주의 사항**
>
> 훈련에 대한 지시와 함께 주의 사항도 염두에 두어야 한다. 어떤 운동이든지 연습하는 동안 통증을 느낀다면, 물리 치료사에게 문의해 원인을 규명하고 이미 생긴 질병을 악화시키지 않도록 한다. 만일 통증이 10단계 중 3이상이라고 (56쪽 참고) 생각되면, 임상의가 지시할 때까지 운동 연습을 멈춘다.

충격 흡수와 추진력 향상

이 단원의 훈련 몇 가지는 지면반력 (18쪽 참고)을 흡수할 수 있는 다리의 수용 능력을 상승시킨다. 다른 훈련은 신체의 추진력을 생성하는 능력을 강화한다(19쪽 참고). 많은 훈련에서 두 가지 유익한 점을 모두 얻을 수 있다. 규칙적인 운동 연습에서 반드시 이들 훈련이 포함되도록 하라.

추진 능력을 향상시키는 운동 연습

- 힙 익스텐션
- 스텝 업
- 햄스트링 볼 롤인

- 런지
- 박스 점프
- 싱글 레그 호프
- 힐 드롭
- 전통적 데드리프트
- 루마니안 데드리프트
- 싱글 레그 볼 스쿼트

지면반력 흡수 능력을 향상시키는 운동 연습

- 힙 하이크
- 스텝 다운

훈련 수행하기

18가지 운동 연습과 그 변형 훈련 대부분은 두 자세 사이에서 반복하는 운동으로 이루어지며 주어진 시간 동안 어떤 상태를 유지하거나, 두 자세 사이를 물 흐르듯 연결시키는 운동이다. 운동의 형태와 신체 구조를 정렬하는 방법에 따라 운동하면서 특히 연습 운동 각각의 타이밍과 모든 단계의 운동 범위에 주의를 기울이도록 한다.

각 연습마다 주요 이미지에는 초점이 되는 운동을 나타냈다. 훈련하는 쪽 다리와 그렇지 않은 쪽 다리가 언급되므로 운동을 할 때 양쪽을 각각 해야 한다. 이것은 달리는 동안에는 어느 시점에서든 한쪽 다리로만 서 있기 때문에 중요하다. 연습 운동의 발전 훈련이 언급되어 있지 않더라도 더 이상 힘을 들이지 않는다고 느껴지면 더 어려운 조건의 운동으로 변경하도록 한다. 연습

운동의 발전 훈련에는 하중을 추가하는 경우가 많지만(박스 참고), 때로는 조금 다른 운동으로 변경하는 것도 있다.

운동 프로그램 확립하기

아무 부상 없이 갓 운동을 시작했다면 엉덩이, 허벅지, 종아리 근육에 집중하는 3~5개의 운동 연습을 선택하도록 한다. 1주일에 2회를 목표로 최소한 6주를 수행해야 근력이 생기는 것을 알 수 있다. 언급된 반복 단위와 세트를 신체의 양쪽 모두 (세트마다 반대쪽으로 교체하면서) 수행하고 각 세트를 마칠 때 근육의 피로로 인해 충분한 저항감이 있는 것을 확인하도록 한다. 각각의 반복 단위 사이에는 2~3분 정도의 회복 시간을 갖도록 하라. 특정한 부상 후에 재활하는 중이라면 물리 치료사의 조언을 따르도록 한다.

필요한 것들

운동 대부분은 운동 소품을 사용하지 않지만, 체육 시설에 가기가 어려워 스스로 해야 할 경우에는 몇 가지 기구에 투자할 필요가 있다.

- 저항 밴드: 근력이 더 강해졌을 때 더 큰 강도를 필요로 할 때 사용한다.
- 운동 발판이나 박스: 높은 것 (30센티미터)과 낮은 것(15센티미터)
- 연습 매트: 마루에서 연습할 것을 대비한다.
- 바벨: 데드리프트에 사용
- 무게가 다양한 아령: 체력이 향상되면서 더 무거운 것으로 바꾼다.
- 백팩: 추가적인 무게를 더하는 경우(아래 참고)
- 연습 볼: 지름 55 또는 65센티미터

대개 연습 운동이 일단 쉬워지면 '무게를 추가'하라고 지시한다. 자세가 허락한다면 그냥 아령을 들고 운동할 수도 있다. 그렇지 않으면, 발전된 단계로 가는 데 필요한 만큼 무게를 더한 백팩을 착용하도록 한다.

부상 예방 및 재활

이 책에 있는 많은 훈련은 달리기에서 얻은 흔한 부상에서 재활하는 경우에도 도움이 될 수 있다. 연습 운동은 동일한 부상을 예방하는 데에도 기여한다. 다음의 어떤 부상에라도

취약하거나 부상에서 재활하려는 경우에는 그에 해당하는 연습 운동을 참고하기 바란다.

엉덩정강이 통증(61쪽 참고)
- 힙 하이크
- 스탠딩 힙 로테이션
- 싱글 레그 볼 스쿼트
- 스텝 다운
- 스텝 업
- 힙 익스텐션
- 런지
- 박스 점프(상급 과정)

슬개대퇴통증증후군(57쪽 참고)
- 힙 하이크
- 스탠딩 힙 로테이션
- 스텝 다운
- 스텝 업
- 싱글 레그 볼 스쿼트
- 전통적 데드리프트
- 런지
- 박스 점프(상급 과정)
- 싱글 레그 호프

삠(발목염좌) 및 만성발목불안정
- 앵클 이버전
- 앵클 인버전
- 레지스티드 토우
- 풋 도우밍
- 싱글 레그 호프

아킬레스건병증(58쪽 참고)
- 힐 드롭, 앉아서 하는 방법 포함
- 다이나믹 칼프 스트레칭
- 싱글 레그 호프(상급 과정)

넙다리뒤근육(햄스트링)건병증
- 햄스트링 볼 롤 인
- 힙 익스텐션
- 전통적 데드리프트
- 루마니안 데드리프트

발바닥발꿈치통증(60쪽 참고)
- 레지스티드 토우
- 풋 도우밍
- 앵클 턴 인
- 싱글 레그 호프(상급 과정)

풋 도우밍

발의 내재근육(102쪽 참고)을 중점적으로 단련해 발의 스프링 같은 기능이
제대로 일어나게 하는 것이 풋 도우밍(foot doming)의 목표이다. 규칙적으로
연습하면 발과 발목의 기능과 안정성을 개선함으로써 반복적인 삠(염좌)으로
인한 만성발목불안정이 있는 달리기 애호가들에게 도움이 된다.

개요 보기

발의 중심(22쪽 참고)이 훈련의 대상이다. 1단계에서는 발을 돔 모양으로
만들어 발꿈치와 엄지발가락 관절 사이의 거리를 줄인다. 운동을 처음 하는
사람들은 10~12회 반복 단위를 3~4회 수행한다. 발전 훈련으로 나아가려면
아래 순서에 따른 조건대로 연습을 수행한다. 연습 단계는 서서 하기,
한 발로 서서 하기, 쪼그려 앉아서 하기, 한쪽 발 펴고 쪼그려 앉아서 하기,
1단계에서 멈춘 채 앞으로 한 걸음씩 걷기, 1단계에서 멈춘 채 계단 오르내리기,
1단계에서 멈춘 채 뛰기의 순서로 이루어진다.

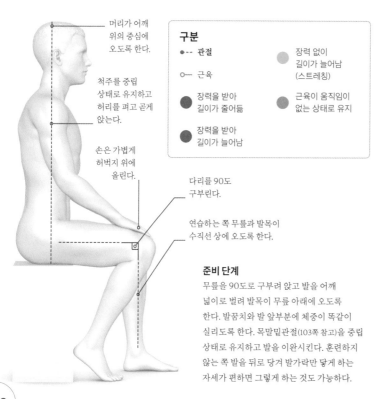

머리가 어깨
위의 중심에
오도록 한다.

척주를 중립
상태로 유지하고
허리를 펴고 곧게
앉는다.

손은 가볍게
허벅지 위에
올린다.

다리를 90도
구부린다.

연습하는 쪽 무릎과 발목이
수직선 상에 오도록 한다.

구분

- ● - - 관절
- ○— 근육
- ● 장력을 받아
  길이가 줄어듦
- ● 장력을 받아
  길이가 늘어남
- ● 장력 없이
  길이가 늘어남
  (스트레칭)
- ● 근육이 움직임이
  없는 상태로 유지

준비 단계

무릎을 90도로 구부려 앉고 발을 어깨
넓이로 벌려 발목이 무릎 아래에 오도록
한다. 발꿈치와 발 앞부분에 체중이 똑같이
실리도록 한다. 목말밑관절(103쪽 참고)을 중립
상태로 유지하고 발을 이완시킨다. 훈련하지
않는 쪽 발을 뒤로 당겨 발가락만 닿게 하는
자세가 편하면 그렇게 하는 것도 가능하다.

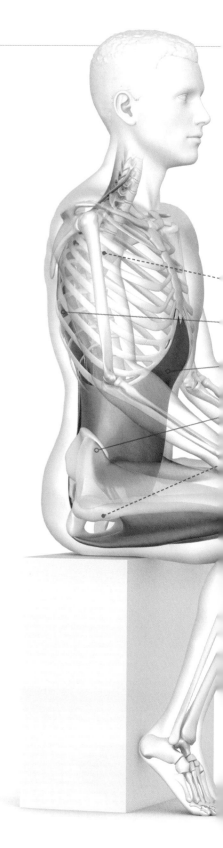

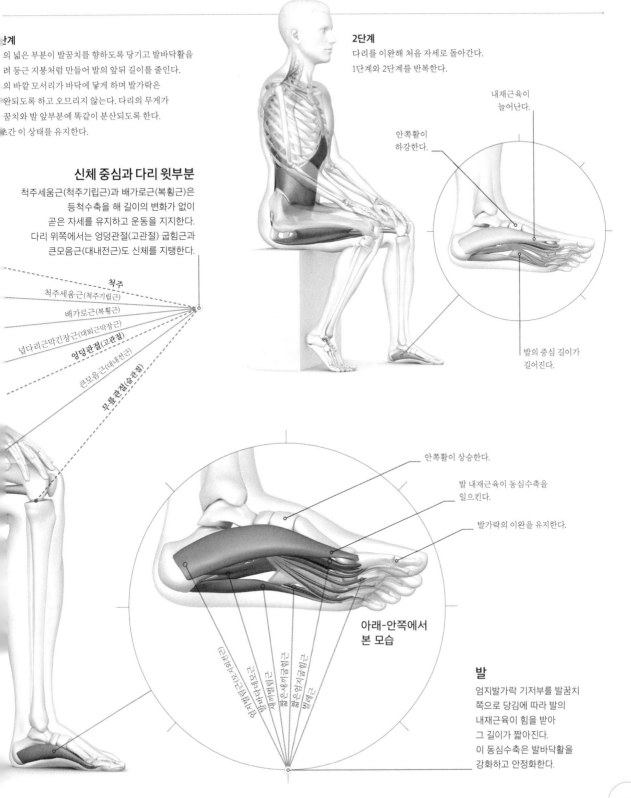

단계

의 넓은 부분이 발꿈치를 향하도록 당기고 발바닥활을
려 둥근 지붕처럼 만들어 발의 앞뒤 길이를 줄인다.
의 바깥 모서리가 바닥에 닿게 하며 발가락은
완되도록 하고 오므리지 않는다. 다리의 무게가
꿈치와 발 앞부분에 똑같이 분산되도록 한다.
간 이 상태를 유지한다.

신체 중심과 다리 윗부분

척주세움근(척주기립근)과 배가로근(복횡근)은
등척수축을 해 길이의 변화가 없이
곧은 자세를 유지하고 운동을 지지한다.
다리 위쪽에서는 엉덩관절(고관절) 굽힘근과
큰모음근(대내전근)도 신체를 지탱한다.

척주
척주세움근(척주기립근)
배가로근(복횡근)
넙다리근막긴장근(대퇴근막장근)
엉덩관절(고관절)
큰모음근(대내전근)
무릎관절(슬관절)

2단계

다리를 이완해 처음 자세로 돌아간다.
1단계와 2단계를 반복한다.

내재근육이
늘어난다.

안쪽활이
하강한다.

발의 중심 길이가
길어진다.

안쪽활이 상승한다.

발 내재근육이 동심수축을
일으킨다.

발가락의 이완을 유지한다.

짧은새끼굽힘근
짧은엄지굽힘근
벌레근
엄지벌림근(무지외전근)
새끼벌림근(소지외전근)

**아래-안쪽에서
본 모습**

발

엄지발가락 기저부를 발꿈치
쪽으로 당김에 따라 발의
내재근육이 힘을 받아
그 길이가 짧아진다.
이 동심수축은 발바닥활을
강화하고 안정화한다.

» **자세히** 보기

발은 달리는 동안 스프링 역할을 하면서 충격 흡수 기능도 하는 믿기 힘들 정도로 복잡한 구조이다(18~19쪽 참고). 달리기 애호가로서 발의 해부학(22~23쪽 참고)을 이해하고 발의 구조를 튼튼하게 하기 위해 시간을 들여 풋 도우밍과 같은 운동을 하는 것은 그만한 가치가 있다.

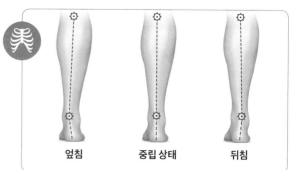

중립 상태의 목말밑관절

발이 엎침과 뒤침의 중간에 있을 때를 중립 상태라 하며 특히 발목 즉, 목말밑관절이 중립 위치에 있으므로 '목말밑관절 중립 상태'라고 한다. 목말뼈는 발꿈치뼈(종골) 위에 정확히 들어 맞도록 올려져 있고 정강뼈(경골)와 종아리뼈(비골)가 단단히 맞물려 발목관절(족관절)에서는 관상면 상에서 어떠한 회전 운동도 일어나지 않는다. 그러므로 앉은 상태에서는 무릎이 발목 바로 위에 있어야 한다. 운동을 시작할 때는 이 자세를 유지해 근육이 수축 범위 중간에서 운동을 시작하는 것을 목표로 한다.

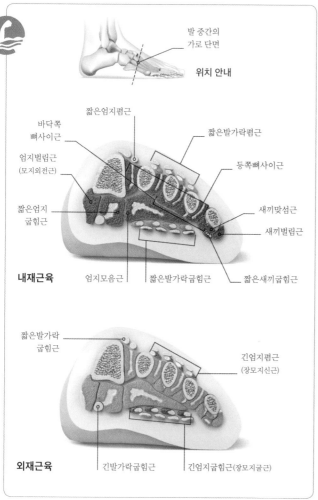

발의 내재근육과 외재근육

풋 도우밍은 발의 내재근육과 외재근육을 모두 강화한다. 외재근육은 주로 종아리의 앞면, 뒷면, 가쪽면 등 발의 외부에서 기원한다. 이 근육들로 인해서 발의 안쪽들림, 가쪽들림, 발바닥굽힘, 발등굽힘 등이 가능해진다. 발의 내재근육은 발 자체에 존재하며 발과 그 활을 안정화하는 것이 주요 기능이다.

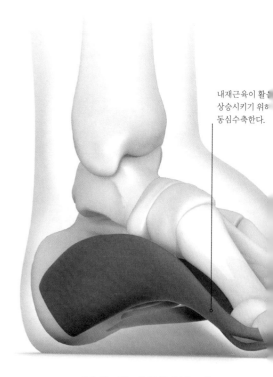

내재근육이 활을 상승시키기 위해 동심수축한다.

1단계 | 앞-안쪽에서 본 모습

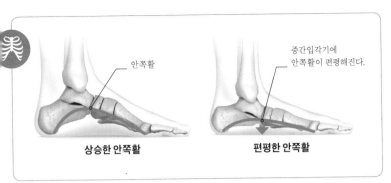

상승한 안쪽활

안쪽활

중간입각기에
안쪽활이 편평해진다.

편평한 안쪽활

안쪽발바닥활: 충격 흡수 장치

달리기의 중간입각기(67쪽 참고)에서 발바닥활이 하강하면서
안쪽세로활은 편평해지고 길어진다. 이것은 충격 흡수 기전으로서
발바닥근막(족저근막)과 내재근육이 이 하강을 저지하는 힘을
발생시키고 체중이 내리누르는 에너지를 흡수하게 된다.
이 에너지는 발에서 다시 뒤침이 일어나면서 지면에서 떨어질 때
추진력을 발생하는 데 사용된다. 발은 달릴 때 필요한 에너지의
17퍼센트를 제공하는 것으로 되어 있다.

풋 도우밍 발전 훈련
다이나믹 풋 도우밍
이 운동의 발전 훈련(100쪽 참고)은 발바닥활에
걸리는 무게의 양을 늘리는 것, 다른 움직임을
더하는 것, 한쪽 발로 서서 함으로써
달리기의 상황을 모방하는 것 등이다. 시간이
지남에 따라 아령을 사용해 상체의 무게를
증가시키는 방식으로 수행한다.

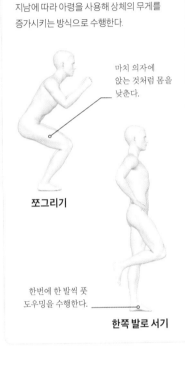

마치 의자에
앉는 것처럼 몸을
낮춘다.

쪼그리기

한번에 한 발씩 풋
도우밍을 수행한다.

한쪽 발로 서기

발가락을 이완하고
근육이 작용할 때
오므리지 않도록
한다.

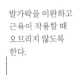

내재근육을 이완하면
발바닥활이 하강한다.

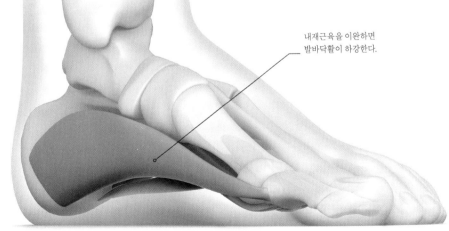

2단계 | 앞-안쪽에서 본 모습

레지스티드 토우

강한 내재근육(102쪽 참고)을 갖고 있다면 굳건함과 유연함 사이를
오가는 것이 가능해 달리기 사이클(66~69쪽 참고) 전체에서 안정적인
기반이 된다. 레지스티드 토우(resisted toe) 운동은 발의 내재근육을
강화할 뿐 아니라 안쪽세로활과 가쪽세로활을 지지하는 외재근육과
힘줄도 튼튼하게 해 준다(106쪽 참고)

개요 보기

이 운동을 하기 위해서는 저항 밴드(resistance band)가 필요하다.
양쪽 발을 바닥에 고정시키거나 혹시 훈련하지 않는 쪽 발을 뒤로 빼서
발가락으로 딛는 자세가 편하다면 그 자세를 한다. 이 운동을 처음 할 때는
10~12회 반복하는 단위를 3~4세트씩 수행하도록 한다. 이 연습을 발전시킨
단계는 저항(99쪽 참고)을 크게 하거나 다음 발전 형태를 따라 운동을 수행한다.
발전 형태에는 서서 하기, 한쪽 다리로 서서 하기가 있다.

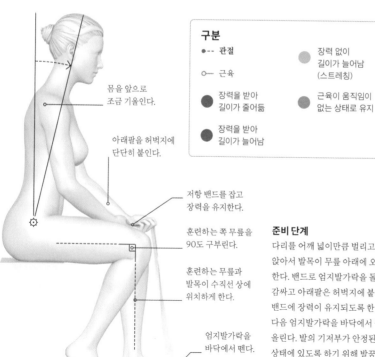

몸을 앞으로
조금 기울인다.

아래팔을 허벅지에
단단히 붙인다.

저항 밴드를 잡고
장력을 유지한다.

훈련하는 쪽 무릎을
90도 구부린다.

훈련하는 무릎과
발목이 수직선 상에
위치하게 한다.

엄지발가락을
바닥에서 뗀다.

구분

- ●-- 관절
- ○— 근육
- ● 장력을 받아
길이가 줄어듦
- ● 장력을 받아
길이가 늘어남
- ● 장력 없이
길이가 늘어남
(스트레칭)
- ● 근육이 움직임이
없는 상태로 유지

준비 단계

다리를 어깨 넓이만큼 벌리고
앉아서 발목이 무릎 아래에 오도록
한다. 밴드로 엄지발가락을 돌려
감싸고 아래팔은 허벅지에 붙여
밴드에 장력이 유지되도록 한
다음 엄지발가락을 바닥에서 들어
올린다. 발의 기저부가 안정된
상태에 있도록 하기 위해 발꿈치와
발 앞부분의 양쪽 측면이 바닥에
닿도록 한다.

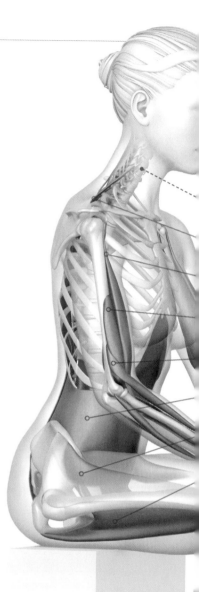

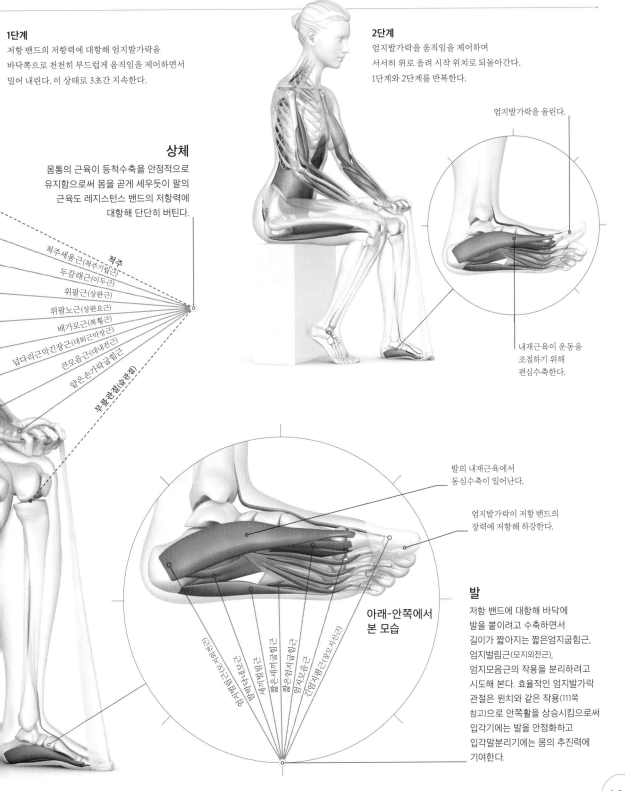

1단계
저항 밴드의 저항력에 대항해 엄지발가락을
바닥쪽으로 천천히 부드럽게 움직임을 제어하면서
밀어 내린다. 이 상태로 3초간 지속한다.

2단계
엄지발가락을 움직임을 제어하며
서서히 위로 올려 시작 위치로 되돌아간다.
1단계와 2단계를 반복한다.

엄지발가락을 올린다.

상체
몸통의 근육이 등척수축을 안정적으로
유지함으로써 몸을 곧게 세우듯이 팔의
근육도 레지스턴스 밴드의 저항력에
대항해 단단히 버틴다.

척추
척추세움근(척추기립근)
두갈래근(이두근)
위팔근(상완근)
위팔노근(상완요근)
배가로근(복횡근)
넙다리근막긴장근(대퇴근막장근)
큰모음근(대내전근)
얕은손가락굽힘근

무릎관절(슬관절)

내재근육이 운동을
조절하기 위해
편심수축한다.

발의 내재근육에서
동심수축이 일어난다.

엄지발가락이 저항 밴드의
장력에 저항해 하강한다.

**아래-안쪽에서
본 모습**

새끼벌림근(소지외전근)
짧은발가락굽힘근
짧은엄지굽힘근
엄지모음근
긴엄지굽힘근(장무지굴근)

발
저항 밴드에 대항해 바닥에
발을 붙이려고 수축하면서
길이가 짧아지는 짧은엄지굽힘근,
엄지벌림근(모지외전근),
엄지모음근의 작용을 분리하려고
시도해 본다. 효율적인 엄지발가락
관절은 원치와 같은 작용(111쪽
참고)으로 안쪽활을 상승시킴으로써
입각기에는 발을 안정화하고
입각말분리기에는 몸의 추진력에
기여한다.

≫ **자세히** 보기

발가락은 그 자체만으로 몸에 없어서는
안 될 구조이다. 발가락을 지배하는 근육은
발의 전체적인 동력 발생과 충격 흡수 기능에
기여한다. 레지스티드 토우와 같은 운동과
그 변형 훈련을 통해서 발가락에 있는 각각의
근육을 강화하면 달리기를 하는 데 더
안정적이고 강력한 기반을 갖게 되는 것이다.

엄지발가락 에너지 소실

입각말의 추진 단계에 엄지발가락이
굽혀지면서 에너지를 잃어버린다. 이
움직임은 윈치 기전(111쪽 참고)에 의해
저항을 받아 굽힘이 제한된다. 최근
개발된 운동화에는 탄소섬유판이
있어 굽힘을 제한하는 대신 발목으로
운동을 전달한다. 운동 성과에
긍정적 영향을 준다는 의미도 있지만
다른 부위에 압박을 가해 부상
위험을 높일 수도 있다.

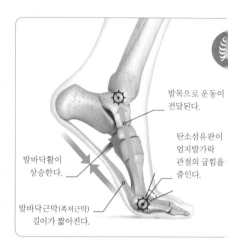

발목으로 운동이
전달된다.

탄소섬유판이
엄지발가락
관절의 굽힘을
줄인다.

발바닥활이
상승한다.

발바닥근막(족저근막)
길이가 짧아진다.

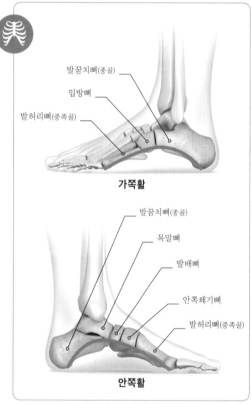

발꿈치뼈(종골)

입방뼈

발허리뼈(중족골)

가쪽활

발꿈치뼈(종골)

목말뼈

발배뼈

안쪽쐐기뼈

발허리뼈(중족골)

안쪽활

발바닥활 강화하기

2개의 발바닥세로활은 이들을 이루는 뼈가 다르고 지지하는 근육도
다르다(22쪽 참고). 어떤 연습 운동의 변형 훈련을 수행하려 하는
지에 따라(107쪽 참고) 안쪽활을 강화하는 방법(엄지 발가락 운동),
가쪽활을 강화하는 방법(새끼발가락 운동), 두 가지 모두 강화하는
방법(다른 발가락 운동) 어느 것이나 사용할 수 있다.

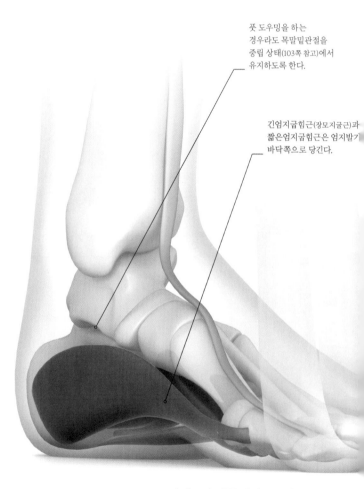

풋 도우밍을 하는
경우라도 목말밑관절을
중립 상태(103쪽 참고)에서
유지하도록 한다.

긴엄지굽힘근(장모지굴근)과
짧은엄지굽힘근은 엄지발가
바닥쪽으로 당긴다.

1단계 | 앞-안쪽에서 본 모습

무지외반증

무지외반증(엄지발가락가쪽휨)은 엄지발가락의 안쪽에 뼈조직이 융기하는 고통스러운 질병이며, 관절에 가해지는 압박에 의해 엄지발가락이 바깥쪽으로 굽어지는 변형이 생긴다. 이런 변형은 점점 심해져서 달리거나 어떤 종류의 신발을 신을 때 통증을 유발한다. 무지외반증은 신발 폭이 좁거나 생체 역학적 원인(발의 벌림)에 의해 발생할 수도 있다. 이를 개선할 목적으로 운동을 통해 발의 근육을 강화하면 무지외반증을 예방하고 치료하는 데 도움이 된다.

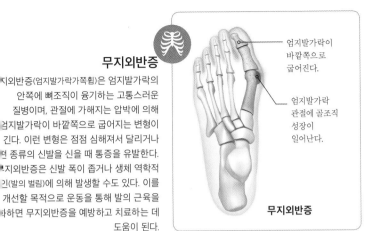

엄지발가락이 바깥쪽으로 굽어진다.

엄지발가락 관절에 골조직 성장이 일어난다.

무지외반증

레지스티드 토우 변형 훈련
각각의 발가락

발의 다른 내재근육을 강화하기 위해 둘째에서 넷째 발가락에서도 운동을 반복한다. 예를 들면 둘째 발가락에서 운동을 수행하면(아래 그림), 짧은발가락굽힘근, 벌레근, 발바닥네모근이 강화된다. 새끼발가락에서 수행하는 경우 새끼벌림근이 강화되는데 이는 가쪽세로활을 보강한다.

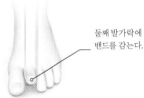

둘째 발가락에 밴드를 감는다.

엄지발가락 정렬 이상

엄지발가락이 중립 상태로 정렬되지 않고 무지외반증의 경우처럼 끝이 바깥쪽을 향하는 경우에는 발가락 사이를 벌려 주는 기구를 엄지발가락과 둘째발가락 사이에 끼운다. 이렇게 하면 엄지발가락 근육이 운동하는 데 최적의 길이가 되고 근육이 강화되면 정렬 상태가 개선될 수도 있다.

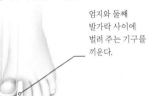

엄지와 둘째 발가락 사이에 벌려 주는 기구를 끼운다.

발가락 굽힘근과 발 내재근육이 편심수축함으로써 밴드의 장력에 저항한다.

2단계 | 앞-안쪽에서 본 모습

힐 드롭

발바닥굽힘근과 발꿈치힘줄(아킬레스건)은 달리기
사이클 중 부하기 동안 상당한 양의 충격력을 흡수하며
인각막분리기에 강한 추진력을 생성한다(18~19쪽 참고).
힐 드롭(heel drop)은 이들 근육을 강화하는 훈련이다.

개요 보기

힐 드롭을 하기 위해서는 낮은 연습 발판(99쪽
참고)이 필요하며, 없는 경우 계단을 가장 아랫단을
써도 된다. 연습 운동을 할 때는 발 앞부분,
특히 발가락과 발의 가장 넓은 부분만으로
발판을 밟아야 한다. 이자 뒤발이나 계단
난간을 의지해 자세를 유지하도록 한다.
발꿈치를 올렸다 내렸다 하면서 종아리와
발꿈치힘줄(아킬레스건)을 증강 훈련한다. 이
운동의 처음이라면 10~12회 반복하는 단위를
3세트 수행한다. 운동을 더 발전시키려면, 다음
발전 훈련을 수행한다. 발전 훈련에는 하중을
추가하고(99쪽 참고) 6~8회 반복하는 단위로
줄여서 3~4세트 수행하기, 한발로 서서 하기,
속도를 올려 하기가 있다.

손으로 난간 등을 잡아서 몸을
안정화하며 이 운동을 하는
동안 신체 균형에 신경을 쓰지
않게 해야 한다. 종아리가
편심수축을 수행하는 동안
신체는 안정된 상태에
있어야 한다.

머리반가시근
어깨세모근(삼각근)
척주세움근(척주기립근)
큰가슴근(대흉근)
위팔근(상완근)
세갈래근인두갈래
위팔세갈래근(상완삼두근)
넓은등근(광배근)
배바깥빗근(외복사근)
앞톱니근(전거근)
배곧은근(복직근)

주의 사항

발꿈치힘줄 부착 부위 통증이나 운동성이
병력이 있다면 바닥에서 한다. 발목이 발등굽힘
상태가 되는 것을 피하기 위해서도 종힘
상태에서 내려오는 것을 피하기 위해서도 맞아야 한다

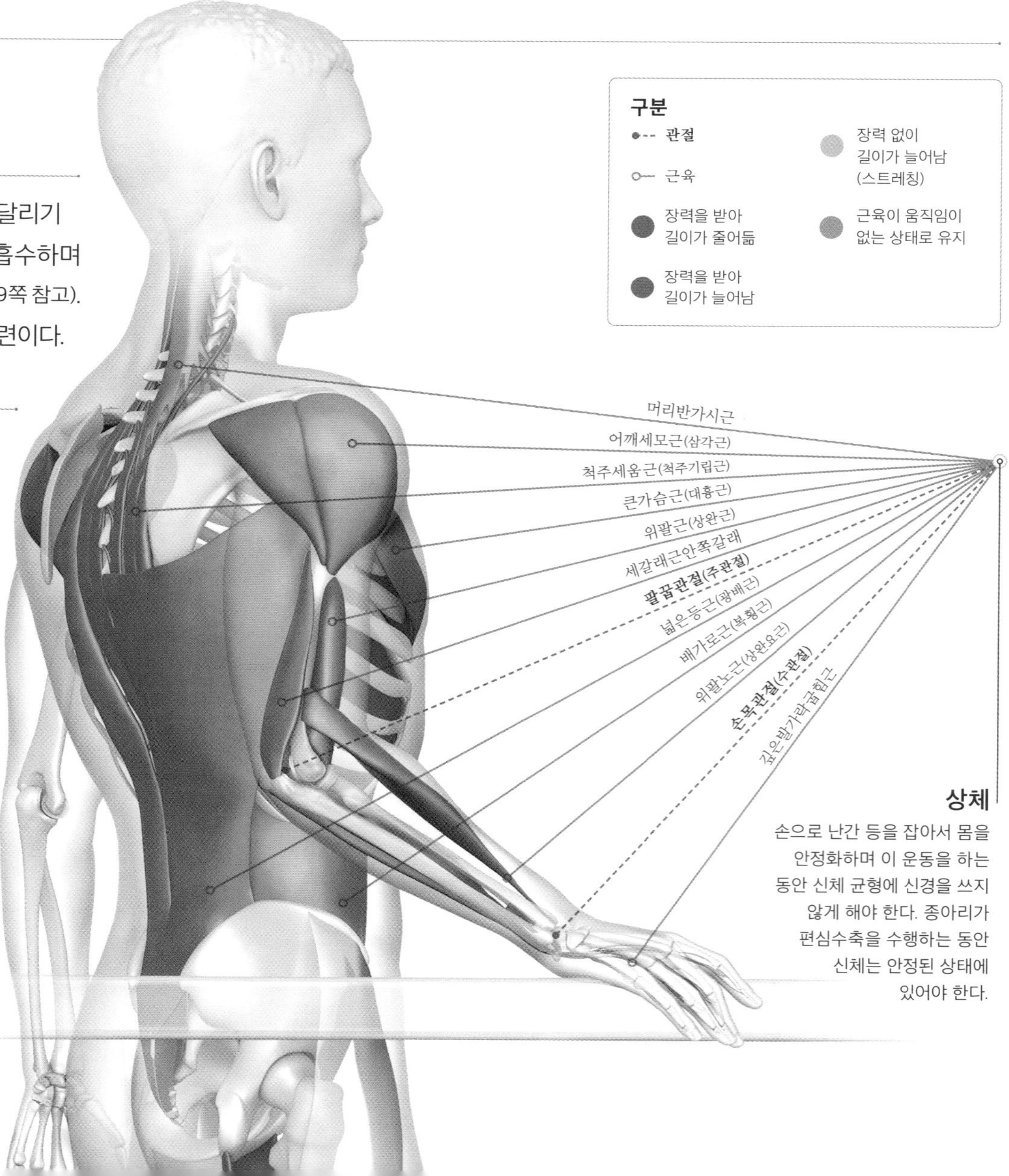

구분

- - - 관절
- ○ 근육
- ● 장력을 받아 길이가 줄어듦
- ● 장력을 받아 길이가 늘어남
- ● 장력 없이 길이가 늘어남 (스트레칭)
- ● 근육이 움직임이 없는 상태로 유지

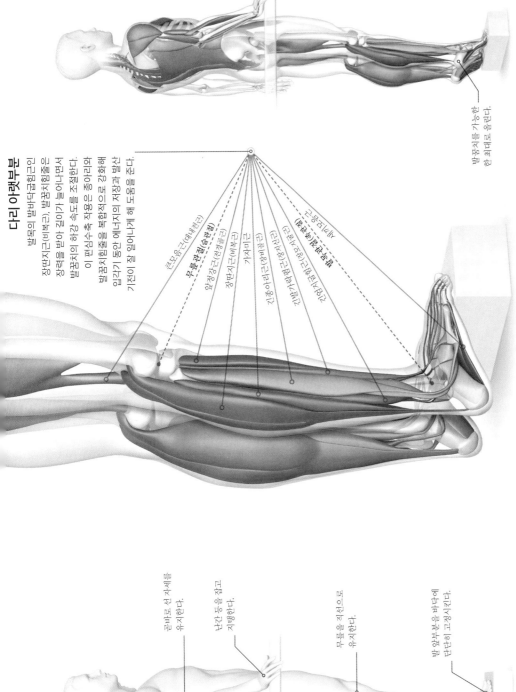

다리 아랫부분

발목의 발바닥굽힘근인 장딴지근(비복근), 발꿈치힘줄은 장력을 받아 길이가 늘어나면서 발꿈치의 하강 속도를 조절한다. 이 편심수축 작용은 종아리와 발꿈치힘줄을 복합적으로 강화해 일각이 둔한 에너지의 저장과 발산 기전이 잘 일어나게 해 도움을 준다.

무릎관절(슬관절)
- 오금근(대퇴굴근)
- 앞정강근(전경골근)
- 장딴지근(비복근)
- 가자미근
- 긴종아리근(장비골근)
- 긴발가락폄근(장지신근)
- 긴엄지폄근(장무지신전근)

발꿈치를 한 최대로 올린다.

1단계

천천히(3초 정도) 움직임을 부드럽게 제어하면서 발꿈치를 가능한 한 최대로 아래쪽으로 내린다.

2단계

발꿈치가 가장 낮은 지점까지 내려오자마자 즉시 이들을 다시 위로 들어올린다. 서서히(3초 정도) 제어로 운동을 통해 발꿈치를 다시 가장 높은 지점으로 끌어 올린다. 가장 높은 지점에서 2초 동안 머무른다. 1단계와 2단계를 반복한다.

준비 단계

발판 위에 발의 가장 넓은 부분으로 서고 발 사이는 엉덩이 넓이의 절반 정도로 벌린다. 반드시 몸무게가 발 앞부분에 균등히 분산되도록 한다. 발목을 중립 상태에 두고 발을 바닥과 평행하게 둔다. 그 다음에 발꿈치를 가능한 한 가장 높게 든다.

- 곧바로 선 자세를 유지한다.
- 난간 등을 잡고 지탱한다.
- 무릎을 직선으로 유지한다.
- 발 앞부분을 바닥에 단단히 고정시킨다.

》》 **자세히** 보기

힐 드롭과 그 변형 훈련은 종아리, 발꿈치힘줄(아킬레스건), 발바닥근막(족저근막)을 강화한다. 신체의 어느 부분을 강화하는 데 시간을 투자하려 한다면, 각 걸음마다 필요한 일의 절반을 담당하는 이 근육들을 주요 목표로 삼는다. 여기 포함된 힐 드롭 운동의 변형 훈련은 가자미근과 발바닥근막을 강화하는 연습 운동이다.

힐 드롭 변형 훈련
시티드 힐 드롭

힐 드롭의 변형으로 가자미근이 목표인데 가자미근은 달리는 동안 신체의 8배의 하중을 견디고 있다. 발 앞부분을 발판에 올리고 무릎을 90도 정도 굽힌 다음 쿠션을 넓적다리에 올리고 그 위에 바벨을 올린다. 다음에는 원래 운동 그대로 발꿈치를 내리고 올리다가 발꿈치가 바닥에 닿을 때나 가장 낮은 위치에 왔을 때 이 단계를 마친다. 10~12회 반복하는 단위를 3세트 수행한다. 발전 훈련으로 나아가려면 하중을 더하고(99쪽 참고) 반복 단위를 6~8번으로 줄여 3~4세트 수행한다.

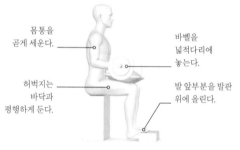

몸통을 곧게 세운다.

바벨을 넓적다리에 놓는다.

허벅지는 바닥과 평행하게 둔다.

발 앞부분을 발판 위에 올린다.

곧바로 서서 시선은 앞을 향하고 엉덩관절(고관절)과 무릎관절(슬관절)을 곧게 편다.

발바닥활의 형태

연습 운동을 하는 동안 발목의 목말밑관절 중립 상태를 유지(103쪽 참고)하도록 하며 발꿈치를 올리고 내리면서 안쪽세로활을 사용하도록 한다. 이 운동은 발의 내재근육과 외재근육(102쪽 참고)을 모두 활성화한다. 발목이 안쪽으로 회전하거나 발바닥의 활이 주저앉지 않도록 한다.

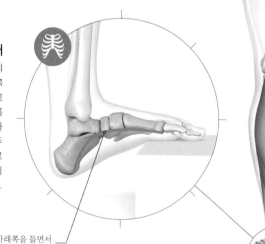

발꿈치 아래쪽을 들면서 안쪽활을 사용하도록 한다.

발바닥굽힘근이 발꿈치 아래쪽에서 편심수축한다.

1단계
뒤에서 본 모습

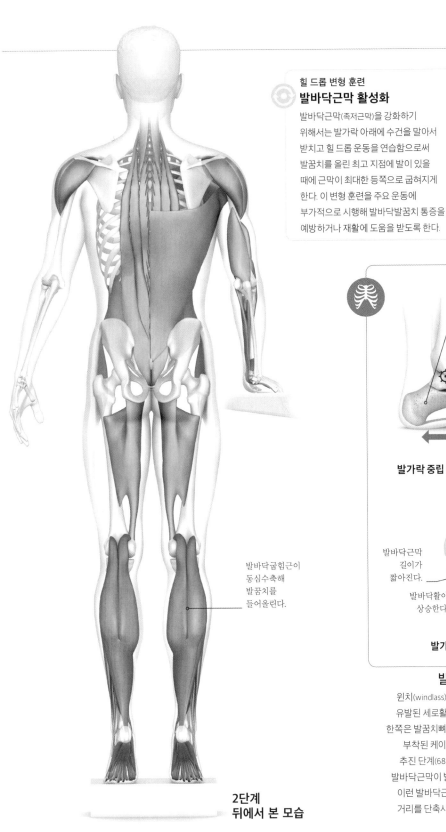

발바닥굽힘근이
동심수축해
발꿈치를
들어올린다.

**2단계
뒤에서 본 모습**

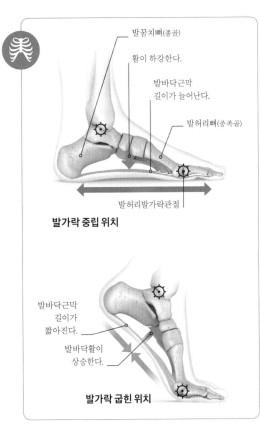

힐 드롭 변형 훈련
발바닥근막 활성화

발바닥근막(족저근막)을 강화하기
위해서는 발가락 아래에 수건을 말아서
받치고 힐 드롭 운동을 연습함으로써
발꿈치를 올린 최고 지점에 발이 있을
때에 근막이 최대한 등쪽으로 굽혀지게
한다. 이 변형 훈련을 주요 운동에
부가적으로 시행해 발바닥발꿈치 통증을
예방하거나 재활에 도움을 받도록 한다.

발가락 아래를
말린 수건으로
받친다.

발꿈치뼈(종골)

활이 하강한다.

발바닥근막
길이가 늘어난다.

발허리뼈(중족골)

발허리발가락관절

발가락 중립 위치

발바닥근막
길이가
짧아진다.

발바닥활이
상승한다.

발가락 굽힌 위치

발바닥의 윈치 기전

윈치(windlass) 기전을 통해 발가락의 발등굽힘으로
유발된 세로활의 짧아짐을 설명한다. 발바닥근막은
한쪽은 발꿈치뼈(종골)에, 다른 쪽은 발허리발가락관절에
부착된 케이블의 역할을 한다. 달리기 사이클 중
추진 단계(68쪽 참고)에 발가락을 등쪽으로 굽히면
발바닥근막이 발허리뼈(중족골) 머리를 감아돌게 된다.
이런 발바닥근막의 운동은 발꿈치뼈와 발허리뼈의
거리를 단축시키며 안쪽세로활을 상승시키게 된다.

앵클 턴 아웃

앵클 턴 아웃(ankle turn out)은 다리 아랫부분을 가쪽에서 고정하는
근육, 즉 발목의 가쪽들림근을 강화한다. 주요 과정에서는 발목이
안쪽으로 들릴 때에 가쪽들림근이 밴드의 장력에 저항해서 발목이
안쪽으로 돌아가는 것을 억제함으로써 움직임이 부드럽게 제어된다.

중심 근육

배가로근(복횡근)을 사용해 척주가
안정된 중립의 상태에 있도록 한다.
엉덩허리근(장요근)과 모음근은
엉덩이를 고정해 다리 아래의
근육이 움직일 때 튼튼한 고정
장치의 역할을 계속하게 한다.

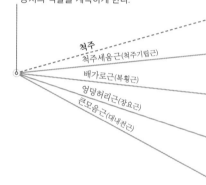

척주
척주세움근(척주기립근)

배가로근(복횡근)

엉덩허리근(장요근)
큰모음근(대내전근)

개요 보기

이 운동을 하려면 저항 밴드가 필요하다. 밴드를 발목 높이에서 움직이지 않게
하고 밴드가 훈련하려는 발의 안쪽에서 접근하도록 의자를 놓는다.
밴드는 1단계에서 발목 가쪽들림의 힘을 견딜 수 있을 정도로 튼튼해야 한다.
운동 연습을 하는 동안 발목의 움직임을 분리해 다리가 안쪽이나 바깥쪽으로
회전하지 않도록 해야 한다. 처음이라면 저항력을 가볍게 해 한쪽마다
15~20회 반복하는 단위를 3세트 수행한다. 운동을 더 발전시키려면 저항력을
증가시키고(99쪽 참고), 6~8회 반복하는 단위로 줄여서 3~4세트 수행하도록 한다.

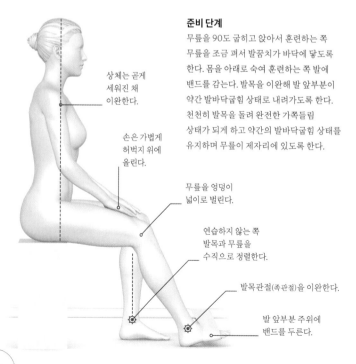

상체는 곧게
세워진 채
이완한다.

손은 가볍게
허벅지 위에
올린다.

무릎을 엉덩이
넓이로 벌린다.

연습하지 않는 쪽
발목과 무릎을
수직으로 정렬한다.

발목관절(족관절)을 이완한다.

발 앞부분 주위에
밴드를 두른다.

준비 단계

무릎을 90도 굽히고 앉아서 훈련하는 쪽
무릎을 조금 펴서 발꿈치가 바닥에 닿도록
한다. 몸을 아래로 숙여 훈련하는 쪽 발에
밴드를 감는다. 발목을 이완해 발 앞부분이
약간 발바닥굽힘 상태로 내려가도록 한다.
천천히 발목을 돌려 완전한 가쪽들림
상태가 되게 하고 약간의 발바닥굽힘 상태를
유지하며 무릎이 제자리에 있도록 한다.

다리 아랫부분

긴종아리근(장비골근)과 짧은종아리근(단비골근)이
발의 안쪽들림에 저항해서 이를 제어하기 위해
편심수축해 길어진다. 발목의 강한 가쪽들림근은
발목의 가쪽을 안정화함으로써 가장 흔한 부상의
하나인 발목의 안쪽들림으로 인한 발목 삠(염좌)을
예방하고 재활하는 데에도 도움을 준다.

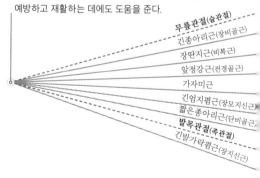

무릎관절(슬관절)
긴종아리근(장비골근)
장딴지근(비복근)
앞정강근(전경골근)
가자미근
긴엄지폄근(장모지신근)
짧은종아리근(단비골근)
발목관절(족관절)
긴발가락폄근(장지신근)

1단계

천천히(3초 이상 걸려서) 발목을 회전해 발에서 안쪽들림이
최대한 일어나도록 한다. 발을 바닥과 가까이 한 상태로
국자로 떠 올리는 듯한 운동을 천천히 제어하면서 수행한다.

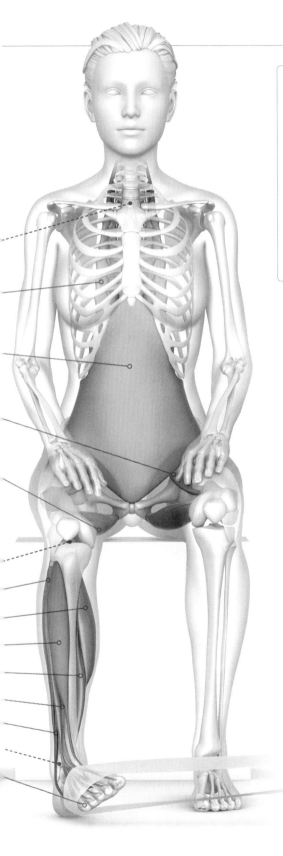

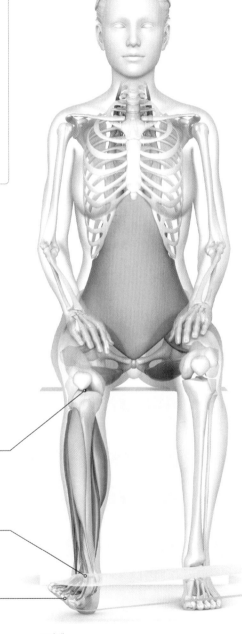

구분

●-- 관절

○- 근육

● 장력을 받아
길이가 줄어듦

● 장력을 받아
길이가 늘어남

● 장력 없이
길이가 늘어남
(스트레칭)

● 근육이 움직임이
없는 상태로 유지

무릎을 고정한 채
발목만 돌아가도록
한다.

발목관절(족관절)에서
회전이 일어난다.

국자로 떠 올리는
듯한 동작으로 발을
움직인다.

2단계

2초 동안 부드럽게 국자로 떠 올리는 동작을 통해
발을 가쪽들림 상태로 복귀한다. 1단계와 2단계를
반복한다.

앵클 턴 인

앵클 턴 인(ankle turn in)은 종아리의 안쪽에 있는 안정화 근육, 즉 발목의 안쪽들림근을 강화하는 훈련이다. 주요 과정에서는 발목이 가쪽으로 들릴 때에 안쪽들림근이 밴드의 장력에 저항해서 발목이 바깥쪽으로 돌아가는 것을 억제함으로써 움직임이 부드럽게 제어된다.

중심 근육

배가로근(복횡근)을 사용해 척주가 안정된 중립의 상태에 있도록 한다. 엉덩허리근(장요근)과 모음근은 엉덩이를 고정해 다리 아래의 근육이 움직일 때 튼튼한 지지대가 되어야 한다.

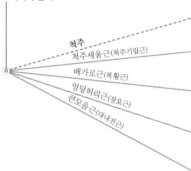

척주
척주세움근(척주기립근)
배가로근(복횡근)
엉덩허리근(장요근)
큰모음근(대내전근)

개요 보기

이 운동을 하려면 저항 밴드가 필요하다. 밴드를 발목 높이에서 움직이지 않게 하고 밴드가 훈련하려는 발의 가쪽에서 접근하도록 의자를 놓는다. 앵클 턴 아웃(112~13쪽 참고)과 마찬가지로 운동이 발목관절(족관절) 안에서 일어나야 하며 연습하는 쪽 무릎은 운동하는 내내 움직이지 말아야 한다. 이 운동이 처음이라면 저항력을 가볍게 해 한쪽마다 15~20회 반복하는 단위를 3세트 수행한다. 운동을 더 발전시키려면 저항력을 증가시키고(99쪽 참고), 6~8회 반복하는 단위로 줄여서 3~4세트 수행하도록 한다. 그 다음에는 116쪽에 설명한 발전 훈련으로 옮겨간다.

다리 아랫부분

뒤정강근(후경골근)이 발의 가쪽들림을 제어하느라 편심수축해 길이가 길어진다. 이 근육은 발의 엎침을 제어하는 데 중요하다. 이 근육은 달리기의 입각기에서 엎침을 통해 발의 활을 안정화하는 데도 기여한다(66~68쪽 참고).

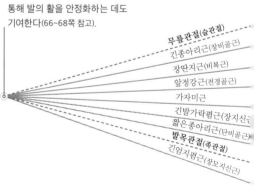

무릎관절(슬관절)
긴종아리근(장비골근)
장딴지근(비복근)
앞정강근(전경골근)
가자미근
긴발가락폄근(장지신근)
짧은종아리근(단비골근)
발목관절(족관절)
긴엄지폄근(장모지신근)

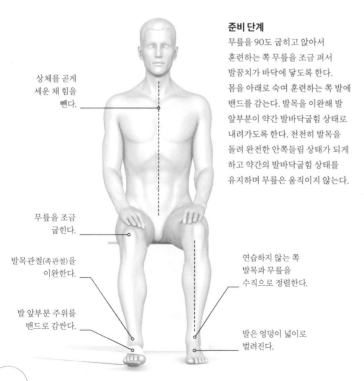

준비 단계

무릎을 90도 굽히고 앉아서 훈련하는 쪽 무릎을 조금 펴서 발꿈치가 바닥에 닿도록 한다. 몸을 아래로 숙여 훈련하는 쪽 발에 밴드를 감는다. 발목을 이완해 발 앞부분이 약간 발바닥굽힘 상태로 내려가도록 한다. 천천히 발목을 돌려 완전한 안쪽들림 상태가 되게 하고 약간의 발바닥굽힘 상태를 유지하며 무릎은 움직이지 않는다.

상체를 곧게 세운 채 힘을 뺀다.

무릎을 조금 굽힌다.

발목관절(족관절)을 이완한다.

발 앞부분 주위를 밴드로 감싼다.

연습하지 않는 쪽 발목과 무릎을 수직으로 정렬한다.

발은 엉덩이 넓이로 벌려진다.

1단계

천천히(3초 이상 걸려서) 발목을 회전해 발에서 가쪽들림이 최대한 일어나도록 한다. 발을 바닥과 가까이 한 상태로 국자로 떠 올리는 듯한 운동을 천천히 조절하면서 수행한다.

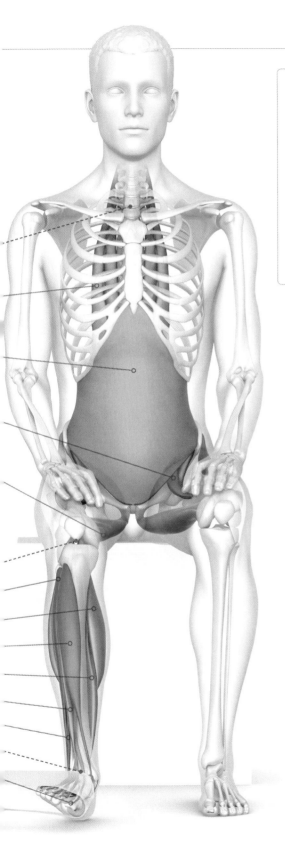

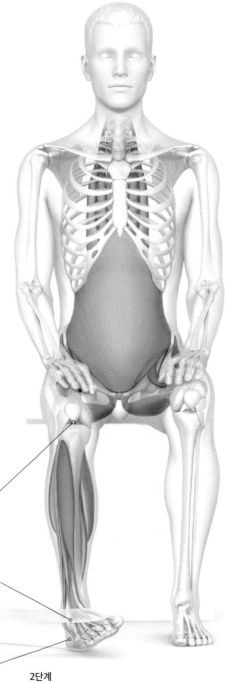

구분

●-- 관절

○-- 근육

● 장력을 받아
길이가 줄어듦

● 장력을 받아
길이가 늘어남

● 장력 없이
길이가 늘어남
(스트레칭)

● 근육이 움직임이
없는 상태로 유지

무릎을 고정한 채
발목만 돌아가도록 한다.

발목관절(족관절)에서
회전이 일어난다.

국자로 떠 올리는
듯한 동작으로 발을
움직인다.

2단계

2초 동안 부드럽게 국자로 떠 올리는 동작을 통해
발을 안쪽들림 상태로 복귀한다. 1단계와 2단계를
반복한다.

» 자세히 보기

다리 아랫부분의 가쪽과 안쪽에 있는 근육은
거친 지형을 달릴 때 발목관절(족관절)을
안정화하는 역할을 한다. 이들은 특히
조기부하기(66~68쪽 참고)에 발바닥의 활을
위에서 지지한다. 앵클 턴 아웃과 앵클 턴
인을 함께 연습하면 하지의 전체적인 힘과
안정성이 개선된다.

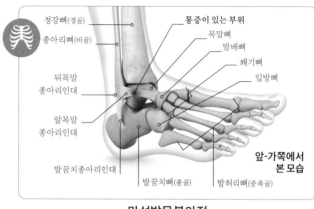

정강뼈(경골)
종아리뼈(비골)
통증이 있는 부위
목말뼈
발배뼈
뒤목말
종아리인대
쐐기뼈
입방뼈
앞목말
종아리인대
발꿈치종아리인대
발꿈치뼈(종골)
발허리뼈(중족골)

**앞-가쪽에서
본 모습**

만성발목불안정

대체적으로 급성발목삠(염좌) 환자 5명 중 1명은 만성 발목불안정으로 발전한다.
급성기에는 염좌가 발생하지만 이어서 전형적으로 균형, 힘, 반응 속도가 떨어지는
상태가 된다. 이렇게 되고 난 후에 적절한 재활치료를 하지 않으면 반복적인 염좌가
발생할 수 있다. 일부의 경우에서는 발목관절(족관절) 앞에서 구조의 충돌에 의한
통증을 호소하기도 한다. 발목 안쪽들림근과 가쪽들림근에 집중해 근력 운동을
하면 달리기를 할 때 재발을 피하고 성공적으로 회복하는 데 도움이 된다.

앞정강근(전경골근)이
이완되어 발목이 조금
발바닥굽힘 상태가 된다.

긴종아리근(장비골근)과
짧은종아리근(단비골근)이
동심수축해 발목의
가쪽들림이 일어난다.

발목관절에서 가쪽들림을
일으키는 근육

발목 가쪽들림근은 발목관절 가쪽을
고정해 발목염좌로부터 보호한다.
발목염좌는 안쪽들림으로 인해
생긴다. 이런 기능은 산책길이나
볼록한 도로면처럼 지형이
균일하지 않은 곳을 달릴 때
매우 중요하다.

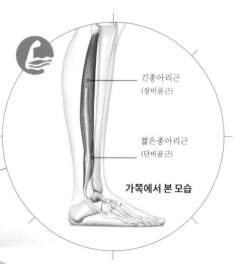

긴종아리근
(장비골근)

짧은종아리근
(단비골근)

가쪽에서 본 모습

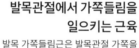

앵클 턴 아웃 | 1단계 | 앞-가쪽에서 본 모습

앵클 턴 아웃 변형 훈련
편심수축 가쪽들림 보행

발의 모서리로 서서 발바닥의 안쪽 절반을 바닥에서 떼도록
한다. 필요하면 철책 등에 몸을 지탱하고 다른 발을 들어 올린다.
천천히(3초 이상) 발바닥의 가쪽 모서리를 중심으로 발을 돌려
발의 안쪽이 높아지도록 한다. 이 상태로 2초간 머무른 다음
천천히(3초 이상) 발목의 가쪽들림을 수행해 발의 안쪽 모서리가
더 낮아지도록 한다. 다시 안쪽 모서리를 들어 올림으로써 1번의
반복 단위를 마친다. 한쪽 다리마다 10~12회 반복 단위를 3세트
수행한다. 운동을 더 발전시키려면 반대쪽 손으로 아령을 들고,
6~8회 반복하는 단위로 줄여서 3~4세트 수행한다.

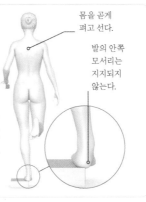

몸을 곧게
펴고 선다.

발의 안쪽
모서리는
지지되지
않는다.

앞정강근(전경골근)의
발등굽힘이 일어나지
않도록 하고 발목은
조금 발바닥굽힘이
일어나야 한다.

뒤정강근(후경골근)이
이 운동의 견인차
역할을 해야 한다.

발목관절의 안쪽들림을
일으키는 근육

발목의 안쪽들림근은 발바닥활의
하강을 제어하는 발의 외재근육(102쪽
참고)이다. 뒤정강근(후경골근)은
안쪽세로활에 부착하면서 입각기에
발바닥활이 주저앉는 데 제동을
건다(66~69쪽 참고). 달리는 동안에
커다란
부하가 걸리면 이 근육은 힘줄이
취약해져 기능 이상이 잘 생긴다.
근력 훈련을 하면 이 질병을 예방하는
데 도움이 될 수 있다.

앞정강근
(전경골근)

뒤정강근
(후경골근)

안쪽에서 본 모습

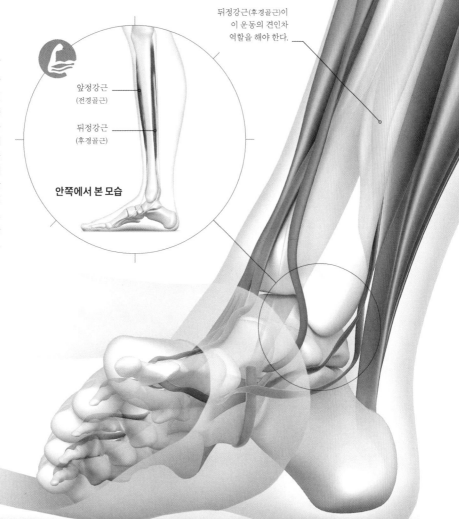

앵클 턴 인 | **1단계** | **앞-안쪽에서 본 모습**

힙 하이크

힙 하이크(hip hike)는 엉덩관절의 벌림근육을 강화해 달리는 동안 골반의
안정성을 유지하는 데 중요한 역할을 하게 한다. 엉덩관절(고관절) 벌림근이
약하거나 잘 기능하지 않는 경우 엉덩정강띠(장경인대) 통증(61쪽 참고),
슬개대퇴통증증후군(57쪽 참고)과 같은 달리기 부상이 일어날 수 있다.

개요 보기

이 운동의 목표는 볼기근(둔근)이다. 운동을 하는 동안 발을 딛고 선 쪽의
볼기근을 올리고 반대쪽 엉덩이를 내린다. 골반을 내리기 위해 발을
딛고 서지 않은 쪽 볼기근을 사용하지 않도록 한다. 이 운동이 처음이라면
한쪽마다 10~12회 반복하는 단위를 3세트 수행한다. 일단 훈련에
적응이 되면 중량을 더하고(마다는 다리 반대쪽 손에 아령 들기) 6~8회
반복하는 단위로 줄여서 3~4세트 수행하도록 한다.

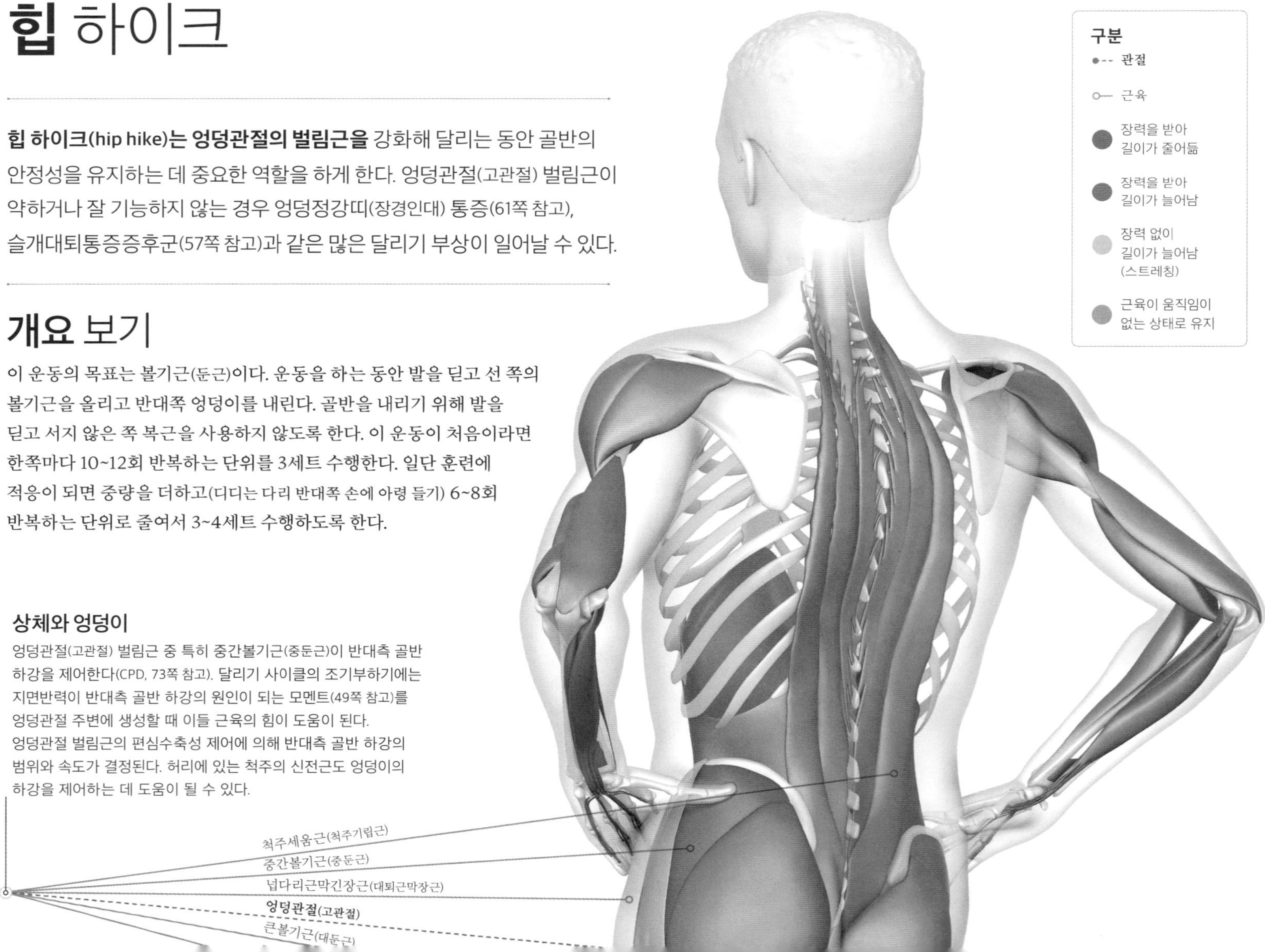

상세와 엉덩이

엉덩관절(고관절) 벌림근 중 특히 중간볼기근(중둔근)이 반대쪽 골반
하강을 제어한다(CPD, 73쪽 참고). 달리기 사이클이 조기부하기에는
지면반력이 반대쪽 골반 하강의 원인이 되는 모멘트(49쪽 참고)를
엉덩관절 주변에 생성할 때 이들 근육의 힘이 도움이 된다.
엉덩관절 벌림근의 편심수축 제어에 의해 반대쪽 골반 하강의
범위와 속도가 결정된다. 허리에 있는 척추의 신전근도 엉덩이의
하강을 제어하는 데 도움이 될 수 있다.

척주세움근(척주기립근)
중간볼기근(중둔근)
넙다리근막긴장근(대퇴근막장근)
엉덩관절(고관절)
볼기근(대둔근)

구분
--- 관절
ㅇ 근육

● 장력을 받아
길이가 줄어듦

● 장력을 받아
길이가 늘어남

● 장력 없이
길이가 늘어남
(스트레칭)

● 근육이 움직임이
없는 상태로 유지

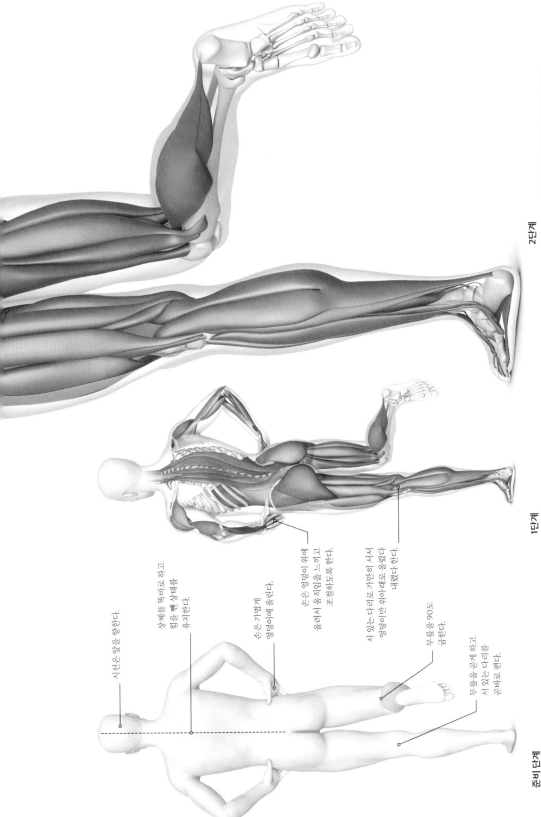

준비 단계

엉덩이에 손을 올리고 똑바로 선다. 무릎을 정렬하고 한쪽 무릎을 90도 굽혀서 정강이가 바닥면과 평행하도록 발꿈치를 올린다. 발의 힘을 뺀다. 엉덩이가 수평을 유지하고 체중이 서 있는 발에 균일하게 분포하도록 해야 한다.

시선은 앞을 향한다.

상체를 똑바로 하고 힘을 뺀 상태를 유지한다.

손은 가볍게 엉덩이에 올린다.

손은 엉덩이 위에 얹어서 움직임을 느끼고 올려서 유지임을 느끼고 조절하도록 한다.

서 있는 다리로 가만히 서서 엉덩이만 위아래로 올렸다 내렸다 한다.

무릎을 90도 굽힌다.

무릎을 곧게 하고 서 있는 다리를 곧바로 편다.

1단계

천천히(3초 이상) 서 있지 않은 쪽 엉덩이를 위로 올려서 있는 쪽 엉덩이보다 골반이 더 올라가도록 한다. 2초 동안 그 상태를 유지한다.

2단계

천천히(3초 이상) 올라간 엉덩이를 내려간 때까지 내려서 서 있는 쪽 엉덩이가 더 위에 있도록 한다. 1단계와 2단계를 반복한다.

스텝 다운

네갈래근과 엉덩관절(고관절) 폄림근은 단릴 때 주로
사용되는 근육들로, 중요한 역할을 좋 하나는 무릎이
정렬되도록 조절하는 것이다. 스텝 다운(step down)과
같은 방법으로 이들 근육을 훈련하는 것은 힘과 조절을
증가시키며 부상 위험을 감소시킨다.

개요 보기

10-15센티미터 높이의 운동 발판이 필요하다. 훈련 대상은
다디고서 있는 다리에며 앞으로 내디디면는 다리가 아님을
주의한다. 발판이 발을 완전히 펴 받쳐야 하며 발가닥이
발판 밖으로 튀어 나와서는 안 된다. 무릎을 구부렸다
펼 때 서 있는 다리의 네갈래근(사두근)과 볼기근(둔근)에
집중한다. 마찬가지로, 운동하는 내내 서 있는 다리
무릎의 위치에 주의를 기울여 앞으로 무으는 움직이지 않도록
해야 한다. 이 운동에서는 무릎의 위치가 관상면(10쪽 참고)에
있도록 유지하는 것이 중요하다. 내려 디디는 다리의
발이 바닥에 닿더라도 여기에 제중을 실어서는 안 된다.
발꿈치로 바닥에 닿게 한 다음에 다시 올라가게 하면 된다.
이 운동의 처음이라면 10~12회 반복하는 단위를 3세트
수행한다. 운동을 더 발전시키려면, 하중을 추가하고(99쪽
참고) 6~8회 반복하는 단위로 줄여서 3~4세트를 수행한다.
그 다음에는 싱글 레그 호프(154~155쪽 참고) 박스
점프(150~151쪽 참고)로 변경한다.

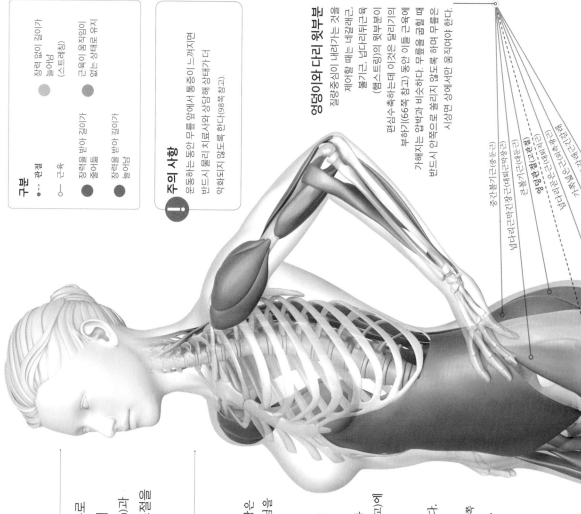

구분

--- 관절
○ 근육
● 장력을 받아 길이가 줄어듦
● 장력을 받아 길이가 늘어남
● 장력 없이 길이가 늘어남 (스트레칭)
● 근육이 움직임이 없는 상태로 유지

! 주의 사항

운동하는 동안 무릎 앞에서 통증이 느껴지면
반드시 물리 치료사와 상담해 상태가가 더
악화되지 않도록 한다(98쪽 참고).

엉덩이와 다리 윗부분

질량중심이 내려가는 것을
제어할 때는 넓다리뒤근육,
볼기근, 넓다리네근육
(햄스트링)이 윗부분이
부하기(66쪽 참고) 동안 이들 근육의
편심수축하는데 이것은 달리기의
가해지는 앞박과 비슷하다. 무릎을 굽힐 때
반드시 안쪽으로 쏠리지 않도록 하며 무릎은
시상면 상에서만 움직여야 한다.

중간볼기근(중근)
큰볼기근(대둔근)
엉덩관절(고관절)
넓다리곧은근(대퇴직근)
가쪽넓은근(외측광근)
넓다리두갈래근(대퇴이두근)
넓다리근막긴장근(대퇴근막장근)

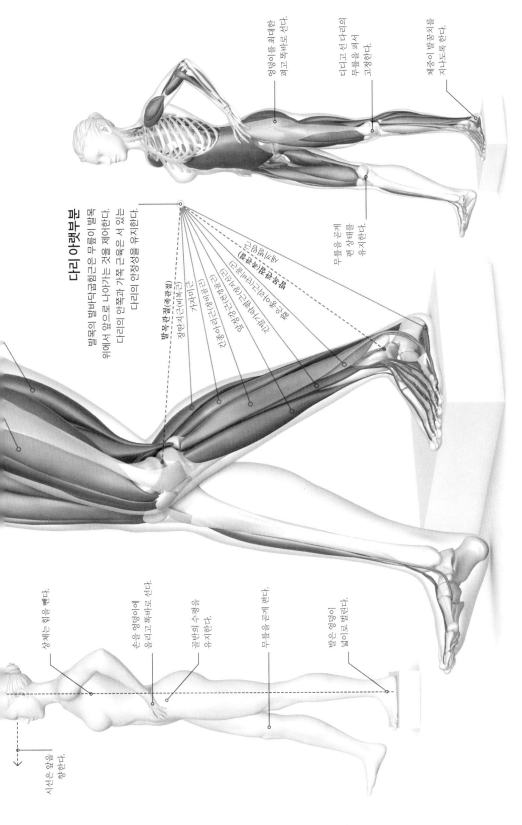

다리 아랫부분

발목의 발바닥굽힘근은 무릎을 펼 때 발목 위에서 앞으로 나아가는 것을 제어한다. 다리의 안쪽과 가쪽 근육은 서 있는 다리의 안정성을 유지한다.

발목 관절(족관절)
장딴지근(비복근)
가자미근
긴종아리근(장비골근)
긴발가락굽힘근(장지굴근)
긴엄지굽힘근(장무지굴근)
뒤정강근(후경골근)
앞정강근(전경골근)
긴발가락폄근(장지신근)
넙치근

상체는 힘을 뺀다.

손을 엉덩이에 올리고 똑바로 선다.

골반의 수평을 유지한다.

무릎을 곧게 편다.

발은 엉덩이 넓이로 벌린다.

시선은 앞을 향한다.

엉덩이를 최대한 펴고 똑바로 선다.

디디고 선 다리의 무릎을 펴서 고정한다.

체중이 발뒤꿈치를 지나도록 한다.

무릎을 곧게 편 상태를 유지한다.

준비 단계

발판 위에 똑바로 서서 손을 엉덩이에 올린다. 디디고 서 있는 다리에 체중이 실리도록 한다. 마치 계단을 내려가듯 디디지 않은 쪽 다리를 앞으로 빼낸다. 반드시 골반이 수평을 유지하도록 한다.

1단계

천천히(3초) 디디고 선 다리의 무릎을 굽혀서 내려 디디는 발을 낮춰 발끝으로 바닥에 가볍게 닿게 한다. 운동하는 발의 체중은 발끝을 디디고 선 다리에 실리도록 하고 골반이 수평도 유지하도록 한다.

2단계

천천히(3초) 디디고 선 다리를 펴서 시작 위치로 돌아온다. 이 자세를 2초간 유지한다. 1단계와 2단계를 반복한다.

스텝 업

네갈래근과 볼기근을 강화하는 아주 좋은 방법이다. 이들 근육은 달리기 사이클의 추진 단계에서 아주 중요한 역할을 한다.

ⓘ 주의 사항
이 운동을 하는 동안 무릎 앞쪽에서 통증이 느껴지면 반드시 물리 치료사와 상담해 상태가 더 악화되지 않도록 한다(98쪽 참고).

개요 보기

스텝 업(step up) 운동을 하기 위해서는 적어도 30센티미터 높이의 운동 발판이 필요하다.

훈련하는 대상은 발판 위에 있는 다리이다. 반드시 발판이 발을 완전히 떠 받쳐야 하며 발가락이 발판 밖으로 나와서는 안 된다. 이 운동에서는 팔과 다리의 협동이 필요하다. 팔은 달리기 자세를 해야 하며 체중을 훈련하는 다리로 옮길 때에 마치 달리기를 할 때처럼 올리는 다리의 반대쪽 팔을 올린다. 이 운동이 처음이라면 10~12회 반복하는 단위를 3세트 수행한다. 운동을 더 발전시키려면, 하중을 추가하고(99쪽 참고), 6~8회 반복하는 단위로 줄여서 3~4세트 수행한다.

엉덩이와 다리

발판을 올라가면서 볼기근(큰볼기근)과 네갈래근(사두근)에 집중한다. 이들 근육의 동시수축 운동은 달리기 사이클(68쪽 참고)의 추진 단계에서 나타나는 이들의 운동과 비슷하다. 엉덩관절(고관절)과 무릎 관절을 완전히 운동을 완전히 운동의 일부로써 볼기근, 넙다리뒤근육(햄스트링)의 일부분 네갈래근의 동시수축 기능을 강화하면 이들 근육이 엉덩이와 다리의 폭발적 추진력을 생성하는 능력이 향상된다.

상체

팔은 달리기를 할 때처럼 몸에 반동을 주기 위해 반대쪽 팔을 올린다. 중심어육과 등근육을 사용해 힘차게 상승하는 운동을 보조한다.

머리반가시근
척주세움근(척추기립근)
어깨세모근(삼각근)
큰가슴근(대흉근)
두갈래근(이두근)
위팔근(상완근)
세갈래근(삼두근)

척추

앞톱니근(전거근)
넓은등근(광배근)
배가로근(복횡근)

중간볼기근(중둔근)
큰볼기근(대둔근)
넙다리곧은근(대퇴직근)
넙다리빗근(봉공근)

구분
- --- 관절
- — 근육
- ● 장력을 받아 길이가 좁아듦
- ● 장력을 받아 길이가 늘어남
- ● 장력 없이 길이가 늘어남 (스트레칭)
- 근육 움직임

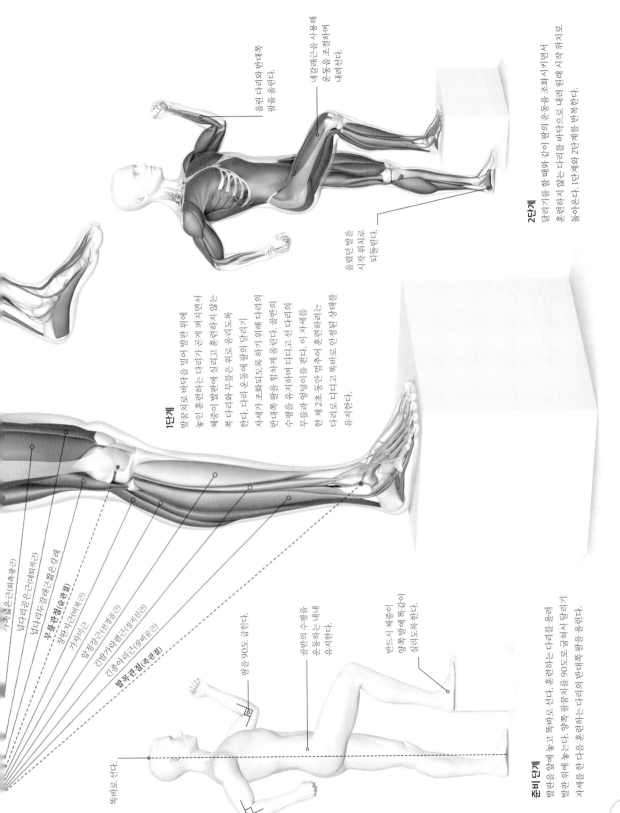

올린 다리와 반대쪽 팔을 올린다.

내전근을 사용해 운동을 조절하며 내려간다.

올렸던 발을 시작 위치로 되돌린다.

2단계
달리기를 할 때와 같이 팔의 운동을 조화시키면서 훈련하지 않는 다리를 바닥으로 내려 원래 시작 위치로 돌아온다. 1단계와 2단계를 반복한다.

1단계
발끝지로 바닥을 밀어 발판 위에 놓인 훈련하는 다리가 굳게 펴지면서 체중이 발판에 실리고 훈련되지 않는 쪽 다리와 무릎은 위로 올리도록 한다. 다리 운동에 팔의 움직이기 자세가 조화되도록 하기 위해 다리의 반대쪽 팔을 함께 올린다. 골반의 수평을 유지하며 디디고 선 다리의 무릎과 엉덩이를 편다. 이 자세를 한 채 2초 동안 범추어 훈련하려는 다리로 디디고 똑바로 안정된 상태를 유지한다.

가쪽넓은근(외측광근)
넙다리곧은근(대퇴직근)
넙다리두갈래근짧은갈래
무릎관절(슬관절)
장딴지근(비복근)
가자미근
오금근(슬와근)
긴발가락폄근(장지신근)
긴종아리근(장비골근)
발목관절(족관절)

팔을 90도 굽힌다.

골반의 수평을 운동중에 내내 유지한다.

반드시 체중이 양쪽 발에 똑같이 실리도록 한다.

똑바로 선다.

준비 단계
발판을 앞에 놓고 똑바로 선다. 훈련하는 다리를 올려 발판 위에 올려놓는다. 양쪽 발꿈치를 90도로 굽혀서 달리기 자세를 한 다음 훈련하는 다리의 반대쪽 팔을 올린다.

›› **자세히** 보기

달리기의 조기부하기(스텝 다운)와 입각종말기(스텝 업)의 동작과 비슷하다.
이들 운동을 제어하는 방법을 배우고 그에 필요한 근력을 갖게 되면
달리기의 효율이 향상될 것이다.

스텝 다운 변형 훈련
싱글 레그 스쿼트

이 운동은 볼기근(둔근), 네갈래근(사두근),
엉덩관절(고관절) 벌림근을 강화한다. 손을
엉덩이에 올린 채 똑바로 선다. 한쪽 발을
올리고 무릎을 90도로 굽혀서 서 있는
무릎과 평행하도록 한다. 천천히(3초 이상)
디디고 선 무릎을 굽혀서 몸을 낮춘 다음,
천천히(2초 이상) 다시 펴서 시작 위치로
돌아온다. 10~12회 반복하는 단위를 3세트
수행한다. 운동을 더 발전시키려면 하중을
추가하고(99쪽 참고) 6~8회 반복하는
단위로 줄여 3~4세트 수행한다. 운동을
하는 동안 무릎 앞쪽에서 통증이 느껴지면
물리 치료사와 상담한다(98쪽 참고).

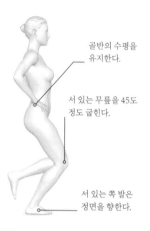

골반의 수평을
유지한다.

서 있는 무릎을 45도
정도 굽힌다.

서 있는 쪽 발은
정면을 향한다.

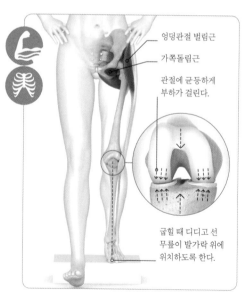

엉덩관절 벌림근

가쪽돌림근

관절에 균등하게
부하가 걸린다.

굽힐 때 디디고 선
무릎이 발가락 위에
위치하도록 한다.

무릎의 정렬

스텝 다운을 수행할 때는 디디고 선 무릎의 정렬이
중요하다. 올라올 때나 내려올 때나 이 관절은
주로 시상면(10쪽 참고) 상에서 움직여야 한다.
무릎이 정중선으로 쏠리는 외반슬(73쪽 참고)을 방지하려면
엉덩관절(고관절) 벌림근과 바깥돌림근을 사용한다.

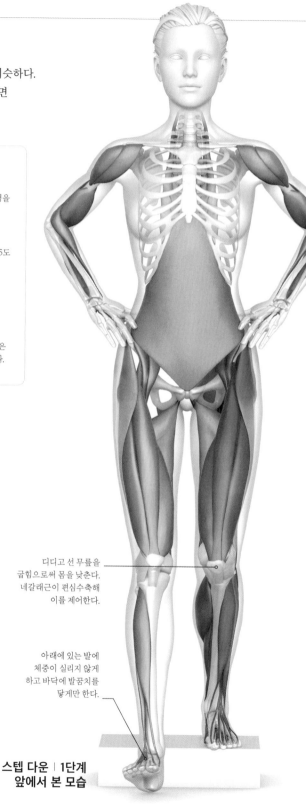

디디고 선 무릎을
굽힘으로써 몸을 낮춘다.
네갈래근이 편심수축해
이를 제어한다.

아래에 있는 발에
체중이 실리지 않게
하고 바닥에 발꿈치를
닿게만 한다.

스텝 다운 | 1단계
앞에서 본 모습

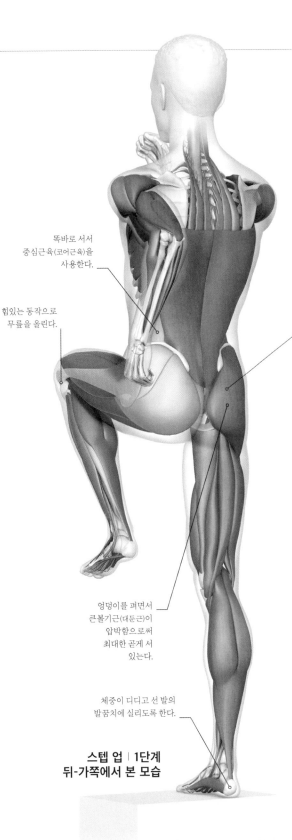

똑바로 서서
중심근육(코어근육)을
사용한다.

힘있는 동작으로
무릎을 올린다.

엉덩이를 펴면서
큰볼기근(대둔근)이
압박함으로써
최대한 곧게 서
있는다.

체중이 디디고 선 발의
발꿈치에 실리도록 한다.

스텝 업 | 1단계
뒤-가쪽에서 본 모습

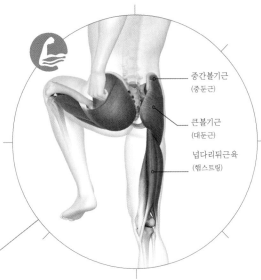

중간볼기근
(중둔근)

큰볼기근
(대둔근)

넙다리뒤근육
(햄스트링)

엉덩이 운동의 원동력

달릴 때 몸을 앞으로 추진하는 데 필요한 동력의 대부분은 엉덩관절 폄근의
수축으로 얻는다. 엉덩관절의 회전축에 가깝다는 점에서 볼 때 볼기근이
이 작용의 주된 원동력이 되며 넙다리뒤근육은 그 다음이다. 정기적으로
오랜 시간 앉아 지내면 볼기근의 길이가 늘어서 활동하는 것이 방해받기
때문에 이를 대신해 넙다리뒤근육이 필요없는 긴장 상태에 있게 된다.
스텝 업 운동은 볼기근의 활동이 잘 일어나도록 집중 훈련한다.

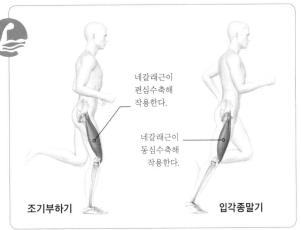

네갈래근이
편심수축해
작용한다.

네갈래근이
동심수축해
작용한다.

조기부하기

입각종말기

넙다리네갈래근(대퇴사두근)의 역할

달리기 사이클의 부하기(66쪽 참고)에는 무릎이 굽혀져 지면반력을
흡수하고 네갈래근이 편심수축해 이 굽히는 속도를 제어한다.
추진기(68쪽 참고)에는 네갈래근이 동심수축해 무릎을 펴서 몸을 앞으로
나아가게 한다. 스텝 다운(편심수축), 스텝 업(동심수축) 운동에서 일어나는
것과 비슷한 작용으로, 네갈래근에 집중된 운동을 함으로써
달리기 수행력이 향상되고 부상 방지에도 도움이 된다.

스탠딩 힙 로테이션

스탠딩 힙 로테이션(standing hip rotation) 훈련을 주기적으로 수행하면 엉덩이의 벌림근과 바깥회전근이 강화된다.

이들 근육은 달리는 동안 엉덩관절에 안정성을 부여해 부상을 예방하고 달리기 형태를 개선한다.

개요 보기

이 운동에서 무릎의 회전은 디디고 선 다리 쪽의 엉덩이 근육에 의해 일어나며 반대쪽 엉덩이의 바깥방향으로의 회전에 의해서는 일어나지 않는다. 회전할 때는 디디고 선 다리의 볼기근(엉덩이의 측면에 위치)을 사용하는 데 집중한다. 운동하는 내내 반드시 서 있는 다리의 무릎이 굽게 펴져서 앉을 향하고 있어야 한다. 반대쪽 엉덩이를 90도 굽힌 상태를 유지하고 골반은 가슴과 평행한 상태에서 하나의 단위로 움직여야 한다.

운동하는 동안 엉덩이의 수평을 유지하도록 한다.

한쪽마다 반복하는 단위를 3세트 수행한 한쪽마다 15-20회 반복하는 단위를 3세트 수행한 이후에는 골반 회전 운동이 추가된 싱글레그 볼 스쿼트로 변경한다(136-139쪽 참고).

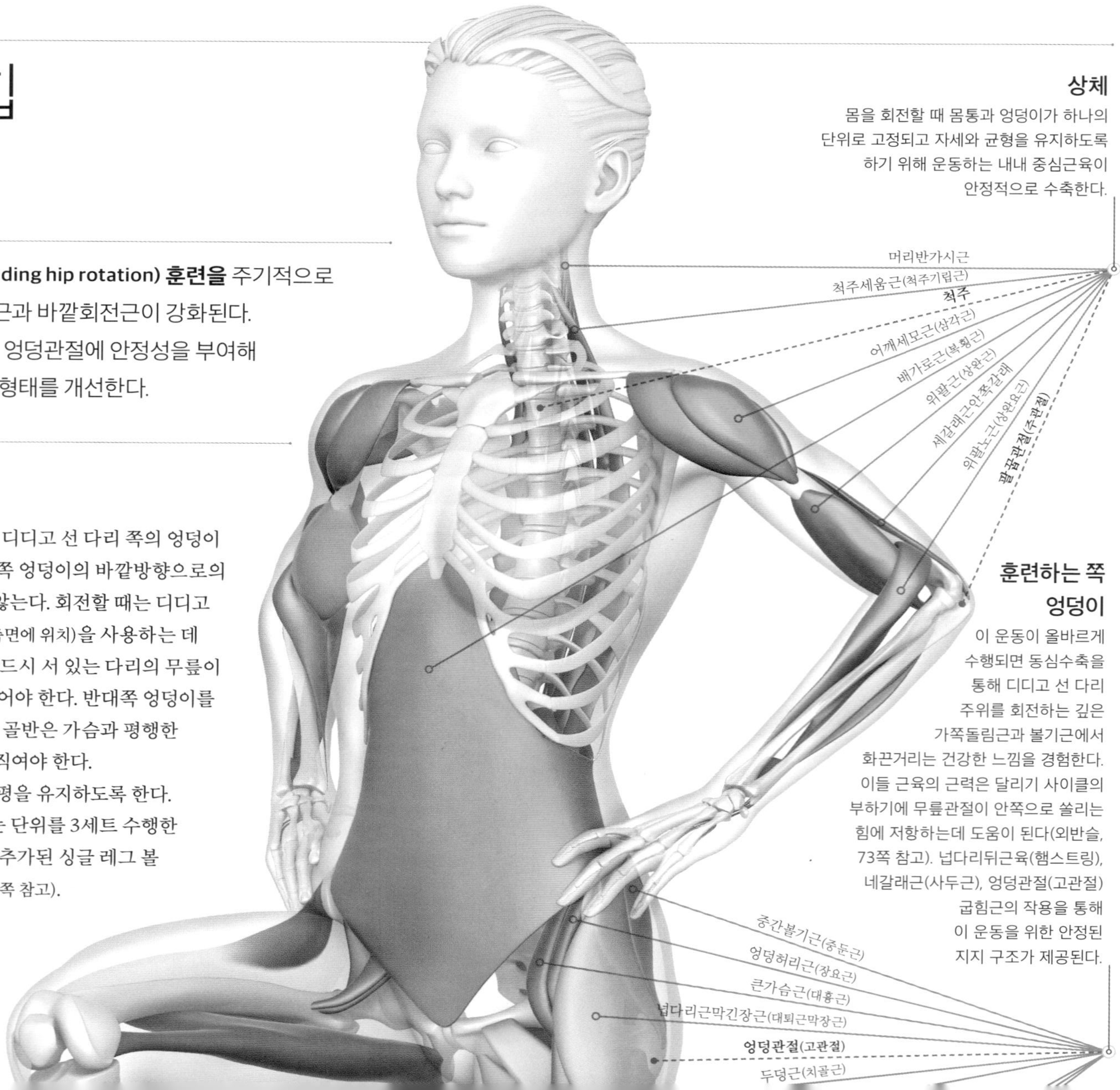

상체

몸을 회전할 때 몸통과 엉덩이가 하나의 단위로 고정되고 자세와 균형을 유지하도록 하기 위해 운동하는 내내 중심근육이 안정적으로 수축한다.

머리반가시근
척주세움근(척주기립근)
척주
어깨세모근(삼각근)
배바깥빗근(외복사근)
넓은등근(광배근)
큰볼기근(대둔근)

훈련하는 쪽 엉덩이

이 운동이 올바르게 수행되면 동심수축을 통해 디디고 선 다리 주위를 회전하는 깊은 가쪽돌림근과 볼기근에서 화끈거리는 강한 느낌을 경험한다. 이들 근육은 달리기 사이클의 부하기에 무릎관절이 안쪽으로 쏠리는 힘에 저항하는데 도움이 된다(이봉상슴 73쪽 참고). 넙다리뒤근육(햄스트링), 넙다리근(사두근), 엉덩관절(고관절) 굽힘근의 작용을 통해 이 운동을 위한 안정된 지지 구조가 제공된다.

중간볼기근(중둔근)
엉덩허리근(장요근)
큰허리근(대퇴근)
넙다리근막긴장근(대퇴근막장근)
엉덩관절(고관절)
두덩근(치골근)

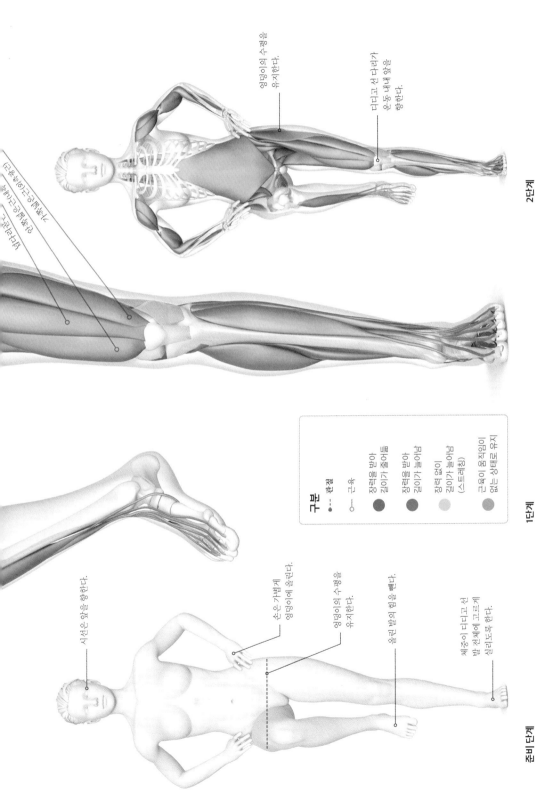

엉덩이의 수평을
유지한다.

다디고 선 다리가
운동 내내 앞을
향한다.

2단계

몸통과 골반을 준비 단계에에서 설명한 시작 위치로
되돌린다. 1단계와 2단계를 반복한다.

구분

- --- 관절
- ○ 근육

- ● 장력을 받아
  길이가 줄어듦
- ● 장력을 받아
  길이가 늘어남
- ● 장력 없이
  길이가 늘어남
  (스트레칭)
- ● 근육이 움직임이
  없는 상태로 유지

1단계

바닥을 디디고 선 쪽 엉덩이의 볼기근을 사용해 천천히 골반과 몸통을
올린 다리쪽 방향으로 회전시킨다. 몸통이 골반과 함께 돌아가도록 하고 반드시 디디고 선 다리는
돌아가지 않도록 한다. 엉덩관절의 최대한의 운동 범위까지 회전시킨다.
이 단계에서는 엉덩이의 앞쪽에서 당겨짐이 느껴지기도 한다.

하나의 단위를 이루어 함께 돌아가도록 한다. 몸통이 골반에 고정되어
올린 다리쪽 방향으로 회전시킨다. 몸통이 골반과 몸통을
바닥을 디디고 선 쪽 엉덩이의 볼기근을 사용해 천천히 골반과 몸통을

시선은 앞을 향한다.

손을 가볍게
엉덩이에 올린다.

엉덩이의 수평을
유지한다.

올린 발의 힘을 뺀다.

체중이 디디고 선
발 전체에 고르게
실리도록 한다.

준비 단계

손을 엉덩이에 올리고 똑바로 선다. 엉덩이의 수평을
유지한 채 한쪽 무릎을 앞으로 올려서 허벅지가
바닥면과 평행이 되게 한다.

127

》 **자세히 보기**

엉덩관절(고관절, 26쪽 참고)의 절구와 절구공이처럼 생긴 관절의
모양으로 인해 3개의 평면 모두에서 회전이 일어나므로 커다란
범위의 운동이 가능하다. 엉덩이의 근육은 이들 운동을 조절하는
것은 물론 지면반력(46~47쪽 참고)을 흡수하고 추진하는 데 필요한
힘을 생성하는 중요한 역할을 담당한다.

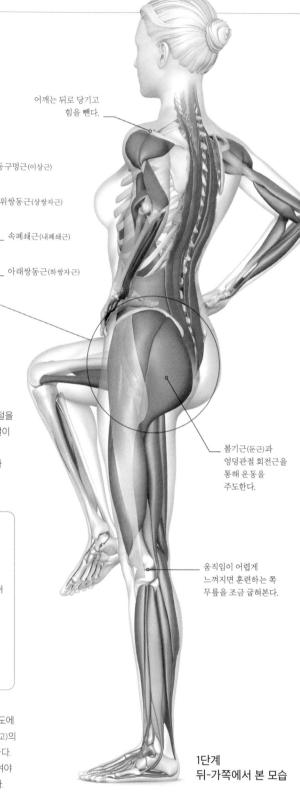

어깨는 뒤로 당기고
힘을 뺀다.

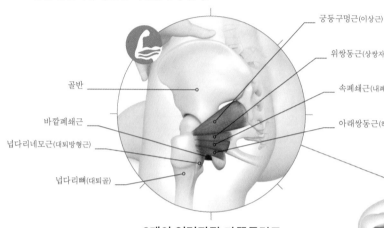

궁둥구멍근(이상근)

위쌍동근(상쌍자근)

속폐쇄근(내폐쇄근)

아래쌍동근(하쌍자근)

골반

바깥폐쇄근

넙다리네모근(대퇴방형근)

넙다리뼈(대퇴골)

볼기근(둔근)과
엉덩관절 회전근을
통해 운동을
주도한다.

6개의 엉덩관절 가쪽돌림근

이 그룹의 근육은 모두 골반에서 기원해 넙다리뼈에 부착한다.
이들은 달리기 사이클의 부하기와 중간입각기(66~67쪽 참고)에 엉덩관절을
가쪽(바깥쪽)이나 안쪽으로 회전시키는 운동을 제어하고 엉치엉덩관절이
안정된 상태에 있도록 한다. 이들은 운동하는 동안
공이가 절구의 중앙에 위치하도록 함으로써 엉덩관절의 정렬 상태가
유지되기 때문에 더 큰 근육이 효율적으로 작용할 수 있다.

움직임이 어렵게
느껴지면 훈련하는 쪽
무릎을 조금 굽혀본다.

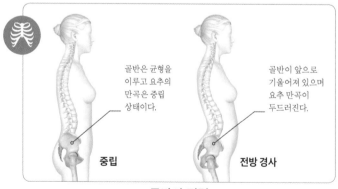

골반은 균형을
이루고 요추의
만곡은 중립
상태이다.

골반이 앞으로
기울어져 있으며
요추 만곡이
두드러진다.

중립

전방 경사

골반의 정렬

달릴 때 골반이 앞으로 기울어지는 경사도는 입각말분리기에 엉덩관절이 펴지는 정도에
영향을 준다. 약간의 전방 경사는 필요하지만 과도한 경우에는 대퇴비구충돌(27쪽 참고)의
위험이 증가할 수 있으며 엉덩관절의 폄근이 힘을 발생시키는 데 역학적으로 불리하다.
과도한 경사를 막으려면 엉덩관절 폄근 운동에 집중하고, 앉아서 보내는 시간을 줄여야
하는데, 앉은 상태에서는 엉덩관절 굽힘근이 짧아진 상태로 있어야 하기 때문이다.

1단계
뒤-가쪽에서 본 모습

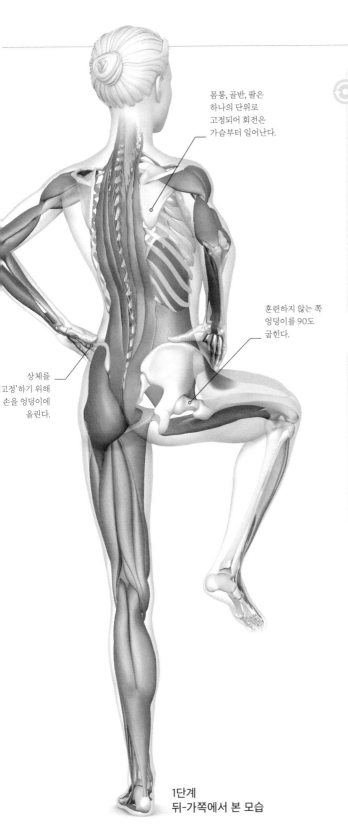

몸통, 골반, 팔은
하나의 단위로
고정되어 회전은
가슴부터 일어난다.

훈련하지 않는 쪽
엉덩이를 90도
굽힌다.

상체를
고정'하기 위해
손을 엉덩이에
올린다.

1단계
뒤-가쪽에서 본 모습

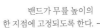

스탠딩 힙 로테이션 변형 훈련
서포티드 힙 로테이션

스탠딩 힙 로테이션을 실시하면서
볼기근(둔근)을 사용하기 어려울 때는
디디고 선(훈련하는 쪽) 다리에 압력을
가하기 위해 레지스턴스 밴드를
무릎 주위에 감도록 한다.

밴드가 무릎 높이의
한 지점에 고정되도록 한다.

레지스턴스 밴드를
디디고 선 무릎
주위에 감는다.

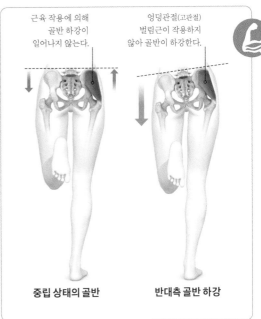

근육 작용에 의해
골반 하강이
일어나지 않는다.

엉덩관절(고관절)
벌림근이 작용하지
않아 골반이 하강한다.

중립 상태의 골반　　　**반대측 골반 하강**

중간볼기근

이 근육은 엉덩관절의 벌림근으로 언급되는 경우가 많은데,
허벅지를 바깥쪽으로 올리는 경우가 별로 없듯 실제로 이 기능을
하는 경우는 드물다. ('연결 개방적' 운동으로 발이 지면과 접촉하지
않는다) 중간볼기근(중둔근)의 더 중요한 기능은 그 반대로 발이
고정되어 있을 때 중간볼기근이 골반의 수평을 유지하는 것이다.
(이것은 '연결 폐쇄적' 운동으로 발이 지면과 접촉한 상태이다.) 달리기를
할 때, 이 기능은 반대쪽 골반의 과도한 하강을 방지하며(73쪽 참고).
달리기의 부하기에는 과도한 엉덩이의 모음도 막아 준다.

힙 익스텐션

큰볼기근은 엉덩관절의 주요 폄근으로서

임각중앙기에 추진력을 발휘하며(68쪽 참고), 특히 속도가
증가한 경우 중요한 역할을 한다. 힙 익스텐션(hip extension)
훈련은 큰볼기근을 단련시켜 엉덩관절의 주요 폄근으로서의
역할을 강화하기 위한 것이다.

개요 보기

이 운동을 하기 위해서는 레지스턴스 밴드가
필요하다. 밴드를 바로 앞에 있는 발목 높이의
고정점에 부착한다. 이 고정점은 훈련하려는
다리를 뒤로 당기기 위해 붙기근(둔근)과
넙다리뒤근육(헤스트링)을 꽂을 때 그 힘을
견딜 수 있을 정도로 튼튼해야 한다. 처음이라면
15~20회 반복하는 단위를 3세트 수행한다. 훈련을
더 발전시키려면 밴드를 더 팽팽하게 해서 저항성을
증가시키거나 더 강한 저항성을 가진 밴드를 사용한다.

엉덩이와 다리 윗부분

이 동작의 엉덩관절에 국한되어
일어난다면, 붙기근(둔근과 넙다리뒤근육
윗부분이 엉덩관절 폄근의 동시수축해
발들 뒤로 잠아당기는 운동이 된다. 허리가
앞으로 휘어지거나 당겨지지 않도록
함으로써 엉덩관절(그린절)에서만 일어나는
운동이 되도록 해야 한다. 엉덩관절이 잘
펴지지 않는 사람이 많기 때문에 운동이

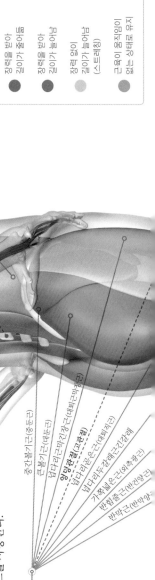

상체

복부 근육을 사용해 골반이
중립 상태를 유지하고 앞으로
기울어지는 것을 막는다. 손을
골반의 능선에 올려놓음으로써
골반이 움직이는 것을 모니터링하고
기울어지는 것을 제어할 수 있다.

머리반가시근
어깨세모근(삼각근)
척추세움근(척주기립근)
세모근(상완근)
위팔근(주관절)
척추
(허리뼈)

발꿈치힘줄(아킬레스건)

중간볼기근(중둔근)
큰볼기근(대둔근)
엉덩관절(고관절)
넙다리곧은근(대퇴직근)
넙다리두갈래근(외측광근)
가쪽넓은근(반건양근)
반힘줄근(반막양근)

구분

--- 관절
○ 근육

● 장력을 받아
  길이가 줄어듦
● 장력을 받아
  길이가 늘어남
● 장력 없이
  길이가 늘어남
  (스트레칭)
● 근육이 움직임이
  없는 상태로 유지

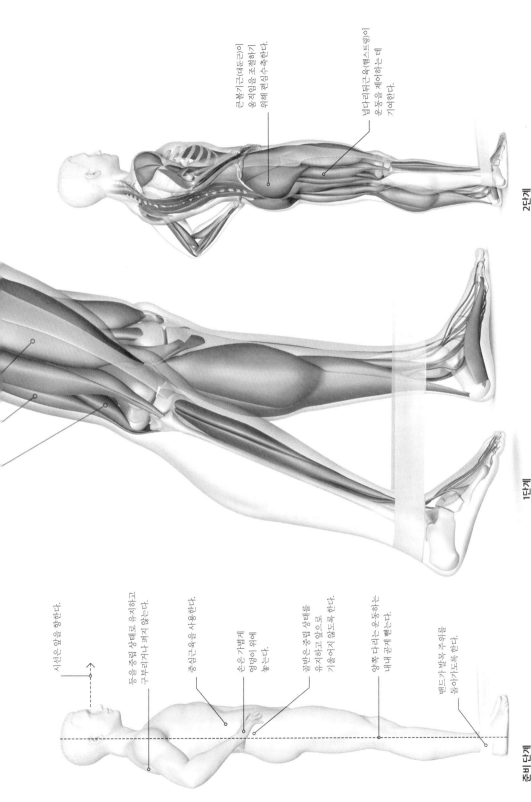

큰볼기근(대둔근)이
움직임을 조절하기
위해 편심수축한다.

넙다리뒤근육(헬스트링)이
운동을 제어하는 데
기여한다.

2단계

1단계 마지막에 엉덩이가 운동 범위의 끝에
도달하자마자 즉시 천천히 조절된 움직임을 통해
시작 위치로 돌아온다. 1단계와 2단계를 반복한다.

1단계

골반을 중립 상태에 두고 볼기근을 사용해 엉덩관절을
천천히 펴서 훈련하는 쪽 발꿈치가 뒤로 오도록 한다.
다리가 엉덩관절의 운동 범위가 허락하는 한 최대로 밀
뒤로 보낸다. 허리를 구부리거나 골반이 앞으로 기울어지지
않도록 한다.

시선은 앞을 향한다.

등을 중립 상태로 유지하고
구부리거나 펴지 않는다.

중심근육을 사용한다.

손은 가볍게
엉덩이 위에
놓는다.

골반은 중립 상태를
유지하고 앞으로
기울이지 않도록 한다.

앞쪽 다리는 운동하는
내내 곧게 뻗는다.

밴드가 발목 주위를
돌아가도록 한다.

준비 단계

몸을 숙여 저지스턴스밴드를 훈련하는 쪽 발목
주위에 두르고 손은 엉덩이 위에 올려 다음 동작바로
서서 발을 엉덩이 넓이만큼 벌린다.

전통적 데드리프트

다리의 근력을 강화하려면 달리기 사이클(66쪽 참고) 중 부하기에 가해지는 중력을 흡수할 능력과 추진 단계(19쪽 참고)에서의 운동 수행 결과가 모두 향상된다. 전통적 데드리프트(traditional deadlift) 운동은 네갈래근, 넙다리뒤근육, 볼기근육을 강화하므로 달리기로 인한 부상으로부터 보호해 줄 수 있다.

개요 보기

바벨이 필요하다. 이 운동은 엉덩관절(고관절)과 무릎관절이 동시에 폄과 굽힘을 해야 가능하다. 네갈래근(사두근), 넙다리뒤근육(햄스트링), 볼기근(둔근)에 집중해 이들이 상승 운동을 담당하도록 해야 한다. 이 운동이 처음이라면 10~12회 반복하는 단위를 3세트 수행한다. 더 발전시키려면, 바벨의 하중을 증가시키고 6~8회 반복하는 단위로 줄여서 3세트 수행한다.

주의 사항

경험자가 아니라면 물리 치료사나 공인 자격증을 지닌 트레이너의 지도 하에 수행되어야 한다.

상체

몸을 일으켜 서 있는 상태가 되면 배곧은근(복직근)이 늘어나고 좌우의 신전근은 수축한다.

배바깥빗근(외복사근)과 좌우의 신전근은 수축한다.

등 근육과 중심근육을 사용해 좌우의 안정성을 확보하고 바벨 드는 데는 사용하지 않는다.

운동하는 내내 좌우를 중립적인 상태로 유지하도록 하고 바벨 몸에 가깝게 들어야 한다.

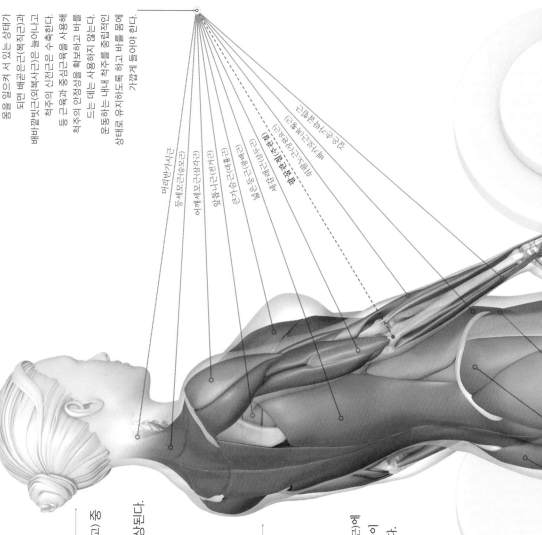

머리반가시근

등세모근(승모근)

어깨세모근(삼각근)

앞톱니근(전거근)

등가슴근(대흉근)

넓은등근(광배근)

세갈래배근(수정)
(천창완근 근그림배근)

배곧은근(복직근)
(복직근 근그림배근)

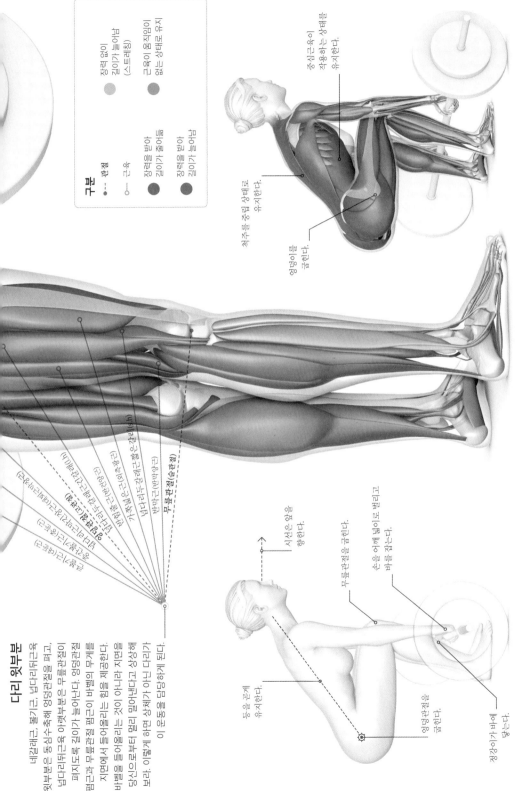

구분

- --- 관절
- ○ 근육
- 장력 없이 길이가 늘어남 (스트레칭)
- 장력 받아 길이가 줄어듦
- 장력 받아 길이가 늘어남
- 근육이 움직임이 없는 상태로 유지

다리 윗부분

네갈래근, 볼기근, 넙다리뒤근육

윗부분은 동심수축해 엉덩관절을 펴고, 넙다리뒤근육 이렛부분은 무릎관절이 펴지도록 길이가 늘어난다. 엉덩관절 폄근과 무릎관절 폄근이 바벨의 무게를 지면에서 들어올리는 힘을 제공한다. 바벨을 들어올리는 것이 아니라 지면을 당신으로부터 멀리 밀어낸다고 상상해보라. 이렇게 하면 상체가 아닌 다리가 이 운동을 담당하게 된다.

준비 단계

발을 엉덩이 넓이만큼 벌리고 서서 바가 발의 중심 위를 지나도록 놓는다. 엉덩관절과 무릎관절을 굽혀서 바를 단단히 잡는다. 몸을 낮추면 정강이가 바에 가까워지게 된다. 정강이가 바에 닿으면 몸을 낮추는 것을 멈춘다. 등이 남수해질 정도로 가슴을 앞세하고 척주는 중립 상태를 유지한다.

- 등 윗쪽 유지한다.
- 시선은 앞을 향한다.
- 무릎관절을 굽힌다.
- 손을 어깨 넓이로 벌리고 바를 잡는다.
- 엉덩관절을 굽힌다.
- 정강이가 바에 닿는다.

1단계

숨을 길이 들이 신 다음 등과 중심근육(코어근육) 전체가 작용해 가슴을 올린 상태에서 발꿈치를 바닥으로 밀어 바벨을 곧바로 위로 들어올린다. 들어 올릴 때 엉덩이를 앞쪽으로 힘차게 당긴다. 꼭대기에 도달하면 2초 정도 그 상태를 유지한다.

2단계

엉덩관절과 무릎관절을 굽혔다가 천천히(3초 이상) 바를 곧바로 바닥으로 내려놓는다. 1단계와 2단계를 반복한다.

- 척주를 중립 상태로 유지한다.
- 엉덩이를 굽힌다.

- 중심근육이 작용하는 상태를 유지한다.

라벨 (다리)

- 중간볼기근
- 큰볼기근(볼기근)
- 가쪽넓은근(네갈래근)
- 넙다리두갈래근(넙다리뒤근육)
- 반힘줄근(넙다리뒤근육)
- 반막근(넙다리뒤근육)
- 장딴지근(종아리근육)
- 무릎관절(숨은관절)

133

» **자세히** 보기

전통적 데드리프트는 하지의 주요 근육
그룹이 근력을 갖도록 하는 간단한 훈련이다.
요추(30쪽 참고)에 가해지는 압박을 줄이도록
주의를 기울여야 하며, 특히 반복적으로
요통이 발생하는 경우에는 더 그렇다.

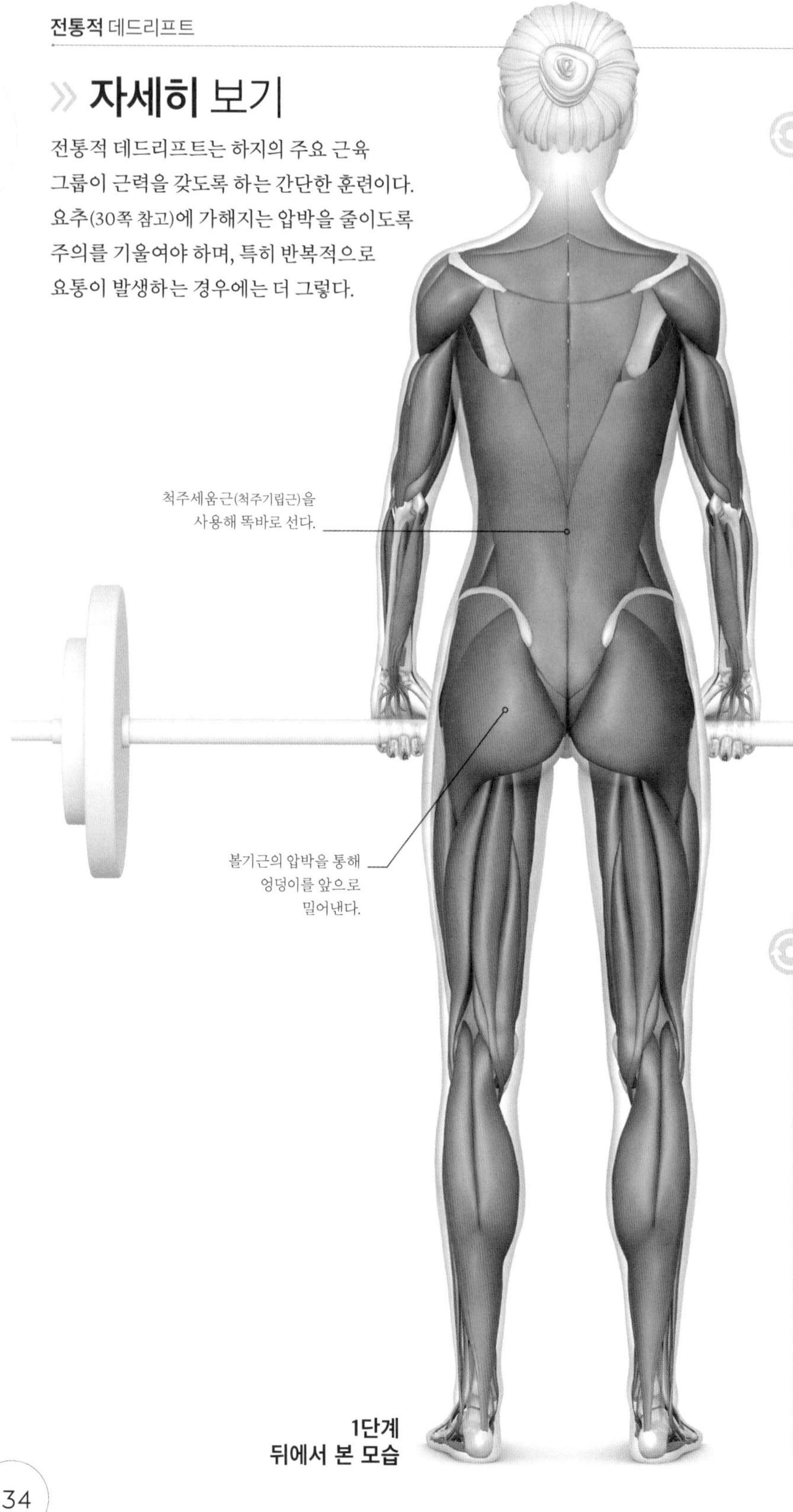

척주세움근(척주기립근)을
사용해 똑바로 선다.

볼기근의 압박을 통해
엉덩이를 앞으로
밀어낸다.

**1단계
뒤에서 본 모습**

전통적 데드리프트 변형 훈련
싱글 레그 데드리프트

아령을 쥐고 똑바로 선다. 디디지 않은 다리를
뒤로 보내어 몸통이 앞으로 숙여지도록 한다.
디디고 선 다리의 넙다리뒤근육(햄스트링)이
당겨지는 것을 느끼면 넙다리뒤근육과
볼기근(둔근)을 사용해 원래 자세로 돌아온다.
10~12회 반복하는 단위를 3세트 수행한다.

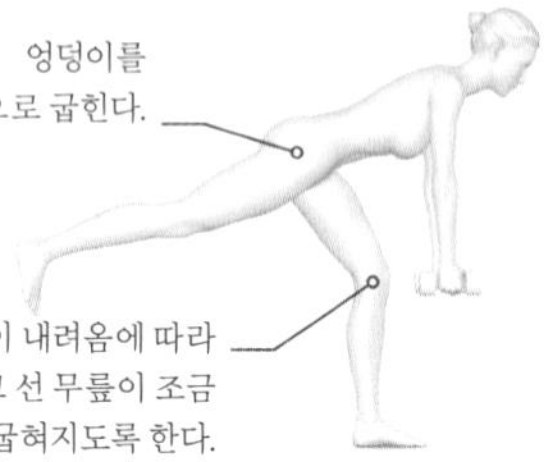

엉덩이를
앞으로 굽힌다.

몸통이 내려옴에 따라
디디고 선 무릎이 조금
굽혀지도록 한다.

전통적 데드리프트 변형 훈련
루마니안 데드리프트

엉덩이 높이에서 손바닥이 바닥을 향하게
하고 바를 잡는다. 엉덩이를 뒤로 움직여
바를 내려서 몸에 가깝게 오도록 한다. 바가
무릎관절의 아래 선까지 오면 멈추며 이
지점에서 넙다리뒤근육이 최대로 당겨진다.
엉덩이를 앞으로 밀어내어 시작할 때 자세로
돌아간다. 10~12회 반복하는 단위를 3세트
수행한다.

척추를 중립
상태로 유지한다.

시선은 앞을
향한다.

엉덩관절
(고관절)을 뒤로
이동한다.

무릎을 조금
굽힌다.

발을 엉덩이
넓이만큼 벌린다.

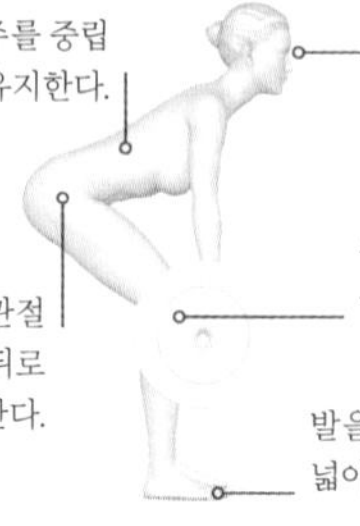

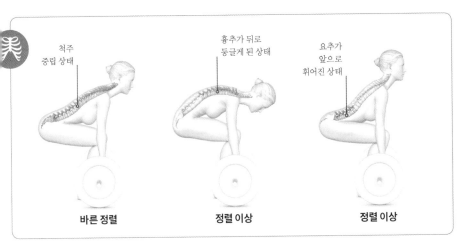

바른 정렬

정렬 이상

정렬 이상

척주
중립 상태

흉추가 뒤로
둥글게 된 상태

요추가
앞으로
휘어진 상태

척주의 정렬

전통적 데드리프트를 수행할 때는
척주가 중립 상태에 있어야 하며
흉추가 뒤로 둥글게 되거나 요추가
앞으로 돌출해서는 안 된다. 부하를
담당하는 것은 엉덩이 근육이어야
한다. 척주가 과다하게 뒤로 둥글게
되거나 앞으로 돌출하면, 엉덩이
근육에 실리는 부하가 적어질
뿐 아니라 척주가 부상을 입을
가능성도 커진다.

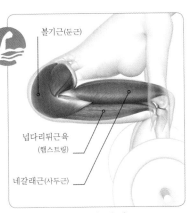

볼기근(둔근)

넙다리뒤근육
(햄스트링)

네갈래근(사두근)

속도의 발전

달리기 속도가 상승함에 따라 동력의 생성은
더 먼 쪽의 근육에서 몸쪽 근육으로 바뀐다.
먼 쪽 근육이 종아리 근육이라면, 몸쪽 근육은
볼기근, 네갈래근, 넙다리뒤근육이다. 속도를
개선하려면 전통적 데드리프트 같은 몸쪽 근육 그룹
운동에 집중, 이들의 작용을 늘려야 한다.

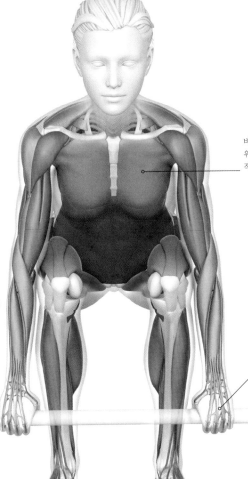

바를 단단히 잡고 있기
위해 가슴의 근육이
작용하도록 한다.

바를 단단히 잡는 데
필요하면 초크
분말을 사용하거나
장갑을 착용한다.

**2단계
앞에서 본 모습**

싱글 레그
볼 스쿼트

 주의 사항

이 운동을 하는 동안 무릎 앞에서 통증이 느껴지면 물리 치료사와 상담해 상태가 더 악화되지 않도록 한다(98쪽 참고).

몸 전체의 운동성 연결(49쪽 참고)이 도움을 받는데 싱글 레그 볼 스쿼트(single leg ball squat) 운동이 중심근육(코어근육), 엉덩이, 허벅지, 종아리 근육을 강화하고 한 발로 서는 경우에 안정성을 시험하기 때문이다.

개요 보기

이 변형된 스쿼트 운동을 하기 위해서는 운동용 볼이 필요하다. 디디고 선 다리가 훈련하는 내내 약간 벌림 상태에 있어 중간볼기근(중둔근)이 많은 일을 하도록 해야 한다. 움직일 때 반드시 디디고 선 다리의 무릎이 안으로 쏠리지 않고 시상면(10쪽 참고) 상에 있어야 한다. 허리를 굽히지 않는 대신, 쪼그릴 때는 직선으로 내려 앉고 몸통은 똑바로 세운다. 줄곧 엉덩이의 수평을 유지하도록 한다. 이 운동이 처음이라면 5~10회 반복하는 단위를 3세트 수행하려고 시도해 본다. 일단 무릎의 정렬 상태를 유지할 수 있으면, 하중을 증가시키고(99쪽 참고) 6~8회 반복하는 단위를 3~4세트 수행한다.

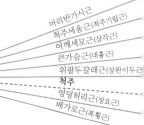

상체
배 근육을 사용해 몸을 똑바로 유지한다. 서 있을 때처럼 엉덩이의 수평을 유지하며 척주는 중립 상태에 둔다. 몸통 전체 길이를 따라 어디에서도 회전이나 측면 굽힘이 일어나지 않도록 한다.

머리반가시근
척주세움근(척주기립근)
어깨세모근(삼각근)
큰가슴근(대흉근)
위팔두갈래근(상완이두근)
척주
엉덩허리근(장요근)
배가로근(복횡근)

다리 윗부분
무릎관절을 굽히면서 몸을 낮춤에 따라 볼기근(둔근)과 네갈래근(사두근)이 편심수축하는데 이는 달리기의 부하와 비슷하다. 엉덩관절(고관절) 벌림성 중 특히 중간볼기근이 골반의 수평을 유지하기 위해 많은 일을 해야만 한다. 네갈래근과 볼기근에 집중해 이들이 운동을 주로 담당하도록 한다.

중간볼기근(중둔근)
넙다리근막긴장근(대퇴근)
엉덩관절(고관절)
큰볼기근(대둔근)
넙다리곧은근(대퇴직근)
넙다리두갈래근긴갈래
가쪽넓은근(외측광근)
무릎관절(슬관절)

다리 아랫부분
발목을 굽히면서 몸무게가 발꿈치에 실리도록 하면 볼기근을 사용하는데 도움이 된다. 안정된 받침점을 갖기 위해 반드시 발의 내재근육(102쪽 참고)을 사용해 발의 활을 지탱하도록 한다.

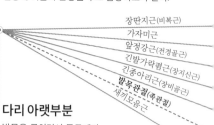

장딴지근(비복근)
가자미근
앞정강근(전경골근)
긴발가락폄근(장지신근)
긴종아리근(장비골근)
발목관절(족관절)
새끼모음근

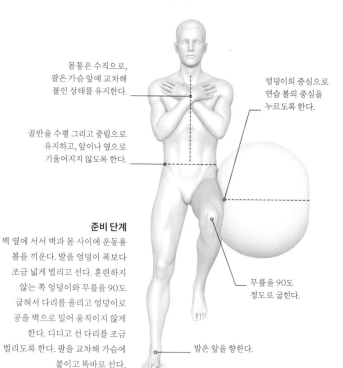

몸통은 수직으로, 팔은 가슴 앞에 교차해 붙인 상태를 유지한다.

엉덩이의 중심으로 연습 볼의 중심을 누르도록 한다.

골반을 수평 그리고 중립으로 유지하고, 앞이나 옆으로 기울어지지 않도록 한다.

준비 단계
벽 옆에 서서 벽과 몸 사이에 운동용 볼을 끼운다. 발을 엉덩이 폭보다 조금 넓게 벌리고 선다. 훈련하지 않는 쪽 엉덩이와 무릎을 90도 굽혀서 다리를 올리고 엉덩이로 공을 벽으로 밀어 움직이지 않게 한다. 디디고 선 다리를 조금 벌리도록 한다. 팔을 교차해 가슴에 붙이고 똑바로 선다.

무릎을 90도 정도로 굽힌다.

발은 앞을 향한다.

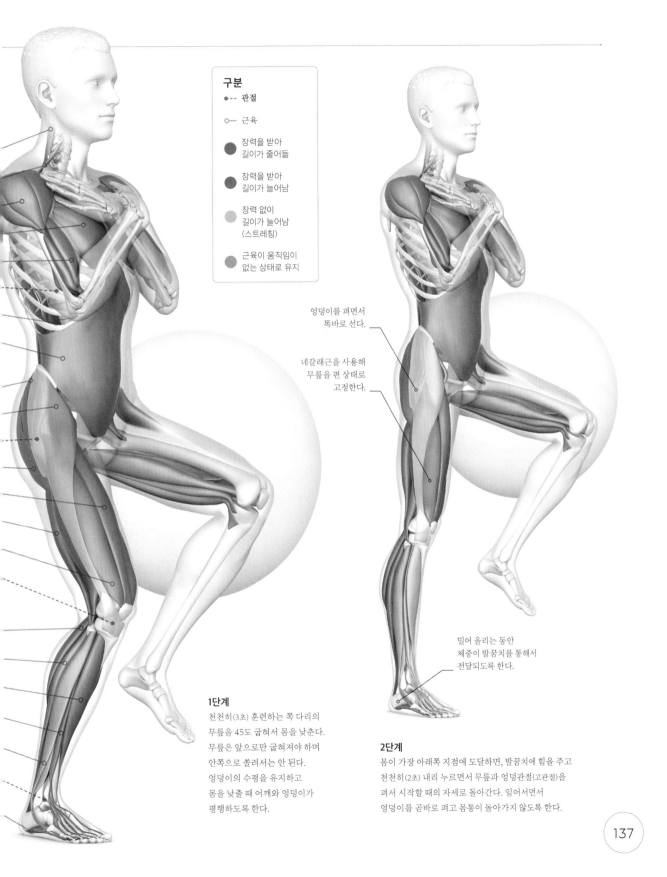

구분

●-- 관절

○- 근육

● 장력을 받아
길이가 줄어듦

● 장력을 받아
길이가 늘어남

● 장력 없이
길이가 늘어남
(스트레칭)

● 근육이 움직임이
없는 상태로 유지

엉덩이를 펴면서
똑바로 선다.

네갈래근을 사용해
무릎을 편 상태로
고정한다.

밀어 올리는 동안
체중이 발꿈치를 통해서
전달되도록 한다.

1단계

천천히(3초) 훈련하는 쪽 다리의
무릎을 45도 굽혀서 몸을 낮춘다.
무릎은 앞으로만 굽혀져야 하며
안쪽으로 쏠려서는 안 된다.
엉덩이의 수평을 유지하고
몸을 낮출 때 어깨와 엉덩이가
평행하도록 한다.

2단계

몸이 가장 아래쪽 지점에 도달하면, 발꿈치에 힘을 주고
천천히(2초) 내리 누르면서 무릎과 엉덩관절(고관절)을
펴서 시작할 때의 자세로 돌아간다. 일어서면서
엉덩이를 곧바로 펴고 몸통이 돌아가지 않도록 한다.

》 **자세히** 보기

이 역동적 운동은 중심근육(코어근육)과 엉덩이에 집중된다.
골반이나 가슴의 회전 운동이 추가되면(139쪽 참고). 이 운동은
달리기 동작 중 신체에서 대각선 탄성 지지 기전(49쪽 참고)이
일어나는 것과 비슷해진다.

중심근육 근력

중심근육은 달리기의
입각기(66~68쪽 참고)에 디디고
서 있는 다리의 위쪽을 지나는
상체를 제어하기 위해, 또한
골반이 고정되게 해 다리 위쪽
근육이 추진력을 낼 수 있도록
튼튼한 받침점을 제공하기
위해서도 근력을 필요로 한다.
중심근육을 통해 상당한
힘이 위쪽으로나 아래쪽으로
전달된다. 싱글 레그 볼 스쿼트는
다리 윗부분 근육은 물론
중심근육도 발달시킨다.

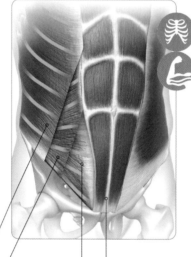

배바깥빗근(외복사근)

배속빗근(내복사근)　　배가로근(복횡근)　　배곧은근(복직근)

어깨를 수평으로
유지한다.

척주와 골반을
중립으로 유지하기
위해 중심근육을
사용한다.

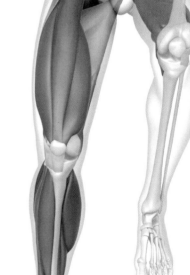

1단계
앞에서 본 모습

싱글 레그 스쿼트 변형 훈련
넙다리네갈래근 집중 훈련

싱글 레그 볼 스쿼트 운동을 수행하면서
넙다리네갈래근(대퇴사두근)에 대한 부담을
늘리고 볼기근(둔근)에 대한 부담을 줄이고
싶으면 발꿈치 아래에 쐐기 조각을 놓음으로써
체중을 발 앞부분으로 옮기도록 한다.
이 변형 방법은 슬개건병증에 걸렸다가
재활할 때에도 도움이 될 수 있다.

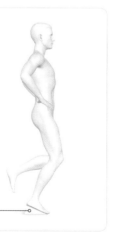

발꿈치 아래
쐐기 조각을 둔다.

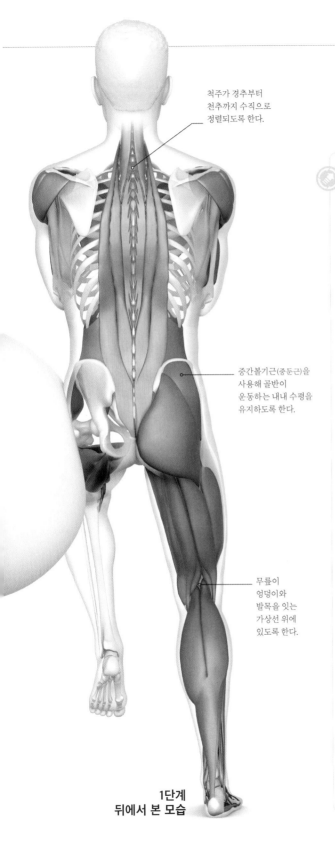

척추가 경추부터
천추까지 수직으로
정렬되도록 한다.

중간볼기근(중둔근)을
사용해 골반이
운동하는 내내 수평을
유지하도록 한다.

무릎이
엉덩이와
발목을 잇는
가상선 위에
있도록 한다.

1단계
뒤에서 본 모습

싱글 레그 스쿼트 발전 훈련
가슴이나 골반 회전 추가

싱글 레그 볼 스쿼트를 수행할 때는 쪼그려 앉은 자세에 있을
때 골반이나 가슴의 회전을 추가한다. 회전 운동은 한 방향으로
한 다음 다른 방향으로 부드럽게 물 흐르듯이 이어지도록 한다.
가슴을 회전시킨다면 엉덩이는 곧바로 세우고 흉추(30쪽 참고)로만
회전하도록 한다. 골반을 회전시킨다면 가슴은 곧바로 세우고 앞을
향하게 하며 엉덩이로만 운동한다.

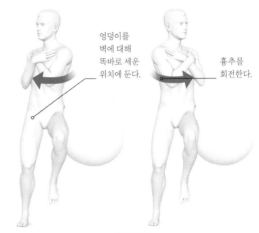

엉덩이를
벽에 대해
똑바로 세운
위치에 둔다.

흉추를
회전한다.

가슴 회전

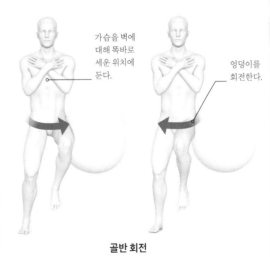

가슴을 벽에
대해 똑바로
세운 위치에
둔다.

엉덩이를
회전한다.

골반 회전

햄스트링
볼 롤인

햄스트링 볼 롤인(hamstring ball roll-in)은 넙다리뒤근육과
중심근육(코어근육)을 강화하며 넙다리뒤근육 뻠(염좌)과 다른
달리기 관련 부상(54~63쪽 참고)에서의 회복에도 도움이 될 수 있다.
넙다리뒤근육은 달리기 운동, 특히 속도를 내는 데 중요한 역할을 한다.

개요 보기

지름 55~65센티미터인 운동용 볼이 필요하다. 이것은 그렇게 쉽지는 않은
동작으로 일단 몸을 일으켰다가 운동을 시작할 때는 일직선이 되게 하고
운동하는 내내 몸통과 골반의 위치를 유지하는 데 집중한다. 이 훈련에서
주된 운동은 공을 몸에 가깝고 멀리 굴리는 동안 엉덩이가 하강하지 않도록
하는 것이다. 이 운동이 처음이라면 10~12회 반복하는 단위를 3세트
수행한다. 일단 엉덩이와 몸통의 위치를 운동하는 내내 고정할 수 있으면
아래팔로 지지하지 않아도 된다. 이때는 팔을 교차해 가슴에 붙인다. 운동을
더 발전시키려면 한쪽 발만 사용해 수행하는데 이때는 훈련하지 않는 쪽
다리의 무릎을 굽혀서 가슴에 붙도록 당김으로써 훈련하는 쪽 다리가 공을
안쪽으로 굴릴 때 걸리적거리지 않게 한다.

다리 윗부분

여기서는 넙다리뒤근육(햄스트링)에 의해
무릎이 굽혀진다. 발꿈치로 공을 강하게 누른 채
몸을 향해 공을 당기려고 시도한다. 이때 무릎을
올리지 않는다. 볼기근(둔근)은 올린 엉덩이의
다리 역할이 유지되도록 작용하며, 엉덩이가
굽혀질 때는 길이가 늘어난다. 앞에 있는
엉덩관절(고관절) 굽힘근은 동심수축해
엉덩이를 굽힌다.

상체

중심근육(코어근육)을
사용해 공 위에서 균형을
잡도록 한다. 두 팔을
교차해 가슴 앞에 붙이고
중심근육만을 더 강하게
사용하도록 한다.

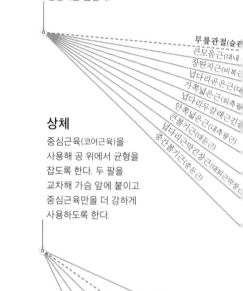

무릎관절(슬관절)
큰모음근(대내전근)
장딴지근(비복근)
넙다리곧은근(대퇴직근)
가쪽넓은근(외측광근)
넙다리두갈래근(긴갈래)
안쪽넓은근(내측광근)
큰볼기근(대둔근)
넙다리근막긴장근(대퇴근막장근)
중간볼기근(중둔근)

배바깥빗근(외복사근)

척추
세갈래근(삼두근)
어깨세모근(삼각근)
척주세움근(척주기립근)

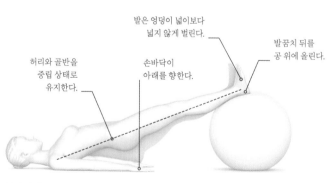

허리와 골반을
중립 상태로
유지한다.

발은 엉덩이 넓이보다
넓지 않게 벌린다.

손바닥이
아래를 향한다.

발꿈치 뒤를
공 위에 올린다.

준비 단계

바로 누워 팔은 몸 옆에 붙인다. 발꿈치를 모아서 운동용 공에
가볍게 올린다. 엉덩이를 들어올려 어깨부터 엉덩이와 무릎을 지나
발목까지 일직선이 되도록 한다. 척추가 중립 상태에 있도록 한다.

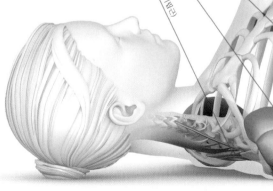

구분

●-- 관절

○- 근육

⬤ 장력을 받아
길이가 줄어듦

⬤ 장력을 받아
길이가 늘어남

◐ 장력 없이
길이가 늘어남
(스트레칭)

◐ 근육이 움직임이
없는 상태로 유지

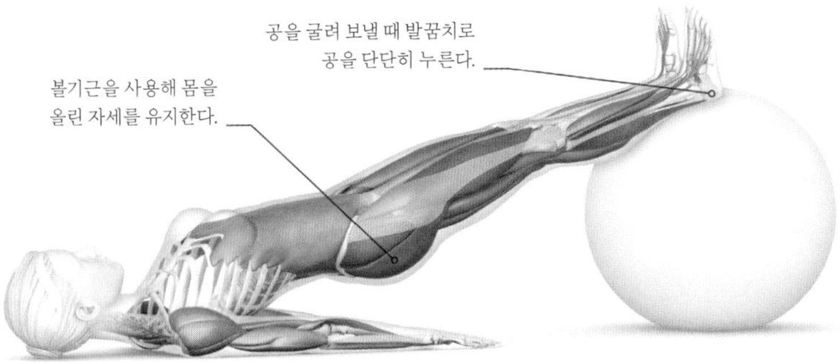

공을 굴려 보낼 때 발꿈치로
공을 단단히 누른다.

볼기근을 사용해 몸을
올린 자세를 유지한다.

2단계
엉덩이를 위로 든 채 천천히 공을 다시 굴려서
시작 위치로 보낸다. 다리가 완전히 펴지면 그 상태를
잠시 유지하고 1단계와 2단계를 반복한다.

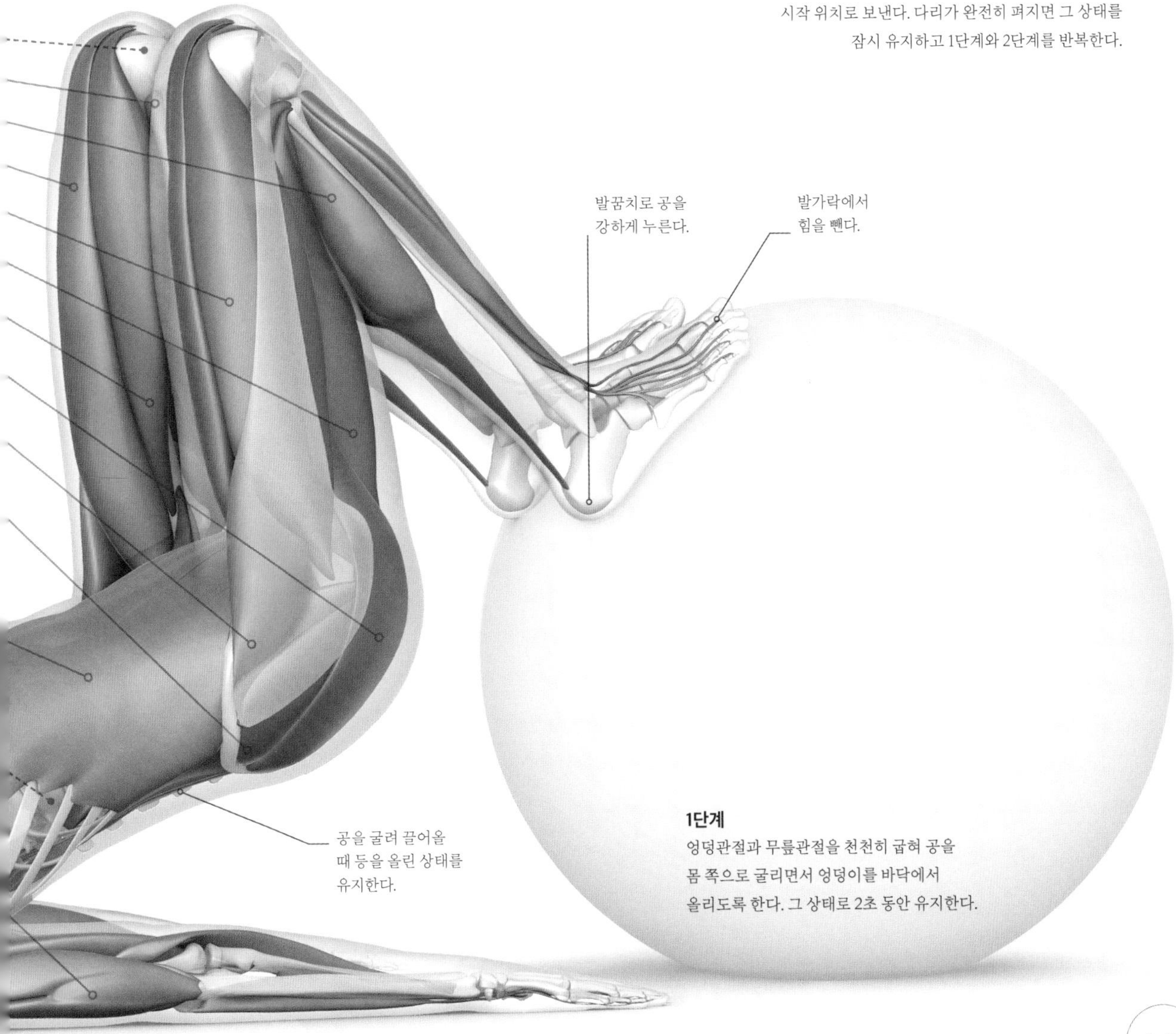

발꿈치로 공을
강하게 누른다.

발가락에서
힘을 뺀다.

공을 굴려 끌어올
때 등을 올린 상태를
유지한다.

1단계
엉덩관절과 무릎관절을 천천히 굽혀 공을
몸 쪽으로 굴리면서 엉덩이를 바닥에서
올리도록 한다. 그 상태로 2초 동안 유지한다.

런지

런지(lunge)는 달리기를 위해 고안된 자세를 하고서 양쪽 다리의
근력 강화를 목표로 하는 훌륭한 운동이다. 이 운동은 근육의
동심수축 운동과 편심수축 운동 모두를 가능하게 한다.

구분

●-- 관절
○- 근육

● 장력 없이
길이가 늘어남
(스트레칭)

● 장력을 받아
길이가 줄어듦

● 근육이 움직임이
없는 상태로 유지

● 장력을 받아
길이가 늘어남

개요 보기

양쪽 다리 모두 많은 일을 하지만 볼기근(둔근)과 네갈래근(사두근)에 더욱
집중되어 있다. 런지는 앞으로 이동하는 운동이 아니라 아래로 이동하는
운동이다. 런지를 할 때는 어깨, 엉덩이, 하강한 무릎 뒤쪽이 하나의 수직선
상에 있어야 한다. 운동하는 내내 체중은 반드시 앞에 있는 발 전체와 뒤에
있는 발등쪽으로 굽혀진 발가락에 균일하게 실려야 한다. 팔은 다리의
운동과 조화를 이루도록 달리기 할 때처럼 움직이므로 런지를 할 때는 앞에
나온 발의 반대쪽 팔을 올린다. 런지를 한 상태에서 일어나면서 자세를 풀
때는 팔을 반대로 움직인다. 처음이라면 8~12회 반복하는 단위를 3세트
수행한다. 운동을 더 발전시키려면 앞에 나온 발과 같은 쪽 볼기근에 부하를
추가하거나, 앞에 나온 발의 반대쪽에 아령을 들거나 한다.

상체

달리기 동작과 비슷하게 팔과
몸통의 근육을 사용해 다리의
움직임에 대응해 균형을
잡도록 한다.

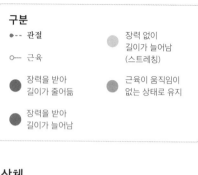

머리반가시근
척주세움근(척주기립근)
어깨세모근(삼각근)
큰가슴근(대흉근)
두갈래근(이두근)
세갈래근(삼두근)
앞톱니근(전거근)

척주
넓은등근(광배근)
배가로근(복횡근)

중간볼기근(중둔근)
엉덩허리근(장요근)
넙다리근막긴장근(대퇴근막장)
큰볼기근(대둔근)
가쪽넓은근(외측광근)
넙다리곧은근(대퇴직근)
넙다리두갈래근(슬괵근)
가자미근
긴발가락폄근(장지신근)
장딴지근(비복근)
앞정강근(전경골근)
발꿈치힘줄(아킬레스건)
세갈래종아리근(하퇴삼두근)

주의 사항

운동을 하는 동안 무릎
앞쪽에서 통증이 느껴지면
반드시 물리 치료사와 상담해
상태가 더 악화되지 않도록
한다(98쪽 참고).

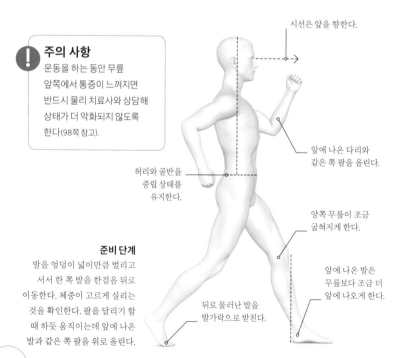

시선은 앞을 향한다.

앞에 나온 다리와
같은 쪽 팔을 올린다.

허리와 골반을
중립 상태를
유지한다.

양쪽 무릎이 조금
굽혀지게 한다.

준비 단계

발을 엉덩이 넓이만큼 벌리고
서서 한 쪽 발을 한걸음 뒤로
이동한다. 체중이 고르게 실리는
것을 확인한다. 팔을 달리기 할
때 하듯 움직이는데 앞에 나온
발과 같은 쪽 팔을 위로 올린다.

뒤로 물러난 발을
발가락으로 받친다.

앞에 나온 발은
무릎보다 조금 더
앞에 나오게 한다.

다리 뒤쪽

다리 뒤쪽에서 네갈래근을
통해 당기는 느낌이 느껴지듯
종아리에서 발로 이어지면서
당기는 느낌을 느껴야 한다.
다리 아래쪽 근육은 발가락을
통해 안정성을 유지하기 위해
강하게 수축한다.

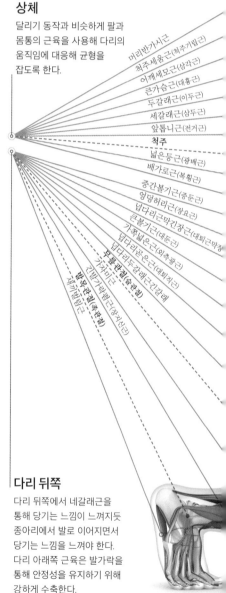

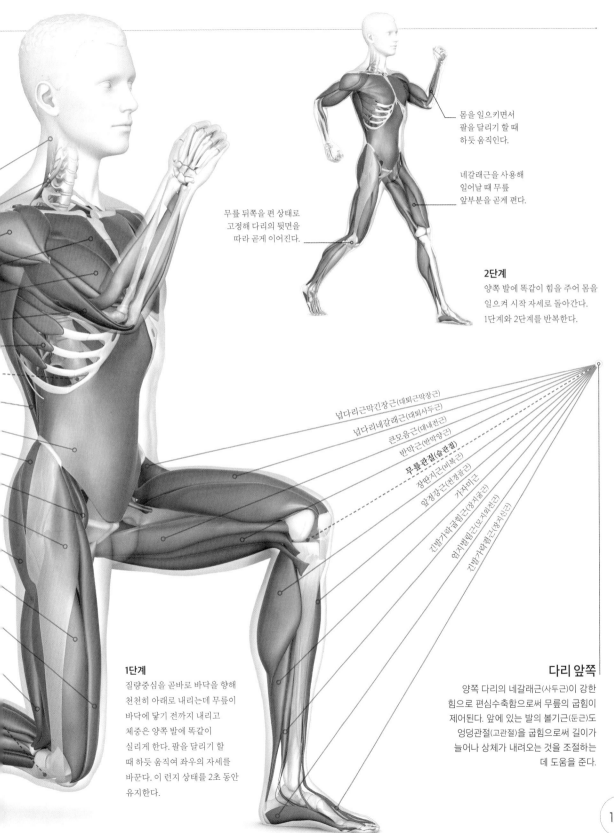

몸을 일으키면서
팔을 달리기 할 때
하듯 움직인다.

네갈래근을 사용해
일어날 때 무릎
앞부분을 곧게 편다.

무릎 뒤쪽을 편 상태로
고정해 다리의 뒷면을
따라 곧게 이어진다.

2단계
양쪽 발에 똑같이 힘을 주어 몸을
일으켜 시작 자세로 돌아간다.
1단계와 2단계를 반복한다.

넙다리근막긴장근(대퇴근막장근)
넙다리네갈래근(대퇴사두근)
큰모음근(대내전근)
반막근(반막양근)
무릎관절(슬관절)
장딴지근(비복근)
앞정강근(전경골근)
가자미근
긴발가락굽힘근(장지굴근)
엄지폄근(모지외전근)
긴발가락폄근(장지신근)

1단계
질량중심을 곧바로 바닥을 향해
천천히 아래로 내리는데 무릎이
바닥에 닿기 전까지 내리고
체중은 양쪽 발에 똑같이
실리게 한다. 팔을 달리기 할
때 하듯 움직여 좌우의 자세를
바꾼다. 이 런지 상태를 2초 동안
유지한다.

다리 앞쪽
양쪽 다리의 네갈래근(사두근)이 강한
힘으로 편심수축함으로써 무릎의 굽힘이
제어된다. 앞에 있는 발의 볼기근(둔근)도
엉덩관절(고관절)을 굽힘으로써 길이가
늘어나 상체가 내려오는 것을 조절하는
데 도움을 준다.

프론트 플랭크
로테이션

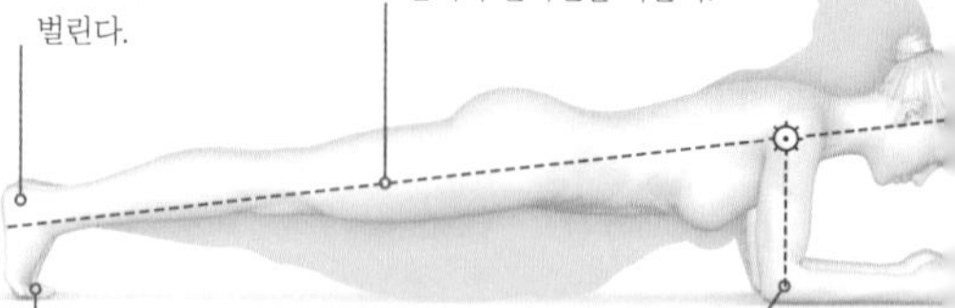

'**마운틴 클라이머(등산가)**'라고 알려져 있는 프론트 플랭크
로테이션(front plank rotation)은 중심근육, 특히 빗근을 강화한다.
또한 대각선 탄성 지지 기전(49쪽 참고)의 효율도 개선되며,
이를 통해 달리는 동안 하체와 상체 사이의 힘 전달이
가능해진다.

발은 조금
벌린다.

신체가 일직선을 이룬다.

발등쪽으로 굽혀진
발가락이 체중을
떠받친다.

팔꿈치가 어깨와 같은
수직선에 놓인다.

준비 단계
정면이 바닥을 향하도록 엎드려서 상체를 아래팔로
짚어 올린다. 시작 자세로 가기 위해서는 엉덩이를
바닥으로부터 들어 올려서 몸이 머리에서부터 배꼽을
지나 발목까지 일직선이 되게 한다.

개요 보기

마운틴 클라이머 운동은 균형과 조화,
중심근육의 힘을 개선한다. 일단 엉덩이를
시작 위치로 올리고, 머리에서 발목까지
일직선이 되게 한 다음 이 배열 상태를
유지하는 데 집중하면서 다리 운동을 한다.
중심근육을 사용해 움직일 때 등이 바닥을
향해 내려가지 않도록 한다. 10~15회 반복해
3회 실시하고 상급 훈련에서는 더 많이
반복한다.

구분
- ●-- 관절
- ○- 근육
- ● 장력을 받아
  길이가 줄어듦
- ● 장력을 받아
  길이가 늘어남
- ● 장력 없이
  길이가 늘어남
  (스트레칭)
- ● 근육이 움직임이
  없는 상태로 유지

다리
엉덩이로부터 움직임을
시작하는데 엉덩관절(고관절)
굽힘근을 사용해 무릎을 올려서
반대쪽으로 뻗는다. 무릎을
90도 구부린다. 반대쪽 다리의
네갈래근(사두근)을 사용해
체중을 지탱하게 한다.

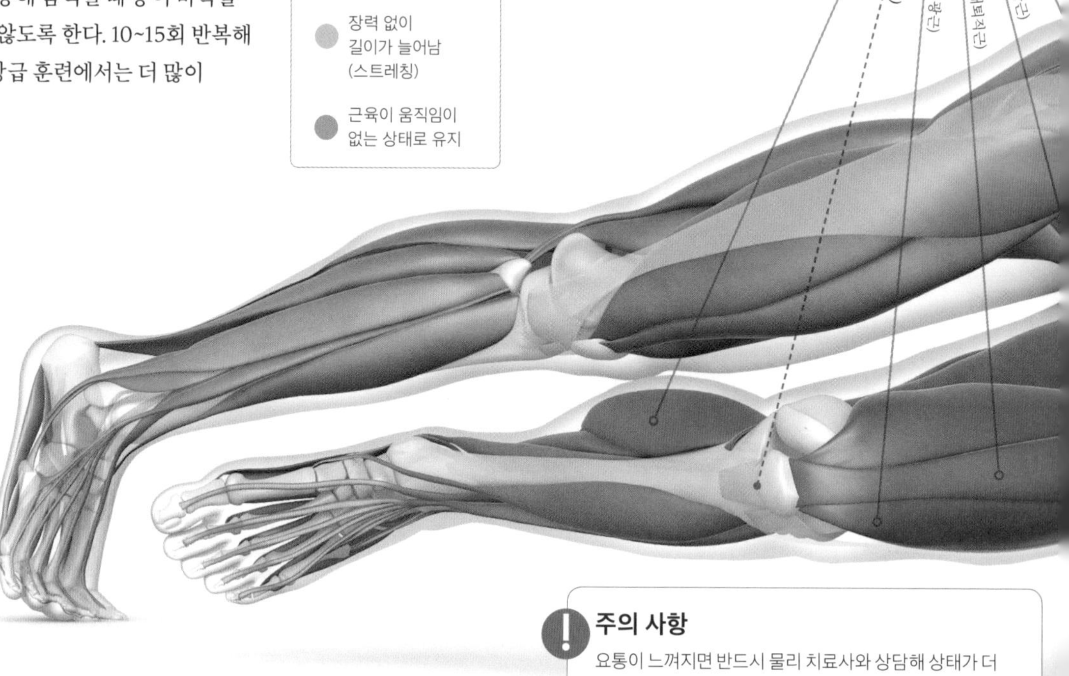

장딴지근(비복근)
긴종아리근(장비골근)
가쪽넓은근(외측광근)
안쪽넓은근(내측광근)
넙다리곧은근(대퇴직근)

⊘ 주의 사항
요통이 느껴지면 반드시 물리 치료사와 상담해 상태가 더
악화되지 않도록 한다(98쪽 참고).

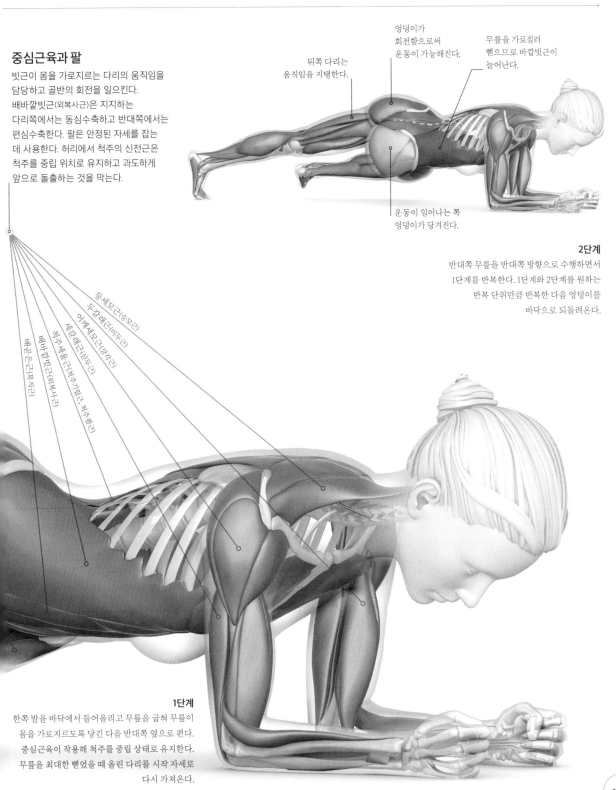

중심근육과 팔

빗근이 몸을 가로지르는 다리의 움직임을
담당하고 골반의 회전을 일으킨다.
배바깥빗근(외복사근)은 지지하는
다리쪽에서는 동심수축하고 반대쪽에서는
편심수축한다. 팔은 안정된 자세를 잡는
데 사용한다. 허리에서 척주의 신전근은
척주를 중립 위치로 유지하고 과도하게
앞으로 돌출하는 것을 막는다.

뒤쪽 다리는
움직임을 지탱한다.

엉덩이가
회전함으로써
운동이 가능해진다.

무릎을 가로질러
뻗으므로 바깥빗근이
늘어난다.

운동이 일어나는 쪽
엉덩이가 당겨진다.

2단계
반대쪽 무릎을 반대쪽 방향으로 수행하면서
1단계를 반복한다. 1단계와 2단계를 원하는
반복 단위만큼 반복한 다음 엉덩이를
바닥으로 되돌려온다.

등세모근(승모근)
두갈래근(이두근)
어깨세모근(삼각근)
척주세움근(척주기립근, 척주폄근)
배바깥빗근(외복사근)
배곧은근(복직근)

1단계
한쪽 발을 바닥에서 들어올리고 무릎을 굽혀 무릎이
몸을 가로지르도록 당긴 다음 반대쪽 옆으로 편다.
중심근육이 작용해 척주를 중립 상태로 유지한다.
무릎을 최대한 뻗었을 때 올린 다리를 시작 자세로
다시 가져온다.

≫ **자세히** 보기

프론트 플랭크 로테이션은 정적 플랭크
운동의 대체 운동이며 척주의 안정성을
유지한 채 중심근육(코어근육)을 사용해 힘의
세기를 조절하면서 회전 운동을 하기 위한
것이다. 반드시 허리를 통해서가 아니라
그보다 위의 척주 부위에서 회전하는
움직임이 일어나도록 한다(30쪽 참고).

상체에서의 동력 생성

달리는 사람들에게는 상체에 집중된
운동을 훈련에 포함시키는 것이
중요하다. 달리기를 하는 동안 상체와
하체 모두 사용하면 특히 더 빠른 속도로
힘을 끌어낼 수 있다. 몸통이 회전하면
대각선 탄성 지지 기전(49쪽 참고)을 통해
다리가 시상면(10쪽 참고)에서 운동하는
데 도움이 된다. 배바깥빗근과 반대쪽의
배속빗근이 서로 조합을 이루어
교차하면서 수축하는 과정을 통해 이
운동이 이루어진다.

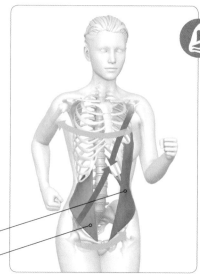

배바깥빗근(외복사근)

배속빗근(내복사근)

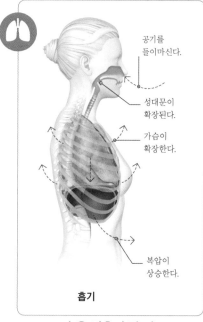

공기를
들이마신다.

성대문이
확장된다.

가슴이
확장한다.

복압이
상승한다.

흡기

숨을 멈추지 말 것!

운동을 수행하는 동안에는 복근에 힘이 들어가
단단해지므로 숨을 참는 것이 쉽지만 호흡을 균일하고
일정하게 지속하는 것이 중요하다. 숨을 참으면
복내압이 상승해 척주를 경직시켜서 회전할 수 있는
능력이 감소된다. 달릴 때 숨 쉬는 것처럼 움직이는
동안 계속 자유롭게 숨 쉬려고 시도해야 한다.

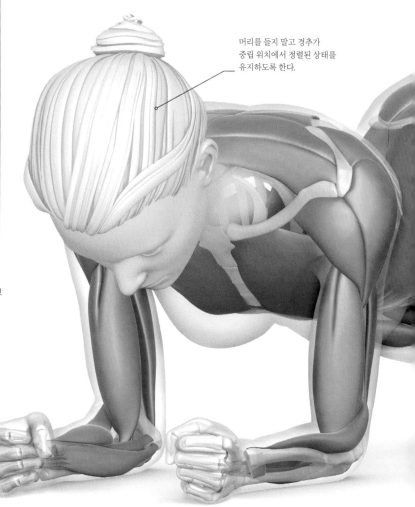

머리를 들지 말고 경추가
중립 위치에서 정렬된 상태를
유지하도록 한다.

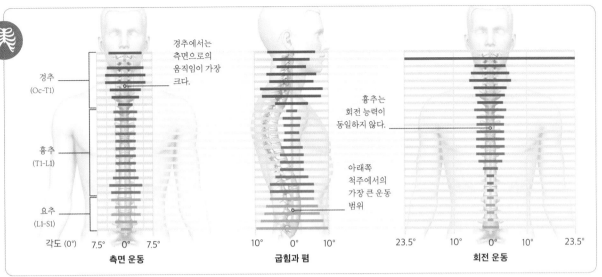

경추에서는 측면으로의 움직임이 가장 크다.

경추
(Oc-T1)

흉추
(T1-L1)

요추
(L1-S1)

각도 (0°)   7.5° 0° 7.5°
측면 운동

10° 0° 10°
굽힘과 폄

흉추는 회전 능력이 동일하지 않다.

아래쪽 척주에서의 가장 큰 운동 범위

23.5° 10° 0° 10° 23.5°
회전 운동

척주의 운동

프론트 플랭크 로테이션 운동에서는 회전이 가슴(흉추)에서 일어나야 하며 허리(요추)에서 일어나서는 안 된다. 척주의 각 분절은 운동의 세 평면에서 각각 특정한 운동(30쪽 참고)을 담당한다. 달리기를 하는 동안에는 머리와 목은 움직이지 않고 상체의 회전이 주로 흉부를 통해 일어나야 한다. 골반이 시상면 상에서 움직이기 때문에 허리는 굽히거나 펼 때 조금만 움직여야 한다.

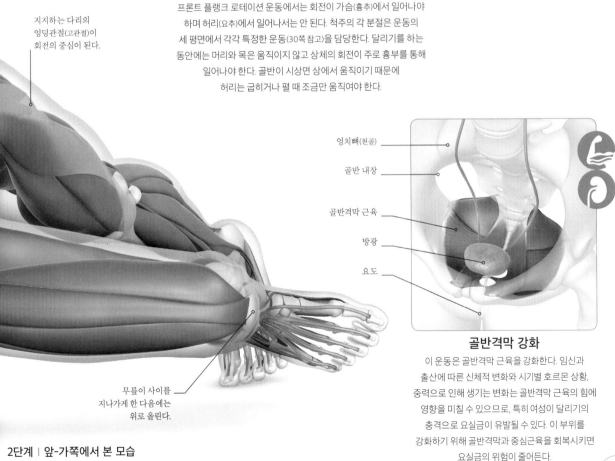

지지하는 다리의 엉덩관절(고관절)이 회전의 중심이 된다.

무릎이 사이를 지나가게 한 다음에는 위로 올린다.

엉치뼈(천골)

골반 내장

골반격막 근육

방광

요도

골반격막 강화

이 운동은 골반격막 근육을 강화한다. 임신과 출산에 따른 신체적 변화와 시기별 호르몬 상황, 중력으로 인해 생기는 변화는 골반격막 근육의 힘에 영향을 미칠 수 있으므로, 특히 여성이 달리기의 충격으로 요실금이 유발될 수 있다. 이 부위를 강화하기 위해 골반격막과 중심근육을 회복시키면 요실금의 위험이 줄어든다.

2단계 | 앞-가쪽에서 본 모습

사이드 플랭크
로테이션

주의 사항

요통이 느껴지면 반드시 물리 치료사와
상담해 상태가 더 악화되지 않도록
한다(98쪽 참고).

사이드 플랭크 로테이션(side plank rotation)은 중심근육(코어근육)을
강화하며 대각선 탄성 지지 기전(49쪽 참고)의 효율을 높일 수 있다.
방향을 달리해 교대로 일어나는 회전 운동을 통해 가슴과 골반을 따로
움직이는 방법을 익히는데 이는 달리기에 도움이 된다.

개요 보기

이 훈련에서 모든 운동은 흉추(30쪽 참고)와 허벅지 사이에서 일어난다. 무릎과
가슴은 항상 정면을 향하고 있으며 그 사이에 있는 모든 부분이 회전한다.
엉덩이가 회전할 때 가슴은 움직이지 않고 몸통이 회전하도록 한다. 양쪽에서
10~15회 반복 단위를 3세트 실시한다. 각 단계 사이는 부드럽고 연속적으로
이어지도록 한다.

엉덩관절(고관절)

다리의 위쪽 끝에 있는
엉덩관절(고관절) 모음근은 다리
아래쪽 끝에 있는 벌림근과 함께
작용해 몸이 지면에서 떨어진
상태와 엉덩이와 척주의 중립
상태를 유지한다.

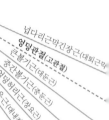

발을
모은다.

발목을 올려 지면에서
떨어지게 한다.

팔꿈치는 어깨와
수직으로 정렬한다.

몸무게가 아래 있는
발 가쪽에 실린다.

몸이 일직선을
이룬다.

넙다리근막긴장근(대퇴근막장근)

엉덩관절(고관절)

큰볼기근(대둔근)

중간볼기근(중둔근)

엉덩허리근(장요근)

큰모음근(대내전근)

준비 단계

옆으로 누워서 발은 모으고 상체는 아래팔로 기댄다.
다른 쪽 팔은 굽혀서 가슴 앞에 붙인다. 엉덩이를 올려
바닥에서 떨어뜨리고 몸이 일직선을 이루도록 한다.

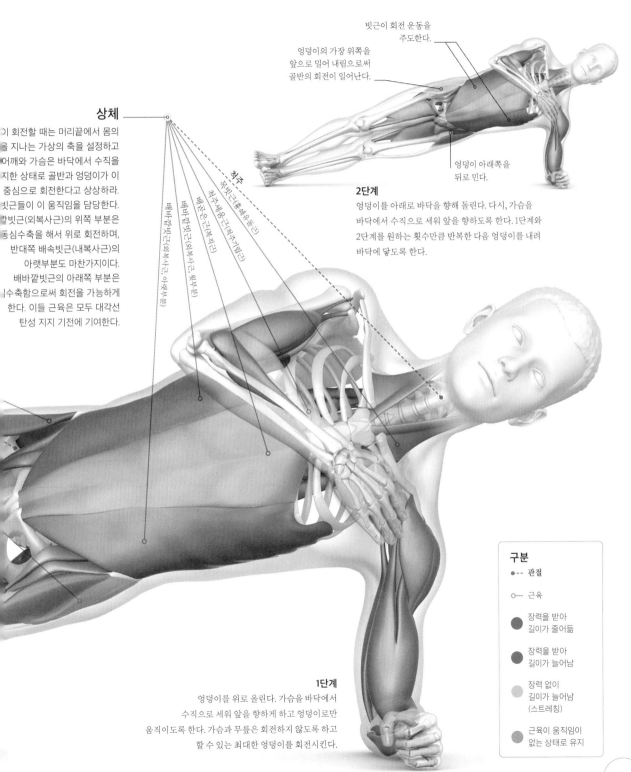

빗근이 회전 운동을
주도한다.

엉덩이의 가장 위쪽을
앞으로 밀어 내림으로써
골반의 회전이 일어난다.

엉덩이가 아래쪽을
뒤로 민다.

2단계
엉덩이를 아래로 바닥을 향해 돌린다. 다시, 가슴을
바닥에서 수직으로 세워 앞을 향하도록 한다. 1단계와
2단계를 원하는 횟수만큼 반복한 다음 엉덩이를 내려
바닥에 닿도록 한다.

상체

기 회전할 때는 머리끝에서 몸의
을 지나는 가상의 축을 설정하고
어깨와 가슴은 바닥에서 수직을
지한 상태로 골반과 엉덩이가 이
중심으로 회전한다고 상상하라.
빗근들이 이 움직임을 담당한다.
깥빗근(외복사근)의 위쪽 부분은
동심수축을 해서 위로 회전하며,
반대쪽 배속빗근(내복사근)의
아랫부분도 마찬가지이다.
배바깥빗근의 아래쪽 부분은
|수축함으로써 회전을 가능하게
한다. 이들 근육은 모두 대각선
탄성 지지 기전에 기여한다.

척주

척주세움근(척추기립근)

배근육(복직근)

배속빗근(내복사근)

배바깥빗근(외복사근 위부분)

배바깥빗근(외복사근 아래부분)

1단계
엉덩이를 위로 올린다. 가슴을 바닥에서
수직으로 세워 앞을 향하게 하고 엉덩이로만
움직이도록 한다. 가슴과 무릎은 회전하지 않도록 하고
할 수 있는 최대한 엉덩이를 회전시킨다.

구분
●-- 관절
○— 근육

● 장력을 받아
길이가 줄어듦

● 장력을 받아
길이가 늘어남

● 장력 없이
길이가 늘어남
(스트레칭)

● 근육이 움직임이
없는 상태로 유지

박스 점프

박스 점프(box jump)는 경직된 다리의 스프링 기능을 개선하며
(98쪽 참고) 볼기근, 네갈래근, 종아리근, 엉덩관절 벌림근의
에너지 저장 및 방출 능력 향상에 기여한다. 달리기의 부하기
(66쪽 참고). 동안 무릎과 엉덩이의 정렬 상태가 조절되는
작용을 개선함으로써 운동 수행력에 도움을 줄 뿐 아니라
부상 예방에도 도움을 준다.

개요 보기

이 운동을 하기 위해서는 박스가 있어야 한다. 처음에는 높이가
30센티미터인 박스를 사용한다. 박스에 오르고 내려올 때
무릎을 대략 45도로 굽힌다. 10~12회 반복하는 단위를
3세트 수행한다. 심화 단계에서는 박스의 높이를 더
높이고 6~8회 반복하는 단위로 줄여 3~4세트 수행한다.

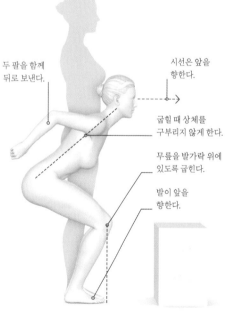

두 팔을 함께
뒤로 보낸다.

시선은 앞을
향한다.

굽힐 때 상체를
구부리지 않게 한다.

무릎을 발가락 위에
있도록 굽힌다.

발이 앞을
향한다.

1단계
박스 앞에 똑바로 서서 다리는 엉덩이 넓이만큼 벌리고
팔은 측면에 붙인다. 무릎을 굽히고 뛸 준비를 한다.
팔꿈치를 뒤쪽으로 올려서 앞으로 보낼 준비를 한다.

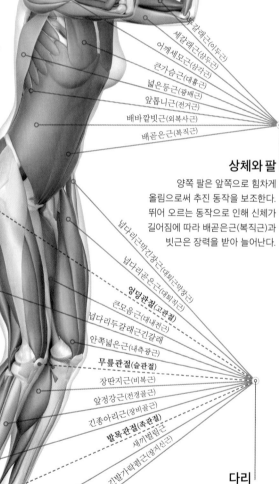

2단계
강하게 다리를 위로 움직
발목, 무릎, 엉덩이를 펴
박스 앞쪽으로 뛰어 오른
동시에 팔도 힘차게 앞쪽
들어 올린다.

두갈래근(이두근)
세갈래근(삼두근)
어깨세모근(삼각근)
큰가슴근(대흉근)
넓은등근(광배근)
앞톱니근(전거근)
배바깥빗근(외복사근)
배곧은근(복직근)

상체와 팔
양쪽 팔은 앞쪽으로 힘차게
올림으로써 추진 동작을 보조한다.
뛰어 오르는 동작으로 인해 신체가
길어짐에 따라 배곧은근(복직근)과
빗근은 장력을 받아 늘어난다.

넓다리근막긴장근(대퇴근막장근)
넓다리곧은근(대퇴직근)
엉덩관절(고관절)
큰모음근(대내전근)
넓다리두갈래근긴갈래
안쪽넓은근(내측광근)
무릎관절(슬관절)
장딴지근(비복근)
앞정강근(전경골근)
긴종아리근(장비골근)
발목관절(족관절)
새끼벌림근
긴발가락폄근(장지신근)

다리
몸을 지면에서 띄우기 위한
순발력이 있어야 하는데
이는 엉덩이, 무릎, 발목 폄근이
작용한 결과로 나타난다.
이 힘은 달리기에서
입각종말기(68쪽 참고)에
생성되는 추진력과 비슷하다.

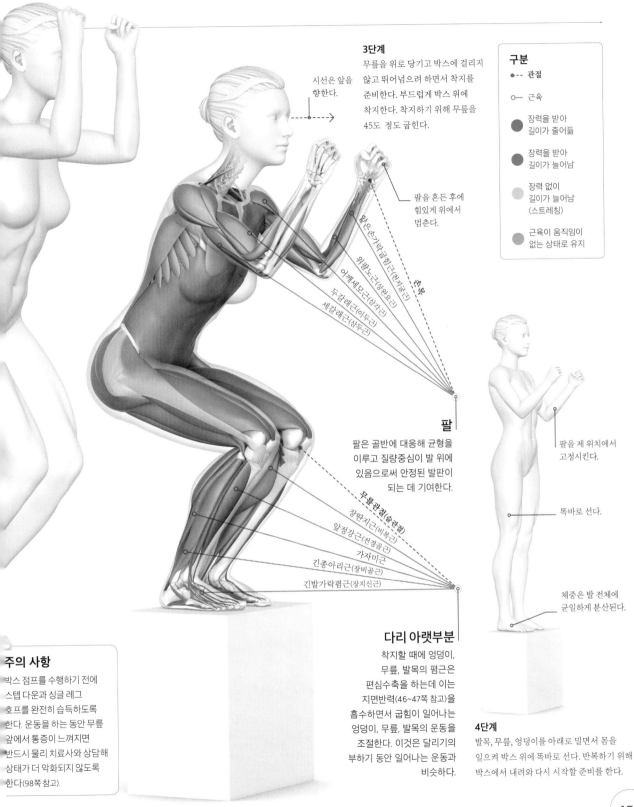

3단계
무릎을 위로 당기고 박스에 걸리지 않게 뛰어넘으려 하면서 착지를 준비한다. 부드럽게 박스 위에 착지한다. 착지하기 위해 무릎을 45도 정도 굽힌다.

시선은 앞을 향한다.

팔을 흔든 후에 힘있게 위에서 멈춘다.

구분
●-- 관절
○- 근육
● 장력을 받아 길이가 줄어듦
● 장력을 받아 길이가 늘어남
○ 장력 없이 길이가 늘어남 (스트레칭)
● 근육이 움직임이 없는 상태로 유지

앞톱니가슴힘근(전거근)
위팔노근(상완요근)
어깨세모근(삼각근)
두갈래근(이두근)
세갈래근(삼두근)

팔

팔
팔은 골반에 대응해 균형을 이루고 질량중심이 발 위에 있음으로써 안정된 발판이 되는 데 기여한다.

무릎관절(슬관절)
장딴지근(비복근)
앞정강근(전경골근)
가자미근
긴종아리근(장비골근)
긴발가락폄근(장지신근)

팔을 제 위치에서 고정시킨다.

똑바로 선다.

체중은 발 전체에 균일하게 분산된다.

다리 아랫부분
착지할 때에 엉덩이, 무릎, 발목의 폄근은 편심수축을 하는데 이는 지면반력(46~47쪽 참고)을 흡수하면서 굽힘이 일어나는 엉덩이, 무릎, 발목의 운동을 조절한다. 이것은 달리기의 부하기 동안 일어나는 운동과 비슷하다.

4단계
발목, 무릎, 엉덩이를 아래로 밀면서 몸을 일으켜 박스 위에 똑바로 선다. 반복하기 위해 박스에서 내려와 다시 시작할 준비를 한다.

주의 사항
박스 점프를 수행하기 전에 스텝 다운과 싱글 레그 호프를 완전히 습득하도록 한다. 운동을 하는 동안 무릎 앞에서 통증이 느껴지면 반드시 물리 치료사와 상담해 상태가 더 악화되지 않도록 한다(98쪽 참고).

» **자세히** 보기

박스 점프는 하지의 폄근을 통해 힘을 발생시키지만
착지할 때 큰 충격을 피하기 위해 힘 조절이 요구되는
심화된 훈련이다. 발생한 커다란 부하는 뼈를 더
튼튼하게 하고 달리기를 할 때 반복적인 부하로
인해서 피로골절이 발생하는 것을 방지한다. 또한
다리 근육이 더 큰 힘에 노출됨으로써 이들 근육이
달리기만으로는 얻을 수 없는 근육의 수용 능력을
얻을 수 있다. 주요 훈련과 함께 여기에 소개한
변화 형태도 상급 훈련으로서 같은 주의 사항이
적용된다(151쪽 참고).

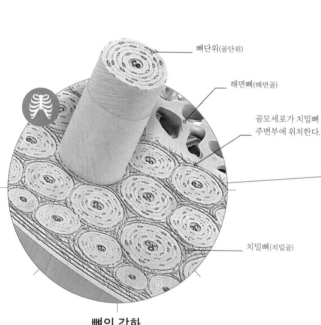

뼈단위(골단위)

해면뼈(해면골)

골모세포가 치밀뼈
주변부에 위치한다.

치밀뼈(치밀골)

뼈의 강화

뼈는 신체의 다른 조직과 마찬가지로 부하가 걸림으로써 그 강도가
증가한다. 연구에 따르면 장거리 달리기는 피로골절의 위험을 낮추지
못하는데 그 이유는 달릴 때 생기는 저강도의 규칙적 압력으로는
뼈조직을 강화하는 데 충분하지 않기 때문이다. 신체에 커다란 부하가
빠르게 적용되는 운동 즉, 뛰기나 박스에서 뛰어내리기(153쪽 참고)가
뼈를 단단히 하고 피로골절의 위험도를 낮추기 위해 권장된다.

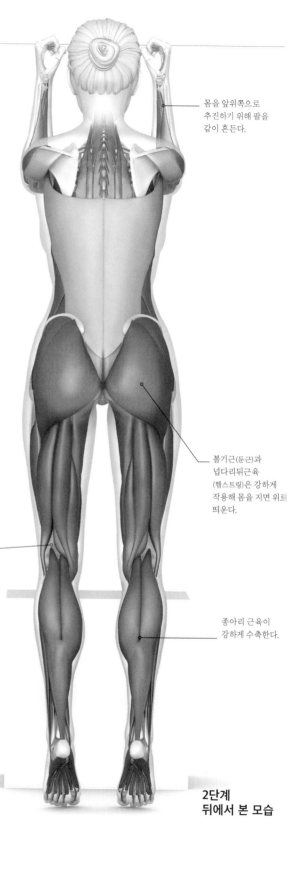

몸을 앞위쪽으로
추진하기 위해 팔을
같이 흔든다.

볼기근(둔근)과
넙다리뒤근육
(햄스트링)은 강하게
작용해 몸을 지면 위로
띄운다.

종아리 근육이
강하게 수축한다.

**2단계
뒤에서 본 모습**

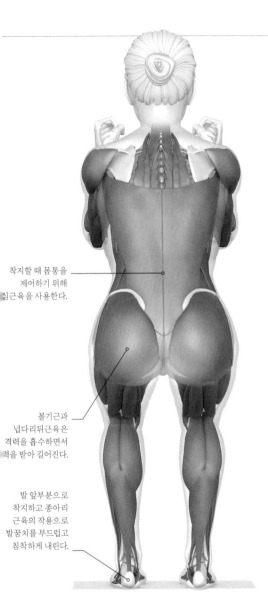

착지할 때 몸통을
제어하기 위해
심근육을 사용한다.

볼기근과
넙다리뒤근육은
격력을 흡수하면서
격을 받아 길어진다.

발 앞부분으로
착지하고 종아리
근육의 작용으로
발꿈치를 부드럽고
침착하게 내린다.

3단계 | 뒤에서 본 모습

박스 점프 발전 훈련
싱글 레그 박스 점프

박스 앞에 똑바로 서서 훈련하는 쪽 발에 체중을 싣고 반대쪽 무릎을
90도 구부린다. 골반의 수평을 유지한 채 훈련하는 쪽 무릎을 45도 정도
구부렸다가 강하게 위로 움직이면서 발목, 무릎 엉덩이를 펴고 박스 위로
뛰어 오른다. 박스 위에 착지한 다음 발목, 무릎, 엉덩이를 아래로 밀면서 몸을
일으켜 똑바로 섰다가 박스에서 내려온다. 30센티미터 높이의 박스를 사용해
10~12회 반복 단위를 3세트 실시한다. 더 발전시키려면 더 높은 박스를
사용해 6~8회로 반복 단위를 줄이고 3~4세트 실시한다.

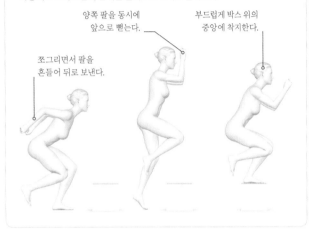

양쪽 팔을 동시에
앞으로 뻗는다.

부드럽게 박스 위의
중앙에 착지한다.

쪼그리면서 팔을
흔들어 뒤로 보낸다.

박스 점프 변형 훈련
박스에서 뛰어내리기

박스 점프는 달리기의 추진기의 동작을 강조한 훈련이다(68쪽 참고). 반대
동작은 부하하기(66쪽 참고)에 필요한 운동과 비슷하다. 박스 위에 똑바로 서서
무릎과 엉덩이를 구부리고 박스에서 뛰어 내려 부드럽고 침착하게 착지한다.
착지하면서 쪼그린 자세로 충격력을 흡수한다. 10~12회 반복 단위를 3세트
실시한다. 운동을 더 발전시키려면 무게를 추가(99쪽 참고)하고, 6~8회
반복하는 단위로 줄여서 3세트 수행한 다음 한 발로 수행하는 단계로 넘어간다.

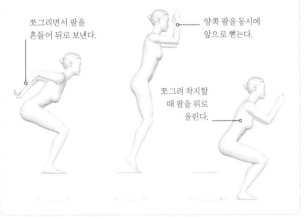

쪼그리면서 팔을
흔들어 뒤로 보낸다.

양쪽 팔을 동시에
앞으로 뻗는다.

쪼그려 착지할
때 팔을 위로
올린다.

싱글 레그 홉

한 발로 서서 뛰는 것은 몸기르는, 네리래는, 좀아리근,

발끔지힘줄(아킬레스건)을 강화시키는 아주 좋은 방법이다.

달리기의 부하기 동안(66쪽 참고) 무릎과 엉덩이의 위치를

조절하는 데 필수적인 이 근육들의 에너지 저장과 방출

능력을 좀진하며 경직된 다리의 스프링 기능을 개선한다.

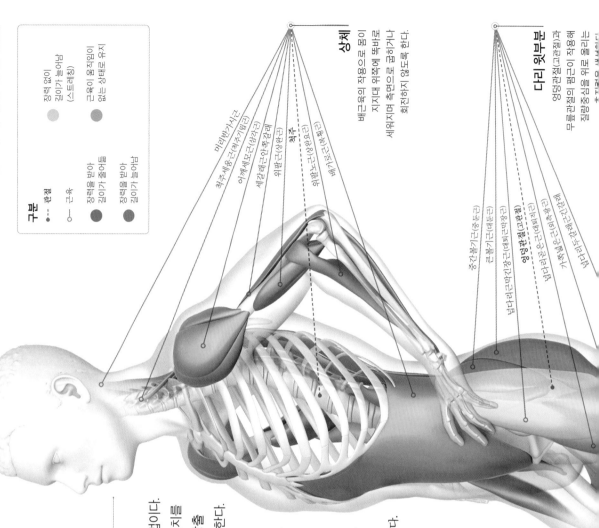

상체

배근육의 작용으로 몸이
지지대 위쪽에 똑바로
서있지며 축면으로 움직이거나
회전하지 않도록 한다.

다리 윗부분

엉덩관절(고관절)과
무릎관절이 폄근이 작용해
정강중심을 위로 올리는
추진력을 발생시킨다.

구분
- - - 관절
○ 근육
● 장력을 받아
길이가 좀아듦
● 장력을 받아
길이가 늘어남

○ 장력 없이
길이가 늘어남
(스트레칭)
● 근육의 움직임이
없는 상태로 유지

머리반가시근
척주세움근(척주기립근)
어깨세모근(삼각근)
세갈래근(삼두근)
위팔근(상완근)
척주
위팔노근(상완요근)
배가로근(복횡근)

중간볼기근(중둔근)
큰볼기근(대둔근)
엉덩관절(고관절)
넙다리곧은근(대퇴직근)
넙다리빗근(봉공근)
넙다리두갈래근(대퇴이두근)
넙다리근막긴장근(대퇴근막장근)

개요 보기

싱글 레그 홉(single leg hop) 운동을 하려면 먼저 목표
지점을 바닥에 표시해야 한다. 바닥에 테이프로 작은 십자
모양을 만든다. 서 있는 다리의 무릎이 위치에 집중한다.

뛸 수록 하면서 무릎이 안쪽으로 구부러지지 않도록 한다.
꼿꼿이 앉으면서 관상면(10쪽 참고)상에서 무릎관절이
위치를 유지한다. 뛰고 착지할 때 무릎을 매각 45도
굽힌다. 뛰는 동안 골반이 수평을 유지하고 앉으로
기울어지지 않도록 한다. 이 운동은 처음이라면
한쪽에서 30초 반복해 3세트씩 수행한다. 훈련을 더
발전시키려면 무게나 뛰는 시간, 또는 두 가지를 모두
증가시킨다. 그 다음 발전 훈련은 박스 점프 운동
(150~151쪽 참고)이다.

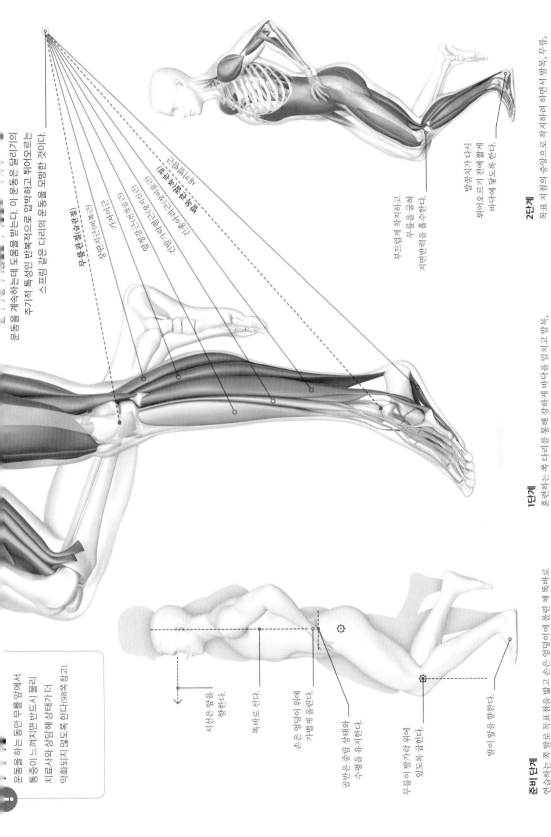

운동을 계속하는데 도움을 받는다. 이 운동은 달리기의 주기적 특성인 반복적으로 압박하고 튀어오르는 스프링 같은 다리의 운동을 모방한 것이다.

무릎관절(슬관절)

장딴지근(비복근)
가자미근
긴발가락굽힘근(장지굴근)
긴엄지굽힘근(장무지굴근)
앞정강근(전경골근)
긴종아리근

2단계

목표 지점이 중앙으로 착지하려 하면서 발목, 무릎, 엉덩이를 통해 충격력을 흡수하기 위해 무릎을 45도 정도 굽힌다. 다음 도약을 위해 몸을 똑바로 세운다. 지면을 디디고 선 시간을 줄이는 것을 목표로 한다.

발끝치기 다시 튀어오르기 전에 짧게 바닥에 닿도록 한다.

부드럽게 착지하고 무릎을 굽힌다. 지면반력을 흡수한다.

1단계

훈련하는 쪽 다리를 통해 강하게 바닥을 밀치고 발목, 무릎, 엉덩이를 펴서 공중으로 똑바로 뛰어 오른다.

준비 단계

연습하는 쪽 발로 목표점을 밟고 손은 엉덩이에 얹고 세 똑바로 선다. 체중을 훈련하는 쪽 발에 옮기고 무릎을 90도 정도 굽힌다. 다음 발을 바닥에서 떼어 공중으로 올린다. 골반을 수평 상태로 유지하며 연습하는 쪽 무릎을 45도 정도 천천히 굽힌다.

시선은 앞을 향한다.

똑바로 선다.

손은 엉덩이 위에 가볍게 올린다.

골반은 중립 상태로 수평을 유지한다.

무릎이 발가락 위에 있도록 굽힌다.

발이 앞을 향한다.

운동을 하는 동안 무릎 앞에서 통증이 느껴지면 반드시 무릎 지료사와 상담해 상태가 더 악화되지 않도록 한다(98쪽 참고).

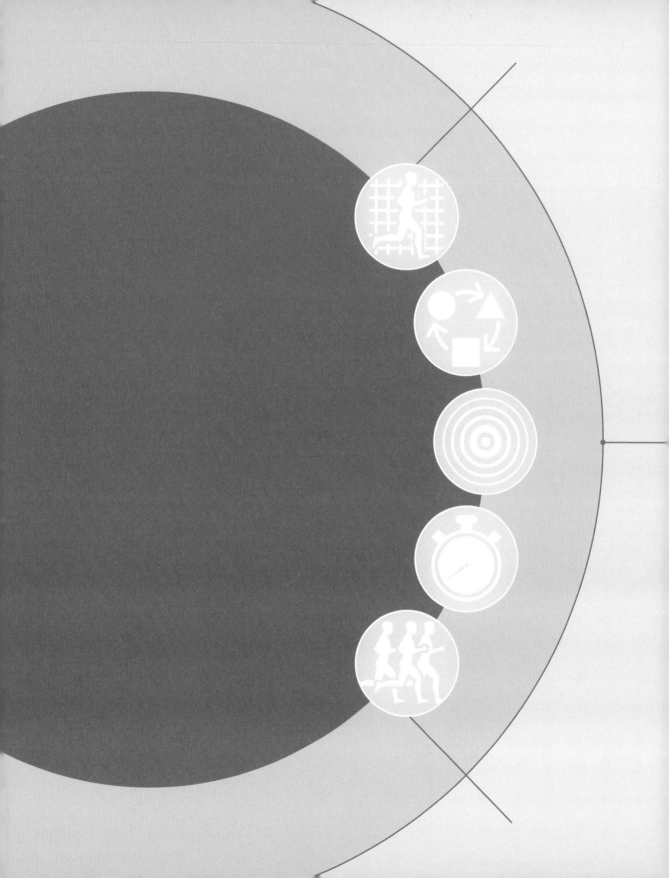

훈련의 방법

자신의 역량과 필요에 집중해 슬기롭게 훈련하면 운동 수행의 새로운 수준에 도달한다. 여기에는 훈련을 통해서 성과를 낼 수 있도록 모든 정보를 담았다. 코칭에서 심화 마라톤까지, 세션별로 각자 맞춤 훈련 계획을 설계할 수 있는 도구와 다양한 프로그램을 살펴본다.

왜 훈련하는가?

달리기의 단순성이야말로 달리기가 주는 가장 큰 즐거움 중 하나이다. 운동화를 신고 문 밖을 나가 그냥 달리면 되니 말이다. 그러나 잘 조직되고 목표 지향적인 훈련 계획을 활용하면 운동 성적을 향상시키고 부상 위험도 줄이며 훨씬 즐겁게 달릴 수 있다. 충분히 고려할 가치가 있는 이점들이다.

부상을 피하라

달리기를 하면서 부상은 대부분 과훈련(overtraining)이 원인이므로 훈련에 대한 계획을 세우는 것이 부상 예방의 핵심 요소이다. 훈련 계획은 훈련의 강도를 계획할 수 있게 할 뿐 아니라 장시간이나 고강도의 달리기 후 회복에 필요한 적절한 시간을 확보하는 데에도 도움이 된다. 몇 날 또는 몇 주를 잡아 가벼운 훈련을 할 시간을 계획에 포함시키면 신체가 달리기 스트레스에 적응하기에도 도움이 되고 부상 가능성도 줄어든다. 조직화된 훈련의 일부로서 연습 운동(drill), 워밍업, 스트레칭도 부상 예방에 도움을 준다.

자신의 필요에 맞추라

훈련을 잘 조직해 계획하면 무엇이 개인적으로 도움이 될 수 있는지 알게 된다. 훈련 프로그램을 이행할 때 자신이 해 왔던 훈련 기록을 가지게 되어 무엇이 자신에게 더 잘 맞고 잘 맞지 않는지 돌아보기가 더 쉬워진다. 이런 지식은 미래에 훈련 프로그램을 알맞게 조정할 때에도 사용할 수 있다.

형태를 개선하라

달리기 형태(74~75쪽 참고)를 의식적으로 연습하면 더 빠른 속도로 달리거나 피로에 지쳤더라도 성적이 향상되고 좋은 형태를 유지하게 될 것이다. 연습 운동(84~89쪽 참고)에 따라 훈련하면 달리기 형태는 더 자연스러워지고, 긴장하지 않으므로 달리기 효율이 높아진다(165쪽 참고). 게다가 조직된 훈련을 통해 더 건강해지면서 신체는 유익한 방향으로 적응해 젖산 역치(lactate threshold, LT), 최대 산소 소모량(VO_2 max), 지구력이 증가한다.

훈련의 이점

적응을 위한 훈련

운동 성적을 높이려면 훈련 계획에 강도가 점점 증가하는 연습 과정이 도입되어야 한다. 이로 인해 우리 몸은 신체 적응을 하기 위한 스트레스를 받는 과정에서 젖산 역치(LT)나 최대 산소 소모량(37쪽 참고)이 증가한다. 부하의 증가와 휴식 및 회복 사이에는 균형이 있어야 하며 효율적인 훈련 계획에는 회복 시간도 포함된다. 이 그림은 훈련 부하를 적용하는 대략적인 원칙을 나타낸 것이다.

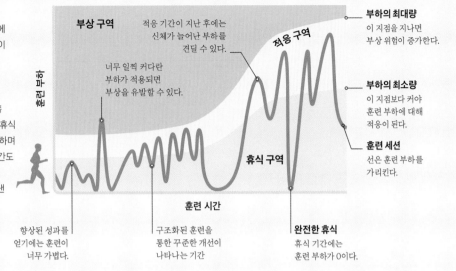

부상 구역

적응 기간이 지난 후에는 신체가 늘어난 부하를 견딜 수 있다.

적응 구역

부하의 최대량
이 지점을 지나면 부상 위험이 증가한다.

너무 일찍 커다란 부하가 적용되면 부상을 유발할 수 있다.

훈련 부하

부하의 최소량
이 지점보다 커야 훈련 부하에 대해 적용이 된다.

휴식 구역

훈련 세션
선은 훈련 부하를 가리킨다.

훈련 시간

향상된 성과를 얻기에는 훈련이 너무 가볍다.

구조화된 훈련을 통한 꾸준한 개선이 나타나는 기간

완전한 휴식
휴식 기간에는 훈련 부하가 0이다.

경쟁을 하라

경주(race) 시간을 단축하고 싶을 때 특정한 경기를 목표로 해 조직화된 프로그램을 따른다면 성공 기회는 훨씬 더 커질 것이다. 집중 훈련은 속도를 높이고 페이스를 알게 해 주며, 단계적으로 계획된 훈련은 경기 당일 최고 기량을 발휘하도록 스스로를 준비시킬 것이다.

동기 부여를 하라

꾸준하게 노력할 만한 이유가 없다면 달리는 데 동기 부여가 어려울 수 있다. 훈련 프로그램을 따른다면 쉬운 훈련이든 어려운 훈련이든 모든 과정에 목적이 제시된다. 특정 페이스로 달려야 하는 이유, 특정한 거리를 달려야 하는 이유, 가볍게 달리는 것도 즐겨야 하는 이유 말이다. 모니터링할 방법이 없다면 단조로워지거나 정체기에 빠지기 쉬운데, 훈련 프로그램은 향상되어가는 과정을 깨닫도록 도와주며 그 자체로 동기 부여가 되기도 한다.

훈련에 변화를 주라

훌륭한 훈련 계획에는 다양한 페이스나 거리에 따라 빠르게 또는 느리게 달리기, 단거리와 장거리 달리기가 포함된다. 다양한 목적별 훈련에 참여하면서 달리기 형태, 속도, 체력은 훈련 부하가 늘어날수록 점차 향상된다.

훈련 목표

트레이닝 프로그램을 시작하기 전에 훈련을 통해 얻고자 하는 것이 무엇인가를 우선 생각해야
한다. 첫 경주를 위해 열심히 훈련을 받고 싶어 하는 완전한 초보자든, 더 높은 수준으로 올라가려는
경험 많은 달리기 선수든 간에 목표를 정하는 것은 도움이 된다.

달리기가 처음인 **초보자**

만약 달리기를 처음 시작하거나 오래
쉬었다가 다시 시작하는 사람이라면
목표로 정한 거리나 시간은 성취하기
위해 노력할 대상이거나 발전 정도를
측정할 기준일 것이다. 목표에 도달하기
위해서는 최소한의 체력이라도 갖추고
있어야 한다.

도달 가능한 목표
첫 번째 목표를 현실적으로 정하는 것이
중요한데, 예를 들어 5킬로미터를 쉬지
않고 달리기 또는 30분 동안 쉬지 않고
달리기 등이다. 최종 목표를 첫 마라톤
완주처럼 의욕적으로 잡는다면 계획을
일련의 단계적인 목표로 분할하거나 목표
A, 목표 B, 목표 C 등으로 우선 순서에 따라
나누도록 한다.

체력 증진
자신의 궁극적 목표가 마라톤 완주라
해도 첫 번째 목표는 유산소 운동 체력과
무산소 운동 체력의 기초를 조성한다는
것이어야 한다(아래 참고). 먼저 조직된 훈련
프로그램을 시작하기 전에 짧고 격렬한
질주와 장거리의 쉬운 연속 달리기를 할 수
있는 능력이 있어야 한다. 이 두 가지를 모두
할 수 있다면 경주에 전문화된 훈련으로
진입할 수 있다. 이전에 달리기를 해 본
경험이 없다면 초보자 5킬로미터 걷기-
달리기 프로그램(190~191쪽 참고)부터
시작하면 좋다.

기초 다지기
경주 전문 훈련 단계로 진입하기
전에 쉬운 연속 달리기(180쪽 참고)와
단거리 전력 질주(188쪽 참고)를 통해
유산소와 무산소 운동을 위한 기초
체력을 쌓는다. 초보자 10킬로미터
달리기 프로그램(192-193쪽 참고)을
시작하기 위해 그 전에 마쳐야 할
훈련을 보여 주는 예시가 있다.

유산소 운동 기초 체력
연속 달리기로 1주일에 3회 수행할 수
있도록 연습한다.

- 3킬로미터 두 번 달리기
- 5킬로미터 한 번 달리기

무산소 운동 기초 체력
일주일에 2~3회 무리없이 수행할
수 있게 스트라이드(87쪽 참고)를
연습한다.

- 번갈아 30초 스트라이드와
  1분 걷기 4번 반복

기초 체력 훈련

경주 전문 훈련
기초 체력 과정을 통과한 후에는
조직된 훈련 프로그램을 시작할
수 있는데, 다음과 같은 훈련이
포함된다.

- 장거리 쉬운 연속
  달리기(180쪽 참고)
- 고속 연속 달리기
  (181~183쪽 참고)
- 인터벌 트레이닝
  (184~184쪽 참고)
- 언덕 훈련(186쪽 참고)

훈련 형태

경주 대비 훈련

목표로 하는 경주 거리가 정해졌으면 자신의 현재 체력 수준을 감안해 이를 달성할 실제적인 기간을 설정한다.

부하의 증가

경주를 대비해 훈련을 할 때 목표는 달리는 전체 거리를 늘림으로써 훈련량을 증가시키고, 훈련 강도를 올려서 속도를 개선하는 것이다.

훈련 부하를 1주일에 10~15퍼센트씩 증가하는 것을 목표로 정한다. 정확한 훈련량은 훈련 경력과 회복력 등과 같은 요소에 좌우되므로 훈련 부하를 항상 모니터링(168~169쪽 참고)하는 것이 중요하다. 최고 부하는 경기일보다 3~4주 전까지는 훈련에 적용되어야 하며, 더 짧은 경주일 경우 2~3주 전까지는 적용되어야

한다. 이 시점 이후는 '테이퍼(taper) 단계'이며, 이때는 훈련을 줄여서 반드시 신체를 가볍게 하고 경주 당일에 능력을 발휘할 준비가 되도록 해야 한다.

회복 계획

경기 후에는 다음 경기에 앞서 충격이 적은 교차 훈련(187쪽 참고)을 통해 신체가 능동적 회복 기간에 있도록 한다. 1년 내내 여러 경기에 참가하기로 한다면, 시즌에 따라 계획을 세움으로써 중요한 경주에 최선을 다하고 무리하지 않아야 한다. 완전히 회복되기 위해서는 1년 중에 휴지기를 갖거나 다른 종류의 달리기 또는 대체 활동에 집중할 시간을 갖는 것도 꼭 필요하다.

훈련의 고급화

거리를 늘리거나 강도를 높이거나 두 가지 모두 함으로써 훈련을 더 심화할 수 있다.

실력이 늘어가면서 노력을 덜 들이고도 동일한 훈련을 할 수 있음을 알게 될 텐데, 이것은 달리기 효율(165쪽 참고)이 개선된다는 뜻이며 경기 성적이 향상될 것이 분명하다. 자신의 훈련을 계속 추적하면서(168~169쪽 참고) 실력이 늘어감에 따라 목표를 조정해야 한다. 그렇지 않으면 훈련이 그렇게 의욕을 불러일으키지 않을 것이다.

추진 동력 유지하기

훈련을 할 때 실력은 계단을 오르듯 향상되는 것이 보통이다. 훈련 부하를 올리려면 처음에는 많은 노력이 필요하지만 거기에 몸이 익숙해지면 신체 적응이 일어난다(159쪽 참고). 신체가 훈련 부하를 흡수할 때까지 훈련 수준을 안정기에 유지하면 이후에 다시 상승한다.

취약점 노출시키기

훈련 계획에는 모든 종류의 훈련(180~186쪽 참고)을 포함시킨다. 대개 취약함을 부각시키는 훈련을 피하는 경향이 있으며 강함을 드러내는 훈련에 끌리는 경향이 있다. 이것은 자기 암시적 예언이 되기도 한다. 경주를 1주일 남겨놓고 약점을 해결하려고 급하게 애쓰지 않기 위해 계획 초기부터 자신이 취약한 부분에 집중하는 것은 좋은 생각이다.

훈련의 양

상급 마라톤 훈련 프로그램(206~209쪽 참고)에서 1주일에 하는 훈련의 양을 보여주는 그래프에서 볼 수 있듯이 모든 훈련 프로그램에는 조성하는 기간과 회복하는 기간이 있어야 한다.

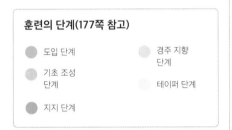

훈련의 단계(177쪽 참고)

- 도입 단계
- 기초 조성 단계
- 지지 단계
- 경주 지향 단계
- 테이퍼 단계

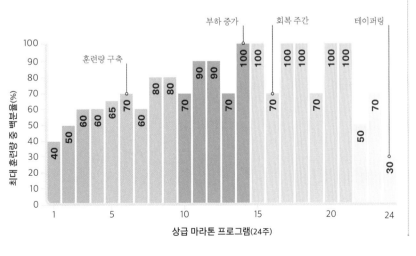

건강 상태
평가하기

훈련 계획의 시작점에서 자신의 체력을 평가하고 훈련을 계속하면서 체력이 개선되는 것을 모니터링하는 것은 중요하다. 체력은 자신이 할 수 있는 운동 강도의 수준을 통해 알 수 있으며 또한 자신을 위한 훈련의 적절한 수준도 결정한다. 많은 방법을 통해 자신의 운동 강도를 측정할 수 있다.

❗ 건강 체크

달리기를 처음 시작하거나 한동안 멈추었다 되돌아오는 경우에는 건강 검진을 받도록 한다. 고혈압, 당뇨병, 또는 심장이나 신장 질환이 있는 경우에는 특히 더 그렇다. 목, 가슴, 턱, 팔에서 통증을 느끼거나 숨이 차거나 어지럽고 의식이 소실되거나 발목이 붓거나 휴식을 취해도 계속되는 통증이 있는 경우에는 주치의에게 상담을 받는다.

운동 노력 정도 모니터링

고도의 기술로 만든 장비를 이용해 운동 강도를 측정할 수도 있지만, 자신이 운동할 때 얼마나 격렬하다고 느끼는지에 대해 평가하는 것도 매우 효과적인 것으로 나타났다. 훈련하면서 주관적으로 인지하는 노력은 심장과 유산소 호흡계통의 활동 정도와 직접적인 관련이 있다. 체력이 더 좋을수록 운동 자각도(perceived exertion, RPE)를 높이지 않고도 더 격렬하게 훈련할 수 있다. 훈련 수준이 적절하고 회복이 충분히 이루어지는지를 확인하기 위해서 달리기를 할 때마다 계획을 세우고 훈련 강도를 모니터링한다.

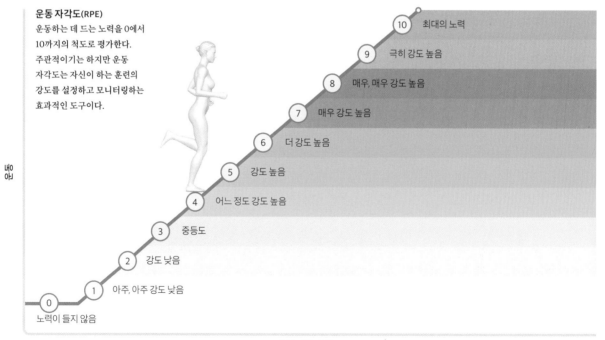

운동 자각도(RPE)
운동하는 데 드는 노력을 0에서 10까지의 척도로 평가한다. 주관적이기는 하지만 운동 자각도는 자신이 하는 훈련의 강도를 설정하고 모니터링하는 효과적인 도구이다.

10 최대의 노력
9 극히 강도 높음
8 매우, 매우 강도 높음
7 매우 강도 높음
6 더 강도 높음
5 강도 높음
4 어느 정도 강도 높음
3 중등도
2 강도 낮음
1 아주, 아주 강도 낮음
0 노력이 들지 않음

운동 자각도 척도

심박수 모니터링

심박수는 운동 노력이 증가하면 여기에 비례해 상승하므로 운동 강도의 좋은 지표가 된다. 심박수는 계속 측정하면 체력을 반영하기도 한다. 예를 들어 어떤 심박수에서 자신이 더 빠른 속도를 낼 수 있으면 그 속도를 내는 것이 과거에는 스트레스 였을지라도 더 이상 스트레스가 아니라는 의미이다. 그러나 심박수는 피로, 더위, 지형, 그외 다른 변수에 영향을 받으므로 훈련할 때는 운동 자각도(RPE)와 함께 사용한다.

훈련하는 중의 심박수

훈련 중에는 손목 착용형 또는 가슴띠 심박수 모니터로 '여유 심박수(HRR)'를 측정할 수 있는데, 이것은 운동할 때 자신에게 허용된 범위의 심박수이며, 안정 심박수(RHR)와 최대 심박수(MHR)의 차이에

해당한다(박스 참고). 여유 심박수가 높은 경우에는 과훈련에 대한 경보가 될 수 있다. 다음 그래프는 여유 심박수의 여러 백분율 범위에서 달리기의 유익한 점을 보여 준다. 훈련 시 목표 심박수 계산에 그래프와 공식을 활용한다. 여유 심박수가 110, 안정 심박수가 70이고 바람직한 훈련 강도가 여유 심박수의 85퍼센트인 경우, $(110 \times 0.85) + 70$ 계산 결과 목표 심박수는 163.5가 된다.

 $\left(\begin{array}{c} \text{여유 심박수} \\ \text{(HRR)} \end{array} \right) \times \begin{array}{c} \text{훈련 강도} \\ \text{백분율} \end{array}$

$+$ 안정 심박수(RHR)

$=$ 목표 심박수

 심박수 계산
훈련을 거듭할수록 심장 근육은 더 강해진다. 운동을 하지 않을 때의 안정 심박수가 낮을수록 심장은 더 효율적으로 일을 하며, 몸이 더 건강하다는 뜻이다. 최대 심박수는 운동하는 데 드는 노력을 모니터링하는 데 도움이 될 수 있다.

안정 심박수 계산
아침에 잠이 깨자마자 자리에서 일어나기 전에 맥박을 잰다. 며칠 동안 이를 기록해 둠으로써 신뢰할 만한 평균값을 얻는다.

$\begin{array}{c} \text{운동하지 않는 동안} \\ \text{10초 동안의 심박수} \end{array} \times 6$

$=$ 안정 심박수(RHR)

최대 심박수 계산
다음 공식은 최대 심박수를 계산하는 쉬운 방법이다. 그러나 유전적 배경과 건강 수준을 감안하면 트레드밀 검사(167쪽 참고)가 더 정확하다.

$220 - \begin{array}{c} \text{자신의} \\ \text{나이} \end{array}$

$=$ 최대 심박수(MHR)

여유 심박수 계산
여유 심박수를 구하려 할 때는 간단한 뺄셈 공식을 사용한다. 자신의 체력이 증가함에 따라 여유 심박수도 상승할 수 있다.

$MHR - RHR$

$=$ 여유 심박수(HRR)

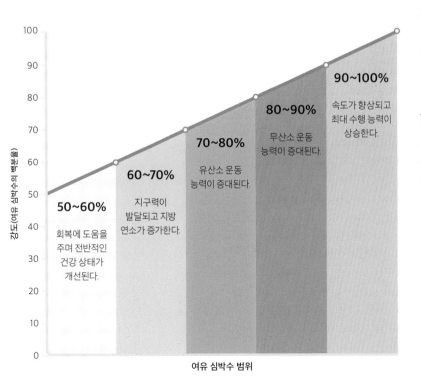

50~60%
회복에 도움을 주며 전반적인 건강 상태가 개선된다.

60~70%
지구력이 발달되고 지방 연소가 증가한다.

70~80%
유산소 운동 능력이 증대된다.

80~90%
무산소 운동 능력이 증대된다.

90~100%
속도가 향상되고 최대 수행 능력이 상승한다.

강도(여유 심박수의 백분율)

여유 심박수 범위

러닝 파워

'러닝 파워(달리는 힘)'를 계량된 강도로 측정해 주는 착용형 기술 제품을 구매할 수 있지만 여기에도 한계가 있다. '파워(힘)'란 사이클링(자전거 타기)에서 다리의 기계적인 파워 출력에 의한 노력을 계산하기 위해 사용되는 것이다. 그러나 사이클링과 달리 달리기에서는 기계적인 힘과 대사 에너지 소모량 사이의 관계가 조건에 따라 달라진다. 오르막을 달리면 힘줄의 탄성 에너지의 기여분이 감소하며, 내리막에서는 근육이 추진을 크게 하지 못하고 내려오는 동안 제동하는 일을 한다. 러닝 파워 미터는 이런 변화를 신뢰할 만큼 측정하지 못하는데 실제 힘 측정치보다는 계산값을 사용하기 때문이다.

페이스 점검하기

자신의 훈련 페이스는 훈련 강도를 나타내는 또 하나의 지표인데 속도가 증가하려면 노력도 더 들여야 하기 때문이다. 훈련 프로그램은 신체 계통, 예를 들어 유산소 효율이나 젖산 제거율을 개선하기 위해 서로 다른 목표 페이스로 운동하도록 처방된다. 목표 페이스란 경주를 목표 시간에 도달하기 위해 달려야 하는 것으로 계산된 속도이며 킬로미터당 분으로 환산된다. 장거리 달리기의 페이스는 단거리보다 느린 편인데 페이스를 더 오랫동안 유지해야 하기 때문이다. 페이스를 달리 해 훈련하면 강점과 약점이 모두 밝혀진다. 5킬로미터 달리기 페이스 훈련을 통과할 수 있어도 하프마라톤 페이스는 어렵다면, 지구력을 향상시켜야 할 필요가 있음을 의미한다.

페이스 계산하기

다양한 범위의 거리에 대한 자신의 목표 페이스를 훈련하는 데 도움이 되는 온라인 계산기는 꽤 정확하다. 이들은 최근의 경주 시간이나 도달하기 위해 훈련하는 목표 시간, 특정한 거리를 달렸을 때 걸린 평균 시간 등에 근거해 추정하는 방식으로 작동한다. 훈련하는 동안에는 GPS 기기를 사용하는 것이 속도를 측정하는 가장 쉬운 방법이지만 직접 들이는 노력을 통해서도 속도를 느껴야 한다(165쪽 참고).

다음 도표는 여러 종류의 달리기 선수에서 추출된 마라톤 목표 시간에 기초한 페이스를 나타낸다.

페이스 계산기(페이스의 단위는 킬로미터당 분)

	초보 주자	향상된 주자	상급 주자	엘리트 주자
마라톤 목표 시간	04:30:00	03:45:00	03:00:00	세계 기록 02:01:39
마라톤 페이스	6:24	5:20	4:16	2:53
하프마라톤 페이스	6:05	5:04	4:03	2:44
젖산 역치 페이스	5:46	4:53	3:58	2:45
10킬로미터 페이스	5:45	4:47	3:49	2:35
5킬로미터 페이스	5:32	4:37	3:41	2:29
3킬로미터 페이스	5:15	4:22	3:30	2:22
1500미터 페이스	4:55	4:06	3:16	2:12
800미터 페이스	4:28	3:43	2:59	2:01

운동 자각도, 심박수, 페이스 비교

운동 자각도(RPE), 심박수, 페이스는 모두 노력의 측정치이지만 하루 동안과 장기간의 체력을 평가하기 위해 이들을 비교하기도 한다. 세 수치의 관계는 상대적인데 그 이유는 운동 자각도 4에서의 속도가 달리는 사람마다 다르기 때문이다. 각 훈련 마다 자신의 운동 자각도, 평균 심박수, 평균 페이스를 기록해 둠으로써 어느 정도의 노력이 특정한 페이스에 해당하는지 알 수 있다. 예를 들어 킬로미터당 4:00분 페이스와 10킬로미터 페이스가 비슷하게 느껴진다든지, 이 페이스는 어떤 심박수 범위에 해당한다든지 하는 것이다. 그러나 페이스에는 규칙적인 오르내림이 있기 쉬우며, 몸이 아프거나 피로하거나 스트레스를 받거나 하면 훈련은 더 힘들게 느껴진다.

체력이 증가하면 특정한 심박수나 운동 자각도에서 페이스가 개선될 것이며, 그렇지 않으면 페이스가 더 쉽게 느껴져 심박수가 감소될 것이다. 페이스가 더 힘들게 느껴지거나 심박수가 증가하면 피로나 과훈련의 징후일 수 있다.

운동 자각도와 페이스

여러 단계의 페이스에 대한 운동 자각도 점수를 대략적으로 나타낸 표다. 일류 달리기 선수는 취미로 하는 달리기 애호가보다 하프마라톤 페이스와 10킬로미터 페이스를 더 격렬하고 빠르게 달릴 수 있으며 이것은 동일한 운동 자각도 값에 나타나 있다.

🏃 달리기 효율

더 경제적으로 달릴수록, 주어진 속도에서 산소 소모량은 줄어든다. 유전자, 환경 조건, 의복과 신발의 무게, 체력 수준, 생체 역학 등 달리기 효율에 영향을 주는 변수는 많다. 그중 마지막 두 요인만 훈련을 통해 변화할 수 있는데 훈련은 체력과 형태(74~75쪽 참고)를 개선해 목표 페이스로 더 효율적으로 달리는 데 도움을 주기 때문이다.

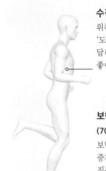

수직 진동(71쪽 참고)
위쪽 방향으로의 '도약'이 감소되면 달리기 효율이 좋아진다.

보행률 (70쪽 참고)
보행률을 증가시키면 수직 진동이 줄어든다.

지면 접촉 방식(72쪽 참고)
효율적인 지면 접촉 방식은 에너지를 흡수해 추진하는데 사용한다.

생체 역학적 변수

운동 자각도-페이스 동일값

운동 자각도	설명	페이스/노력
0	노력이 들지 않음	활동이 없음
1	매우, 매우 저강도	걷기
2	저강도	쉬운 페이스
3	중등도	마라톤/ 취미용 하프마라톤 페이스
4	다소 고강도	하프마라톤(선수)/젖산 역치/10킬로미터 (취미) 페이스
5	고강도	10킬로미터 페이스(선수)
6	더 고강도	5킬로미터 페이스
7	매우 고강도	3킬로미터 페이스
8	매우, 매우 고강도	1500미터 페이스
9	지극히 고강도	800미터 페이스
10	최대의 노력	전력 질주/경주 끝날 때의 최종 노력 발휘

체력 테스트

체력 검사를 하면 훈련 프로그램을 시작하면서 목표를 정할 수 있고 개선점을 모니터링할 수 있다. 발전 과정을 살펴보기 위해서는 테스트를 반복할 수 있지만 자신이 쌓은 실력을 측정하는 가장 좋은 방법은 경주를 통해 경험하는 것이다. 젖산 역치(LT, 34~35쪽 참고)와 최대 산소 소모량(37쪽 참고)은 모두 체력의 좋은 지표이며, 다음 필드 테스트 중 하나를 사용해 입증할 수 있다.

벤치마크 젖산 역치 페이스 계산하기

실제적인 젖산 역치는 날마다 달라질 수 있지만 훈련을 위해 벤치마크 젖산 역치 페이스(benchmark LT pace)를 사용하는 것은 유용하다. 이것은 특히 젖산 역치 페이스에 대한 상대적 페이스로 달릴 필요가 있을 때, 예를 들어 젖산 역치 페이스보다 초속 15킬로미터 더 천천히 달린다고 하듯이 표현할 수 있다. 젖산 역치 페이스는 최근의 경주 결과를 온라인 페이스 계산기(164쪽 참고)에 입력하거나 다음에 설명하는 30분의 타임 트라이얼을 수행함으로써 계산해 정할 수 있다.

워밍업을 충분히 한 후에 페이스를 자신이 유지할 수 있는 가장 빠른 레벨까지 점차 올려서 처음 30분을 채우고 그 다음에 스톱워치를 켠다. GPS 기기를 가지고 페이스를 재거나 트레드밀 또는 길이가 정해진 트랙 위를 30분 동안 달려서 얼마나 멀리 달렸는지를 계산한다. 현재 젖산 역치 페이스는 30분을 달린 전체 거리로 나눈 값이다. 30분간 8킬로미터를 달렸다면 평균 젖산 역치 페이스는 킬로미터당 3:45분 페이스이다.

젖산 역치 페이스 결정

젖산 역치 페이스는 근육에 젖산의 축적을 일으키지 않고 달릴 수 있는 가장 빠른 속도이다. 젖산 역치 페이스로 훈련하면 이 역치가 상승해 신체가 유산소 세포호흡(34~35쪽 참고)을 하는 데 적응하게 된다. 따라서 더 빠른 페이스에서도 젖산이 제거된다.

젖산 역치 페이스는 유산소 운동 범위 안에 있어야 하며, 이때는 '편안해 보이지만 마냥 편하지만은 않고 힘든' 페이스의 느낌이어야

하고 경주 조건에서 1시간 정도 유지할 수 있는 페이스이다. 그래서 젖산 역치 페이스를 경주 1시간 페이스라고도 한다. 젖산 역치 페이스에서 훈련하려면 시간이 지나면서 개선점을 살펴보기 위해 이를 인식하고 파악할 능력을 갖출 필요가 있다. 젖산 역치는 실험실에서 측정할 수 있지만 또다른 쉬운 방법은 운동 자각도(RPE) 척도를 활용하는 것이다(162쪽 참고).

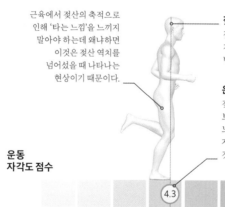

근육에서 젖산의 축적으로 인해 '타는 느낌'을 느끼지 말아야 하는데 왜냐하면 이것은 젖산 역치를 넘어섰을 때 나타나는 현상이기 때문이다.

젖산 역치 페이스
젖산 역치 페이스는 노력의 수준이며 지형, 날씨, 고도, 당일의 느낌에 따라 변할 수 있다.

운동 자각도 4.3
젖산 역치 상태에서 달리는 것은 편안해 보이지만 편안하지만은 않고 힘들게 느껴져야 한다. 젖산 역치 페이스는 운동 자각도 4.3 이하의 범위 안에 해당하는 것으로 나타난다.

운동 자각도 점수

4.3

유산소 운동
젖산 역치 페이스 이하의 속도에서는 유산소 세포 호흡에 의해서 축적되는 것보다 더 빠르게 젖산이 제거된다.

무산소 운동
젖산 역치 페이스 이상의 속도에서는 무산소 세포 호흡이 제거하는 속도보다 떠 빨리 젖산이 만들어져 호흡이 가빠진다.

운동 자각도와 젖산 역치
젖산 역치 페이스로 달리고 있을 때의 느낌을 기억하도록 한다. 숨을 거칠게 쉬지 않고 가장 빨리 달리는 특정한 노력 수준으로 달리는데, 숨을 너무 거칠게 쉬어야 된다면 속도를 줄인다.

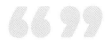

0~10 운동 자각도 척도는 젖산 역치와 직접적이고
신뢰할 만한 관계가 있고, 어떤 달리기에서든
젖산 역치 페이스를 판단하는 데 사용될 수 있다.

최대 산소 소모량 측정: 트레드밀 테스트

최대 산소 소모량을 측정하는 이 방법은 트레드밀을 1분 간격으로
경사를 높여서 일정한 속도로 달렸을 때 더 이상 페이스를 내지
못할 때까지 달리는 방법이다. 이 테스트는 신체를 극한으로
밀어붙이게 되므로 옆에서 트레드밀의 경사를 조정해 줄 보조가
필요하다. 달린 전체 시간으로 최대 산소 소모량을 계산한다.

최대 산소 소모량 측정: 쿠퍼 테스트

1968년 켄 쿠퍼(Ken Cooper) 박사가 개발한 이 방법은 유산소 운동
체력을 측정하는 간단한 방법이다. 가능한 최고 속도로 12분간
달려서 달린 전체 거리를 다음 공식에 대입해 최대 산소 소모량을
구한다. 필요에 따라 킬로미터나 마일 모두 사용할 수 있다.

시간 분	기울기 정도
0	0°
1	2°
2	4°
3	6°
4	8°
5	10°
6	11°
7	12°
8	13°
9	14°
10	15°
11	16°
12	17°
13	18°
14	19°
15	20°

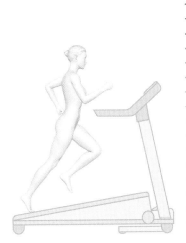

$$(42 + \text{달린 전체 시간}) \times 2$$

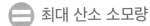 최대 산소 소모량

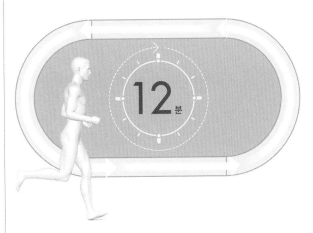

$$(22.35 \times \text{마일 환산 전체 거리}) - 11.29$$

 또는

$$(35.96 \times \text{킬로미터 환산 전체 거리}) - 11.29$$

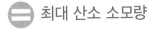 최대 산소 소모량

검사 방법

트레드밀의 속도를 시속 11.3킬로미터, 경사를 0도로
설정한다. 매분마다 보조자가 위의 차트에 따라 경사도를
높인다. 더 이상 계속할 수 없을 때 검사를 마친다.

검사 방법

바닥이 편평한 데서 검사하며 400미터 경기장 트랙이
이상적이다. 타이머를 12분부터 카운트다운으로 설정하고 전력을
다해 달린 다음 전체 거리를 기록한다.

훈련
추적하기

대부분의 달리기 애호가들은 훈련 일지를 작성하거나 자기의 발전한 모습을 소셜 미디어 플랫폼에 올림으로써 훈련의 특정 요소에 대한 자료 축적에 뛰어나다. 마찬가지로 GPS 시계, 심박수 모니터 등 부착 기기들을 통해서도 풍부한 정보를 얻을 수 있다. 이 자료로부터 도움을 받는 방법에는 여러 가지가 있다.

자료를 **왜 모을까?**

자료를 통해 우리는 자신의 몸이 훈련에 어떤 반응을 보이는지에 대한 객관적인 정보를 얻을 수 있다. 만일 올바른 자료를 얻게 되면 어떤 부분은 향상되고 있으며 어떤 부분은 훈련이 더 집중되어야 하는지 알려준다. 자료를 수집하는 것은 자신의 건강을 모니터링하는 것만큼 중요하다. 이를 통해서 자기 몸이 훈련 부하를 어떻게 해결하는지에 대해 정보를 얻고 과훈련이나

부상 위험에 직면했을 때 경고를 받을 수 있다.

기록할 자료

훈련 동안 착용형 기기(169쪽 박스 참고)를 사용하면 방대한 자료를 모을 수 있다. 많다고 항상 좋은 것은 아니다. 훈련 부하 모니터(169쪽 참고)에 도움을 줄 훈련량이나 훈련 강도 같은 자료 기록,

통증이 있거나 피로할 때 훈련에 대한 신체 반응 관찰이 핵심이다. 매주 수행하는 훈련 종류(180~186쪽 참고)를 기록하면 각각의 훈련에는 다른 유익한 점이 있으므로 훈련에서 필수 항목들이 빠지지 않았는지 확인할 수 있다.

자료의 종류

 운동 자각도, 심박수, 페이스

운동 자각도(RPE), 심박수, 페이스 등(162~165쪽 참고)을 기록하면 훈련 강도, 노력 수준, 개인적 연습을 알 수 있다. 시간이 지나면서 특히 어떤 페이스에서 심박수나 운동 자각도가 올라갔거나 내려간 것을 보았을 때 이 자료를 통해 체력 수준에 대한 정보를 얻게 된다.

 거리나 시간

거리와 시간을 파악하면 훈련량을 측정할 수 있다. 훈련 거리는 모두 같을 수 없다. 긴 거리를 천천히 달린다거나 짧은 거리를 빨리 달리고, 언덕 달리기는 거리는 짧아도 평평한 길보다 시간이 더 걸릴 수 있다. 물리적 결과를 측정한다는 관점에서는 시간 기록도 쓸모가 있지만 경주를 위한 훈련이라면 거리 기록 또한 중요하다.

 통증 척도

통증이 있을 때 이에 맞춰 운동하게 되면 그로 인해 동작의 패턴들이 감지되며 이것은 초기에 부상을 파악해 진단하고 치료하는 데 도움이 된다. 어떤 통증이 있다면 위치와 특징(날카로움, 쑤심, 팽팽함), 강도를 기록한다. 0에서 10까지의 간단한 척도를 사용하면 명확하게 표현할 수 있을 것이다.

 피로 척도

피로는 과훈련의 가장 처음 나타나는 징후이다. 각 훈련 후에 피곤하게 느끼는 정도를 0~10 척도를 사용해 표현하면 피로 수준을 알 수 있고 훈련 계획에 회복 시간을 얼마나 많이 두어야 하는지 계산하는 데 도움이 된다.

훈련 부하 모니터링

주어진 시간 동안 신체에 적용된 스트레스의 전체 양을 의미하는 훈련 부하(training load)는 훈련의 빈도, 강도, 기간, 활동의 종류에 좌우된다. 훈련할 때마다 다음 공식에 값을 대입함으로써 자신의 훈련 부하를 점검한다. 예를 들어 언덕 달리기를 20분 동안 운동 자각도 8에 해당하는 노력을 들여서 했다면 당신의 훈련 부하 점수는 160이다. 점수를 축적하기 위해 내적 부하 하나와 외적 부하 하나(아래쪽 참고)를 꾸준히 기록해 일정 기간의 부하를 추적하라.

내적 부하와 외적 부하

훈련 부하는 내적 부하와 외적 부하 두 가지로 나눌 수 있다. 외적 훈련 부하란 훈련량의 객관적 측정치로서 예를 들면 10킬로미터 거리를 60분 동안 달리기와 같이 나타낸다. 내적 훈련 부하는 훈련을 마치기 위해 자신이 쏟아 부은 노력을 의미한다. 예를 들면 평균 심박수 165나 운동 자각도 4와 같은 것이다.

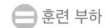

내적 부하 × 외적 부하 ⊜ 훈련 부하

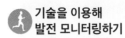

기술을 이용해 발전 모니터링하기

GPS 부착 손목시계와 같은 신체 착용형 센서는 여러 측정치 수집과 기록에 아주 편리하다. 이들 기기는 거리, 시간, 고도 이득과 같은 외적 훈련 부하 자료와 심박수와 호흡수 같은 내적 부하 자료를 수집할 수 있다. 어떤 기기는 실시간 피드백을 주며 대개 온라인 플랫폼과 연동되어 시간이 지나면서 자료를 계통적으로 추적하는 데에도 사용될 수도 있다. 다른 착용형 기기는 보행률, 충격력, 수직 진동과 같은 생체 역학적 변수를 측정할 수 있어 자료를 해석하는 방법을 알고 있다면 유용하다. 달리는 느낌을 통해서 배우는 것을 포기한 채 자료에 너무 의존하는 일이 없도록 주의해야 한다.

변화의 관찰

훈련 부하가 같더라도 이에 대한 운동가의 반응은 다르게 나타날 수 있으므로 자신을 주기적으로 점검하는 것이 중요하다. 통증과 피로 점수를 사용하면 훈련 부하에 의해 자신의 달리기가 향상되는지 몸에 부담을 주는지 판단할 수 있다. 신체는 훈련 부하의 스트레스에 대한 반응으로 더 강해질 수도 있고 무너질 수도 있으므로 부하를 어떻게 증가하는 경우라도 적절하게 해야 한다. 너무 많은 것을 너무 빨리 한다면 부상을 유발할 수 있으며, 너무 적게 하면 향상되기가 어려울 것이다.

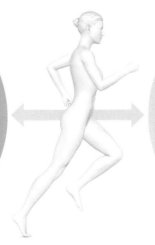

과훈련의 징후들

과훈련 증후군이 생기면 운동 성적, 조화, 근력 등이 급격히 감소하며 잠시 동안의 휴식으로 해소되지 않는 피로가 나타난다. 이때의 징후로는 훈련 중 빠른 심박수나 운동 자각도, 상승된 안정 심박수, 식욕 감퇴, 체중 감소, 불면증, 예민해진 성격, 집중력 감소, 우울감 등이 있다. 훈련 부하를 과감히 줄이거나 몇 주 또는 몇 달 동안 완전한 휴식을 취해야 한다. 예방을 위해서는 훈련 내용을 1년 정도로 길게 분산시키고 전체적인 훈련 부하를 모니터해야 한다.

향상의 징후들

많은 달리기 선수에게 있어 최초이면서 흔히 가장 중요한 실력 향상의 징후는 경주 시간이 빨라지는 것이다. 또한 어느 페이스에서 평균 심박수가 더 감소하거나, 운동 자각도 점수가 내려가면 페이스가 더 쉽게 느껴지므로 이들도 체력이 향상된 징후이다. 마찬가지로 체력이 증진될수록 주어진 심박수나 운동 자각도 점수에서 페이스는 더 빨라질 것이다. 그 외의 징후로는 안정 심박수 감소, 증가하는 주간 훈련 부하를 관리할 능력 등이 있다.

훈련 **요령**

훈련 중이든 경기 중이든 어떤 시점에서 포기하고 싶은 충동을 경험할 것이다. 다리의 통증 때문이든, 마음에 드는 의심 때문이든, 압도적인 피로감이든 이런 느낌을 극복하는 것은 달리는 사람에게는 결정적인 순간이며 더 강해질 수 있는 기회인 것이다.

고통 극복하기

노력으로 인한 고통도 달리기 경험의 일부이다. 이 고통의 형태는 여러 가지로 나타난다. 당원의 고갈로 인해 쑤시는 근육, 반복된 충격으로 시험 대상이 되어 버린 관절, 물집부터 소화 장애까지 달리기와 관련된 질병의 형태들이 고통의 양상이다.

신체 조건이 동일해 보이는 주자들이

경주를 할 때 통증을 극복할 능력을 지니면 그만큼 우위에 있게 된다. 훈련이야말로 여기에 도달하는 가장 좋은 길이다. 훈련된 주자와 훈련되지 않은 주자의 통증 역치는 비슷하므로 유사한 지점에서 통증을 경험할 것이다. 하지만 훈련된 주자는 통증 내성이 더 큰 경향이 있으며 더 오래 통증을 견딜 수 있다. 통증을 어떻게 느끼는가는 변함이 없지만 훈련을 통해 통증과 싸울

능력을 얻는데, 잠재적인 뇌가 우리 몸에 적용되는 스트레스를 견딜 수 있음을 학습하기 때문이다(아래 참고).

의식적으로 주의를 다른 곳에 돌림으로써 통증을 느끼는 데 영향을 줄 수도 있다. 연구에 따르면 빠른 속도의 음악 듣기 같은 주의산만 기법이 뇌가 무엇인가 몰입해 있는 경우에 자신을 더 밀고 나가도록 도움을 줄 수 있다고 한다.

노력으로 인한 통증에 대한 뇌의 반응

뇌가 어떻게 몸이 노력으로 인한 통증을 견딜 수 없다고 결정하는지, 이를 담당하는 주요 통솔자의 역할 주체가 뇌의 잠재의식적 부분인지, 의식적 부분인지에 대한 이론을 설명하는 그림이다. 어느 쪽이든 훈련 경험은 뇌의 반응을 변형시킬 수 있다.

수의적 반응(의식적 뇌)
의식을 담당하는 뇌는 지각된 노력으로 인해 운동을 멈추고 싶어 하거나, 동기 자극에 반응해 근육에 더욱 박차를 가할 수 있다.

동기 부여 자극(외부 요인)
감정적 동기 부여(군중이 응원하는 모습, 결승선의 광경 등)은 의식적 뇌에 의해 접수된다.

인지된 노력(의식적 뇌)
의식적 뇌는 피로를 인지하는데 이것은 잠재의식적 뇌가 통증 신호를 평가한 후에 생성한 인지 상태이다.

중추적 통치자
(잠재의식적 뇌)

근육 조절(신체 출력)
잠재의식적 뇌는 근육의 작용을 조절해 신체가 활동 불가능한 상태가 되기 전에 운동을 멈춘다. 의식적 뇌도 멈출 것인지 계속할 것인지 결정하는 데 영향을 줄 수 있다.

통각 자극(잠재의식적 뇌)
달리면서 근육으로부터 온 신경 신호가 잠재의식을 담당하는 뇌로 전달되어 여기에서 통각 자극으로 인식된다.

중추적 통치자 모형
이 이론에서는 중추신경계통 안에 있는 무의식적 '통치자'가 신체가 받는 압박을 멈추기 위해 피로와 불편을 인지하게 한다는 것이다.

동기 부여 유지하기

훈련을 하고자 하는 동기는 많은 다른 원인에서 기원한다. 당신을 달리도록, 경주를 계속하도록 동기를 부여하는 것이 무엇인지 알아내는 것과 이 동기를 강화하는 것은 목표에 도달하기 위한 여정을 계속하는 데 도움이 된다.

많은 요인들이 동기 부여에 영향을 미친다. 경기 중에는 구경꾼들 중 가족들이 응원하는 모습을 보거나 개인 신기록 수립을 예상하고 있다면 저장된 에너지를 조금이라도 더 쓰도록 자신을 채찍질 할 수 있다. 훈련할 때는 실력이 향상되는 객관적 징후가 나타난다거나 경주를 위해 준비하면서 훈련 도전 과제를 달성하는 것이 훈련 부하를 유지하는 동기가 된다. 결승선을 넘어 자신이 목표하는 곳에 도달하는 것을 상상한다면 춥고 비오는

날의 훈련에도 동기를 갖는 데 도움이 될 것이다.

자신에게 동기를 부여하는 한 방법은 통증과 피로가 오기 전에 미리 예상하고 왔을 때 받아들이는 것이다. 이것은 통증을 극복하도록 밀어붙이는 것이 미래의 훈련과 경주를 위해 자신을 더 강하게 한다는 것을 알고 있을 때 가능하다. 다른 더 즉각적이고 실제적인 도구는 자기 자신과의 긍정적 대화일지도 모른다. 힘들어질 때 자신에게 "너는 이것을 해 낼 수 있어."라거나 "통증을 참을 수 있어."라고 말하는 것이 경기 수행력을 개선할 수 있다는 연구가 있다.

충분히 깊이 몰입했고 최대 노력을 들였던 시점을 아는 것도 마찬가지로 중요하다. 그렇게 하면 자신에게 충분한 휴식을 줄 수 있고 번아웃(burn out, 박스 참고)을 피할 수 있다.

회복과 번아웃

어떤 운동 선수도 능력, 경험, 정신적인 강인함과 상관없이 강도 높은 훈련을 무한히 계속할 수는 없다. 훈련 계획에 회복 기간을 설정(174~175쪽 참고)해 두지 않으면 번아웃 위험을 안게 된다. 번아웃은 부상, 훈련 부족(성적 불량), 기분 저하, 수면 장애, 질병의 결과를 불러올 수 있다. 충분한 회복은 몸에 훈련 자극에 적응할 시간을 주며, 더 강하고 더 빠르고 더 큰 효율을 나타내게 된다. 회복은 반드시 완전한 휴식을 의미하지는 않는다. 가벼운 사이클링, 수영장 달리기, 수영과 능동적 회복이 가장 좋은 것은 근육과 관절을 계속 움직이지만 몸에 스트레스를 주지 않기 때문이다. 물론 수면이야말로 가장 강력하고 과학적 증거에 기반을 둔 회복 수단이다.

근육 지배 (신체 출력)
의식을 담당하는 뇌는 근육의 작용을 조절해 운동을 끝낼 것인지 아닌지를 결정한다.

수의적 반응 (의식적인 뇌)
의식을 담당하는 우리 뇌는 동기 부여 자극에 반응해 근육이 더 힘을 내도록 하거나 인지된 피로로 인해 멈추기를 원한다.

동기 부여 자극 (외부 요인)
군중이 환호하는 모습이나 결승선의 광경과 같은 정서적인 동기 부여가 의식적인 뇌에 접수된다.

인지된 노고 (의식적 뇌)

통각 자극 (잠재의식적 뇌)
달리기를 하는 동안 근육에서 나온 신경 신호가 통각 자극으로서 뇌에 전달되는데 이는 의식적인 뇌에서 파악된다.

심리적 동기 부여 모형
의식적 뇌가 달리기를 그만둘 것을 결정한다고 보는 설명이다. 필요한 노력이 달리는 사람이 제공하려고 마음먹은 최대의 노력에 맞먹거나, 달리기 사람들 자신이 이미 최대의 노력을 제공했으며 더 이상 계속하는 것이 불가능하다고 믿을 때 이런 일이 일어난다.

영양 공급

충분한 영양 공급은 훈련의 기본 요소이다. 핵심적인 영양소는 탄수화물과 단백질이다. 탄수화물은 충분한 에너지를 축적해 저장하며 단백질은 훈련 후에 근육조직을 재생하고 복구하는 데 필수적이다.

몸에서 탄수화물로부터 생성되는 당원(glycogen)은 달리는 동안 기본적인 에너지 원료를 제공한다. 탄수화물 섭취량은 훈련 부하에 맞게 조절되어야 한다(아래 참고). 단백질 흡수 및 사용을 최대한으로 늘리는 것이 좋은데, 하루 동안의 섭취량을 분산해 15~20그램의 단백질을 4~6회로 나누어 먹는 것을

목표로 한다. 기름기 없는 동물성 단백질이 가장 좋지만 콩, 채소(legume), 견과류 등 식물성 단백질 근원도 좋다.

훈련 후 연료 재공급

고강도의 훈련 과정 후에는 신체 회복과 재충전에 도움이 될 음식을 섭취하는 것이 중요하다. 훈련 후 2시간 이내에는 체중 1킬로그램당 탄수화물 1.5그램, 단백질 0.3그램, 지방 0.3그램을 섭취하도록 한다. 훈련의 테이퍼 단계(177쪽 참고)에서는 에너지 소모량이 적고 체중을 경기에 맞게 조절하는 기간이므로 탄수화물의 섭취량을 체중 1킬로그램당 1그램으로 줄이도록 한다.

달리기 전 연료 공급

달리기 전에는 연료가 충분히 공급되어야 하므로 음식에 탄수화물이 많아야 한다. 파스타, 밥, 기타 다른 녹말도 이상적이다. 식사 후에는 2~3시간 후에 훈련을 해야 배가 너무 불러서 운동을 멈추는 일이 없다. 90분 이상 오래 달리기인 경우나 근육 당원 저장량이 낮을 때에는 혈중 포도당 함량을 유지하기 위해 대체로 시간당 30~60그램의 탄수화물을 섭취해야 한다. 이때는 잘 흡수되는 스포츠 드링크, 에너지 젤, 에너지 바처럼 소화가 잘 되고 가벼운 고탄수화물 음식을 조합해 섭취한다. 경기에 대비해 훈련하면서 실험을 통해 최적의 섭취 방식을 발견하는 것이 중요하다.

필요 영양소의 변화

더 격렬하게 훈련할수록 달리는 동안 연료를 공급해야 하므로 더 많은 칼로리가 필요하다. 훈련 단계(177쪽 참고)에 따라 매일 섭취하는 식사에는 25~50퍼센트의 탄수화물(비정제 곡물이 이상적)이 있어야 신체가 에너지를 최적량 생산해 저장한다.

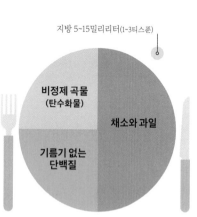

가벼운 훈련
가벼운 훈련, 예를 들어 도입 단계나 테이퍼 단계에 있을 때에는 탄수화물 섭취량이 25퍼센트만 있으면 충분하며 부족한 것은 과일과 채소로 보충한다.

중등도 훈련
훈련 강도가 올라가면서 기초 조성 단계와 지지 단계인 경우 탄수화물과 지방 섭취를 늘린다. 추가적으로 과일이 탄수화물의 좋은 원료로 권장된다.

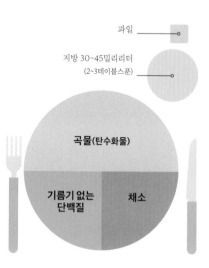

고강도 훈련 또는 경기일
더 격렬한 훈련 단계인 경주 전문 단계에서는 근육에 당원이 저장되도록 하기 위해서 탄수화물이 매일 섭취하는 음식의 절반은 되어야 한다. 이것을 흔히 '탄수화물 로딩(카브 로딩, carb loading)'이라고 한다.

수분 공급

지구력 달리기를 언급할 때 수분 보충은 의심할 여지없이 중요하다. 땀 흘림을 통해 체온을 조절하고, 영양소 운반에 필수적이며, 에너지의 방출과 에너지 전환의 결과인 노폐물 제거에 도움을 준다.

운동 전에는 가능한 한 물을 많이 마시라는 것은 전통적인 지침이다. 오늘날에는 탈수를 일으키지 않기 위해 훈련 전에 아주 많은 양의 물을 마실 필요는 없다는 것이 알려져 있다. 또 다른 잘못된 상식은 갈증은 이미 탈수 상태를 가리킨다는 오래된 관념이다. 갈증이 날 때만 물을 마시는 것이 운동 중 잃은 액체 전체를 보충할 수 없을지는 몰라도, 수분 공급 과다(박스 참고)의 위험보다는 덜하다. 훈련 세션 중에는 체중의 2~3 퍼센트의 수분이 배출되는 것은 정상이며, 경기 중에는 이보다 더 많이 수분을 잃는다.

수분 공급 전략

훈련 중에는 갈증이 날 때 마시고 싶은 내적 동기에 반응하는 것만으로 수분을 공급하기에 충분하다. 달리면서 땀을 아주 많이 흘렸거나 날씨가 더운 날이라면 훈련 전에 액체를 더 보충할 필요가 있을지 모르지만, 반대로 달리는 동안 뱃속에 액체가 많아서 생기는 불편함을 생각해야 한다.

혈액 중 나트륨 함량

수분 공급 과다는 탈수만큼 위험하다. 운동 중에 땀 흘림을 통해 나트륨을 배출하는 것을 전해질 고갈이라고 한다. 운동 중 과도하게 물을 마시면 이미 나트륨이 고갈된 혈액을 더욱 더 묽게 만들며 수면 장애가 유발될 수 있고 잠재적으로 목숨을 위협하는 운동 유발성 저나트륨 혈증(EAH)이 생긴다. 증상으로는 두통, 피로, 메스꺼움과 구역질, 근육 경련, 발작 등이 있다. 스포츠 드링크에는 전해질이 함유되어 있어 냉수를 마실 때와 같이 혈액 중 나트륨을 고갈시키는 일이 없지만 과하게 마시면 나트륨 함량이 낮아질 수 있다.

탈수

운동 중에 땀을 많이 흘리면 신체에서 어느 정도의 수분을 잃는다. 너무 많은 양의 수분이 소실되면 중심체온과 근육으로의 에너지 공급에 영향을 줄 수 있다.

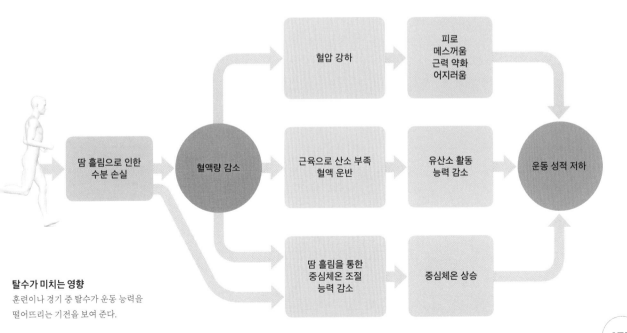

탈수가 미치는 영향
훈련이나 경기 중 탈수가 운동 능력을 떨어뜨리는 기전을 보여 준다.

회복과 재생

회복 기간까지 계획에 포함시키는 것은 훈련에서 매우 중요한 일이다. 회복을 통해 신체는 에너지 저장량을 보충하고 훈련 부하에 반응해 만들어 낸 생리적 적응 상태를 견고하게 한다.

주요 훈련 사이에 삽입된 저충격 저강도 운동을 통한 '능동적' 회복을 통해 근육과 관절의 운동이 유지된다(아래 참고). 마사지, 정신적 회복 수행, 양질의 수면은 신체의 회복을 돕는 다른 핵심적인 방법이다. 운동 후 근육 통증에 긍정적 효과를 보이는 다른 방법에는 압박 의류, 냉수 족욕(운동 후에 다리를 얼음물에 10~15분 담그기), 온냉 교대 목욕(20~30분간 다리를 온수와 냉수에 교대로 담그기), 냉동 요법(아이스팩 등의 차가운 물건을 근육에 적용하기) 등이 있다. 고압 요법, 전기 자극과 그 외에 다른 것은 도움이 된다는 증거가 거의 없다.

> **적절한 회복은 훈련 그 자체만큼이나 중요하다.**

운동성

격렬한 훈련 후에는 다음 훈련까지 아무것도 하지 않고 쉬고 싶다는 유혹이 들 것이다. 몸이 회복되는 동안에도 움직이도록 하는 '능동적 회복'은 혈중 젖산과 같은 대사물을 제거하는 능력을 상승시키고, 근육 기능을 개선하며, 운동 후 근육통을 감소시키는 등 도움이 될 수 있다. 주요 훈련(179쪽 참고)이 없는 날에는 교차 훈련(187쪽 참고)을 하거나 쉬운 페이스로 '회복' 달리기를 수행하거나(180쪽 참고) 관절, 근육, 힘줄의 움직임을 유지하는 운동 연습(오른쪽 참고)을 함으로써 회복 기간을 활동적으로 보내도록 한다. 이런 운동은 모두 주요 훈련과 비교했을 때 충격과 강도가 낮아야 한다.

일상 루틴
몸의 운동성을 유지하기 위해 하루 중 서로 다른 시간에 연습 운동을 집어넣어 하루 일과에 포함시킬 수 있다.

저녁
엉덩관절 굽힘근과 볼기근의 긴장을 풀기 위해 변형 비둘기 자세, 넙다리근막긴장근 볼 릴리스, 궁둥구멍근 볼 릴리스 같은 정적 스트레칭(90~95쪽 참고)을 수행한다.

기상 후
포워드 레그 스윙, 사이드 레그 스윙, 칼프 스트레칭과 같은 동적 스트레칭(78~83쪽 참고)으로 아침에 근육을 활성화한다.

일과 후
달리기 연습 중 이를테면 달리기 A, 달리기 B, 달리기 C, 스트라이드, 바운딩, 카리오카 등으로도 조합할 수 있다(84~89쪽 참고). 업무가 대부분 앉아서만 이루어지는 경우라면 특히 유익하다.

한낮
발목 돌리기, 무릎 돌리기, 엉덩이 돌리기 등 간단한 운동 연습을 한다. 이런 운동은 평일에도 하기 쉽고 앉아서만 하는 업무가 주된 경우 몸을 움직이게끔 한다.

마사지

훈련 부하가 증가하면 몸의 여러 부위에서 근육의 경직성과 팽팽함을 느끼게 될 것이다. 이를 해결하는 한 가지 방법은 정기적인 마사지 요법을 훈련 중에 포함시키는 것이다.

마사지는 근육 조직의 이완을 돕고 운동 후 통증을 줄인다. 흔히 마사지의 장점으로 나열되듯이 마사지가 혈액 순환을 증가시키고 대사 노폐물을 제거하는 데 도움을 준다는 증거는 없지만 마사지의 긍정적인 심리적 효과는 과학적으로 수행된 연구에서 꾸준히 보고되고 있다. 인지된 회복과 인지된 근육 통증의 개선도 동반되는 것으로 나타났다. 마사지는 또한 신경계통에서 부교감신경계통(42쪽 참고)을

자극해 훈련과 경주에서 발생한 스트레스 반응을 완화시키는 효과가 있다.

정기적으로 마사지 요법사에게 관리받는 것이 불가능하다면 자기 마사지를 고려해 보도록 한다. 폼롤러, 라크로스 스타일 치료 볼 등 근육 긴장을 느끼는 특정한 곳에 집중적으로 사용할 수 있는 사용할 도구가 많이 있다. 92~95쪽에 있는 넙다리근막긴장근 볼 릴리스와 궁둥구멍근 볼 릴리스 운동을 참고하도록 한다.

명상

명상이 주는 장점은 주로 이완을 돕고 스트레스를 해소하는 것으로, 수면의 질이 좋아져 인체가 효율적으로 회복될 수 있다. 게다가 명상은 우리를 자극해 정신적 집중을 하게 해 훈련 프로그램을 계속하기 위한 동기 부여를 자신에게 해야 할 때 의지력과 자기 수양을 증진시킨다. 또한 좌절감, 통증, 스트레스, 고된 훈련 일정에 대해 정신적인 회복력을 높이고 경주에 도전하는 동안 버팀목이 된다.

수면

수면의 양과 질은 어떤 주자에게도 가장 중요한 회복 요소이다. 수면 결핍은 특히 장거리 주자의 운동 결과에 큰 영향을 줄 수 있다. 최적의 수면을 취하지 못하면 면역계통과 내분비계통이 영향을 받아 회복과 훈련 적응에 영향을 미치고 인지 기능이 감퇴되고 통증이 늘어난다.

지구력 훈련은 면역 기능을 떨어뜨리는 것으로 되어 있으며 양질의 수면 위생(박스 참고)은 면역계통 회복에 필수적이다. 수면이 방해되어 짧아지면 신체는 회복하고 기억을 강화할 시간을 얻지 못한다. 이렇게 되면 반응 속도가 느려져서 부상 위험이 늘어난다.

수면 위생

적절한 수면 위생은 수면의 질과 양을 높인다. 다음 항목을 습관화해 수행하도록 한다.

- 침실을 어둡고 조용하고 시원하게(19~21도) 한다.
- 침대와 베개를 푹신하게 한다.
- 잠들기 1시간 안에는 후광 스크린을 보지 않는다.
- 오후에 카페인 섭취를 피한다.
- 매일 같은 시간에 잠자리에 들고 같은 시간에 일어난다.
- 잠자리에 들기 30분 전에 취침 전 일과를 정해서 신체가 수면을 준비하도록 한다.
- 불안 등으로 잠들기 어렵다면 이완과 호흡법을 활용한다(명상 참고).

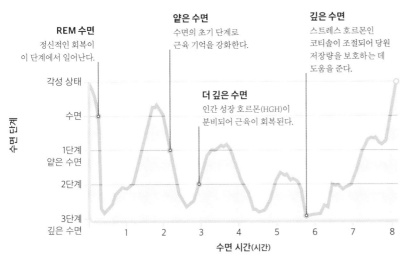

REM 수면
정신적인 회복이 이 단계에서 일어난다.

얕은 수면
수면의 초기 단계로 근육 기억을 강화한다.

깊은 수면
스트레스 호르몬인 코티솔이 조절되어 당원 저장량을 보호하는 데 도움을 준다.

더 깊은 수면
인간 성장 호르몬(HGH)이 분비되어 근육이 회복된다.

각성 상태
수면
1단계 얕은 수면
2단계
3단계 깊은 수면

수면 단계

1 2 3 4 5 6 7 8
수면 시간(시간)

회복을 위한 수면
수면에는 뚜렷한 단계가 있으며 하룻밤에도 이 단계를 여러 번 지난다. 각 단계는 회복, 인지 기능, 기분 전환, 대사 변화에 필수적이다.

훈련 계획의
선택과 **활용**

훈련 프로그램은 달리는 사람의 현재 체력과 훈련 수준에 맞는 올바른 자극이 되어야
효율적이다. 이 책에 나오는 초보자와 상급자 모두를 위한 훈련 프로그램은 주요 훈련의
구성을 보여 주는 한편 직접 따라하고 발전시킬 수 있도록 고안되었다.

훈련 프로그램의 **종류**

여기에서는 초보자를 위한 5킬로미터 프로그램, 10킬로미터 프로그램, 하프마라톤 프로그램, 마라톤 프로그램과 상급자를 위한 10킬로미터 프로그램, 하프마라톤 프로그램, 마라톤 프로그램을 다루고 있다.

초보자 프로그램

달리기가 처음이거나 오랫동안 달리기를 쉬었거나 부상 후 훈련에 복귀하는 경우라면 초보자 5킬로미터 프로그램으로 시작할 수 있다. 이 훈련은 쉬지 않고 달릴 수 있는 시간이 점차 늘어나도록 걷기-달리기가 조합된 형태로 만들어졌다. 처음 5킬로미터 프로그램을 완주한 다음에는 더 긴 거리의 달리기 연습을 선택할 수

있다. 거리를 더 늘려야 할 필요에 대해 어떤 규칙이 있는 것은 아니다. 많은 달리기 주자는 단거리에 주력해 걸리는 시간을 줄이려고 연습하기를 좋아한다. 그렇다 해도 신체가 각각의 연속적인 달리기 거리에서 훈련 부하를 감당할 수 있다면 계속하는 것도 만족스러울 수 있다. 12주 기간 동안 초보자 프로그램은 당신의 능력이 목표 거리를 완주하는 수준에 이르게 하는 데 집중한다.

상급자 프로그램

상급자 프로그램은 이미 목표 거리의 경주를 완주하고 소요 시간을 개선하려는 숙련자들에게 알맞다. 초보자 프로그램과 비교했을 때 상급자 훈련 프로그램에는

전반적인 훈련량과 강도가 커질 뿐 아니라 다양하고 복잡한 훈련이 추가된다. 프로그램의 과정을 통해 체력 수준을 더 높이고 싶다면 12주 과정보다는 24주 이상 과정을 선택하도록 한다. 훈련 기간이 더 길면 프로그램에 도입 단계(177쪽 참고)를 포함시켜 각 단계에서 특정한 목표를 더 강조해 훈련할 시간이 생기며 수행하는 다른 유형의 훈련을 수행할 수 있다는 장점이 있다.

프로그램의 발전
12주의 초보자 프로그램(5킬로미터, 10킬로미터, 하프마라톤, 마라톤)은 각각 이전 프로그램이 종료된 수준에서 더 발전하게 된다. 이들 네 프로그램을 따라가면 전혀 달리기를 해 보지 않은 상태에서 시작해 48주 만에 마라톤을 완주하는 데까지 도달할 수 있다.

초보자 5킬로미터 프로그램	초보자 10킬로미터 프로그램	초보자 하프마라톤 프로그램	초보자 마라톤 프로그램
1~12주차	13~24주차	25~36주차	37~48주차
(190~191쪽 참고)	(192~193쪽 참고)	(198~199쪽 참고)	(204~205쪽 참고)

훈련 단계

이 책에 소개된 훈련 프로그램은 여러 단계로 나누어져 있다. 각 단계는 전반적인 유산소 운동 체력과 무산소 운동 체력 증진에 집중하는 것부터 목표인 경주를 지향하는 전문화된 훈련 단계까지 점점 옮겨간다. 이 훈련 주기에는 24주 프로그램의 각 단계의 훈련에 필요한 주간의 수를 나타냈다.

도입 단계

격렬한 경주나 훈련 기간을 방금 마쳤다면 도입 단계에서 시작하도록 한다. 이 단계는 상급자 프로그램에만 있다. 이 단계의 목적은 전반적인 달리기 훈련량을 재정립해 이후에 더 집중된 훈련을 할 수 있는 수준으로 만들기에 앞서 신체적으로 그리고 정신적으로 재충전하는 것이다. 프로그램에서는 이 단계에 3주가 배정되어 있지만 피로의 수준에 따라 수 주, 수 개월 기간이 더 연장될 수 있고, 심지어 달리기를 멈추고 완전한 휴식을 취해야 할지도 모른다.

테이퍼 단계

경주 지향 단계의 다음에는 실제의 경주 전에 테이퍼 단계가 있다. 체력이 최대라 하더라도 훈련 피로 수준이 최고조에 달하면 최고의 실력을 발휘할 수 없다. 한편 체력이 너무 많이 떨어져도 최고의 실력을 발휘할 수 없다. 테이퍼링의 기술은 체력을 유지할 충분한 훈련량과 강도를 동시에 제공하면서 가능한 한 가장 활기가 넘치는 상태로 출발선에 서도록 훈련하는 것이다.

기초 조성 단계

초보자든 상급자든 모두 집중 훈련은 이 단계에서 시작한다. 훈련 목표는 유산소 운동량을 늘리고 점차 강도를 도입하며 형태, 근력, 동력, 보행률, 질주 능력과 같은 달리기 기술을 개선하는 것이다. 이 단계는 속도든 근력이든 지구력이든 개인적인 취약함을 해결할 좋은 단계이다. 목표를 최종 거리로 정하는 것과는 상관없이 이 단계의 목표는 전체적으로 체력을 갖춘 더 빠르고 강한 달리기 선수가 되는 것이다.

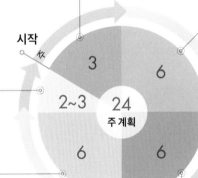

시작

3   6

2~3   **24 주 계획**

6   6

경주 지향 단계

최고의 훈련과 장거리 달리기를 통해 특정한 목표 경주에 필요한 실력 쌓기에 집중하는 단계다. 빠르면서 동시에 긴 거리를 달릴 수 있는 능력은 이때 개발되어야 하며 목표로 하는 경주에 적절한 페이스가 최대의 효율을 나타내도록 강조된다. 훈련은 주로 경주 동안 사용될 주요 에너지 계통에 집중된다. 상급자 프로그램에서는 지지 단계에서 최고 운동량(188쪽 참고)에 도달하며 여기에 적응하면 더 많은 에너지를 훈련에 쏟아 부을 수 있다.

지지 단계

이 단계의 주요 목표는 다음 단계인 경주 지향 단계를 준비하는 것이다. 지지 단계는 이전 단계에서 조성된 전반적인 체력에 기초하며 대비 중인 경주의 거리와 페이스의 기반이 될 훈련에 집중하기 시작한다. 목표로 하는 경주에 필요한 페이스보다 더 빨리 달릴 수 있도록 훈련하는데, 경주에 필요한 페이스를 이것과 비교했을 때 더 편하게 느끼게 하기 위해 고안된 것이다. 물론 더 느린 페이스의 훈련도 있는데 지구력과 목표 거리를 달리는 동안 페이스를 유지할 능력을 높이도록 도와준다.

훈련 원칙

성공적인 훈련 계획의 짜임새를 알려주는 다음 원칙들은 취미 생활로 즐기는 사람이든 일류 선수이든 달리기에 노력하는 모든 이들에게 효율적이며, 이 원칙을 이해하면 훈련 프로그램과 운동 연습에서 최대의 효과를 누릴 수 있다.

다방면으로 튼튼한 체력

여러 부분의 체력이 잘 갖춰진 달리기 선수가 되기 위해 유산소 운동은 물론 무산소 운동과 달리기 형태 훈련을 통해 전반적인 체력을 개선하는 데 초점을 맞추도록 한다.

점진적인 적응

신체가 잘 적응하도록 체력 훈련의 양, 강도, 빈도를 변화함으로써 다른 훈련을 통한 자극을 서서히 도입하도록 한다.

훈련 강도 상승

체력 훈련의 강도를 높이는 방법으로 다음 네 가지 중 하나를 사용하도록 한다. 페이스 크게 하기, 주어진 페이스로 달리는 시간이나 거리 늘리기, 천천히 달리는 시간에 비해 빠르게 달리는 시간의 비중 높이기, 달리기할 때 회복 구간에서 더 빨리 달리기이다.

훈련량 증가

훈련 프로그램 전체 과정을 통틀어 미리 설정된 최대점까지 도달하도록 훈련량을 점진적으로 증가시켜라. 몇 주간은 훈련량을 줄여서 신체가 훈련 부하를 흡수하는 데 익숙해지도록 하라.

훈련 부하의 최적화

훈련 부하는 신체가 이를 흡수하고 이득을 취할 수 있는 속도로 늘어야 한다. 과훈련의 징후가 있는지 모니터(168~169쪽 참고)하고 필요하면 조정한다.

체력 훈련 유형

다양한 체력 훈련(workout) 유형을 수행하는 것은 더 강하고 체력이 뛰어나게 할 뿐 아니라 다방면으로 실력을 갖춘 달리기 선수를 만드는 데 도움이 된다. 이 프로그램의 훈련 범위는 짧은 전력 질주에서 장거리 유산소 달리기까지이다.

네 가지 주요 훈련 과제인 쉬운 연속 달리기, 고속 연속 달리기, 인터벌 트레이닝, 언덕 훈련을 살펴본다(180~186쪽 참고). 훈련을 구분하는 방식일 뿐이며 다른 훈련을 접하는 것도 가능하다. 이 훈련들은 지구력, 속도, 근력 상승의 관점에서 볼 때 각자 장점이 있다. 형태에 집중된 인터벌 트레이닝은 달리기 형태를 개선하도록 도와준다(188쪽 참고).

개인의 특성에 맞추기

여러 가지 종류의 훈련을 하다 보면 어떤 훈련은 다른 것들보다 더 수행하기 어렵다고 느낄 수 있다. 하나의 패턴이 관찰되면 자신이 지구력 기반의 달리기를 잘 하는지 속도 기반의 달리기를 잘 하는지를 알게 된다. 훈련 프로그램은 마치 돌에 새겨져 있듯이 경직된 것이어서는 안 된다. 훈련 주기 중 취약점이 발견되면 이를 해결하도록 훈련이 강조하는 방향을 바꿀 수 있다.

고갈 훈련

지방을 대사하는 능력을 키우기 위해 당원 고갈(depletion) 상태에서 달리는 것이 포함된다. 90분 이상 걸리는 경주에서 유용한데, 바로 근육조직의 당원이 달리는 동안 에너지로 변환되는 평균 시간이다.

당원 고갈 상태에서 달리는 가장 쉬운 방법은 아침 식사 전에 달리기 훈련을 계획하는 것이다. 물론 그 전에 10시간은 공복 상태여야 한다. 고갈 상태 달리기를 마친 후에는 탄수화물이 다량 함유된 회복 과정의 식사를 공급해 근육을 보충하는 것이 중요하다.

고갈 훈련은 압박이 크므로 수행할 때 주의가 필요하다. 훈련 주기에서 일찍 이를 도입하고 1주일에 단 1회의 세션으로 시작하며 신체가 여기에 적응되면 더 추가하도록 한다. 테이퍼 단계에서는 고갈 훈련을 줄이거나 완전히 제외시키도록 한다.

훈련 계획하기

이 책에서 다루는 주당 3회 훈련 프로그램은 강도 높은 단거리 훈련 2회와 장거리 1회이다. 이들 주요 훈련은 주간 훈련 중 가장 압박이 큰 훈련이다. 1주일에 3일만 훈련하는 이유는 각 주요 훈련 사이에 적어도 하루의 회복일이 있도록 하기 위해서다. 경험, 체력, 사용 가능한 시간에 따라 회복일은 완전한 회복이 될 수도 있고 교차 훈련(187쪽 참고) 또는 쉬운 연속 달리기(180쪽 참고)가 될 수도 있다. 그러나 어떤 회복일 활동이라도 그로 인해 다음 주요 훈련에서 예정된 거리를 예상하는 노력을 들여 달릴 준비를 하는 것이 전혀 거리끼지 않을 만큼 쉬워야 한다는 것을 염두에 두기 바란다.

세 가지 주요 훈련을 매주 수행하면 도움이 많이 된다. 1주일에 3일 이상 더 자주 연습하고 이를 훈련 계획에 추가하고 싶다면, 단거리 달리기를 여러 번 하고 회복하는 것이 장거리 달리기를 더 적게 하고 회복하는 것보다 더 쉽다는 것을 기억하라. 1주일 중 길이가 가장 긴 장거리 달리기와 비교했을 때 다음으로 길이가 긴 달리기는 길이가 그 절반을 넘지 말아야 하며, 나머지는 길이가 그 3분의 1을 넘지 말아야 한다.

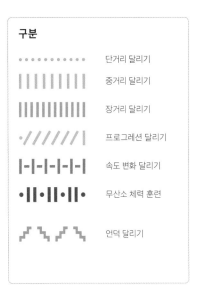

구분

● ● ● ● ● ● ● ●	단거리 달리기
▮ ▮ ▮ ▮ ▮ ▮	중거리 달리기
▮▮▮▮▮▮▮▮	장거리 달리기
∙///////	프로그레션 달리기
┠┤┠┤┠┤	속도 변화 달리기
∙▮▮∙▮▮∙▮▮∙	무산소 체력 훈련
⌐⌐⌐	언덕 달리기

한 주일 훈련의 조직화
다음 예는 주요 훈련에 연습 훈련을 더 추가할 경우 어떻게 편성하는지 보여 준다. 쉬운 연속 달리기와 교차 훈련에 주력하는 것이 최선이다.

달리기 초보자

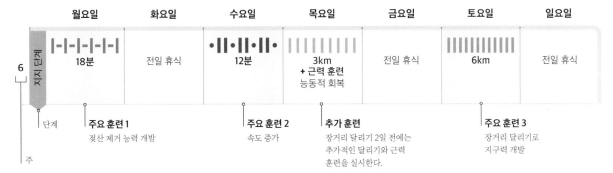

달리기 상급자

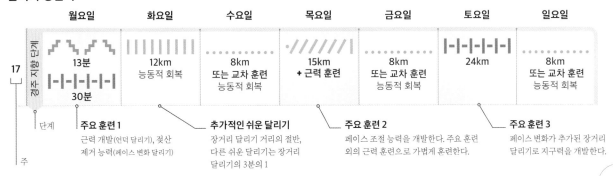

쉬운 연속
달리기

기록할 것
- 거리
- 시간
- 평균 속도
- 운동 자각도 점수

페이스보다는 주관적인 노력이 관심사가 되어야 한다. 이들이 '쉬운' 달리기인 점을 잊지 말도록 한다

모든 훈련 중에서 노력 수준이 가장 낮으며 장거리 달리기 주자들이 훈련량을 늘리기 위해 수행한다. 거리와 소요 시간에 따라 쉬운 연속 달리기는 단거리, 중거리, 장거리로 분류하는데 이는 자신의 경험이 기준이 된다.

|||||||| 장거리 달리기와 회복 달리기

쉬운 연속 달리기의 목적은 훈련 프로그램의 더 강도 높은 훈련에 부하를 더 많이 추가하려는 것이 아니라 튼튼한 유산소 기초 체력을 조성하는 것이다.

유익한 점
쉬운 연속 달리기를 통해 운동량이 축적되면 지구력이 향상되고 모세혈관과 미토콘드리아가 늘어나며(34~35쪽 참고) 장거리 달리기의 경우 미래의 목표 거리를

완주할 수 있다는 자신감이 생긴다.

수행 방법
'쉬운 페이스'로 달려야 하는데 달리는 동안 좋은 달리기 형태를 유지하고 신체를 이완할 수 있을 정도로 천천히 달린다는 것을 의미한다. 쉬운 연속 달리기는 또한 다음 훈련을 하기 전에 적절히 회복하는 데에도 도움을 준다. 따라서 이 달리기가 꼭 쉬운 달리기가 되도록 하기 위해 여유

심박수의 70퍼센트를 넘지 않기 등 페이스나 노력을 제한하는 편이 낫다.

장거리 달리기의 경우 훈련을 시작할 때 거리가 정해져 있어야 한다. 일단 이 훈련을 통과하면 페이스 변화(고속 연속 달리기)를 통해 훈련 부하를 올릴 수 있거나 강도는 그대로 둔 채 거리를 늘릴 수 있다.

종류와 빈도
다음 세 종류는 상대적 거리와 시간에 따라 분류했으므로 실력 향상을 통해서 장거리 달리기였던 훈련이 중거리 달리기가 될 수 있다는 것을 명심해야 한다. 세 종류의 쉬운 연속 달리기를 얼마나 자주 하느냐 하는 것은 자신의 경험 수준, 훈련 단계, 목표 거리에 좌우된다. 일부 일류 선수들은 하루에 1회는 쉬운 연속 달리기를 한다.

단거리 달리기
훈련 계획 항목 중 가장 긴 장거리 달리기와 비교했을 때 거리나 시간으로 보아 3분의 1 정도 된다. 단거리 달리기는 대개 노력이 더 많이 드는 운동 사이에 두어서 한 훈련을 시작 혹은 끝낼 때 수행하거나 상급 달리기 선수들의 경우는 회복 기간에 수행(회복 달리기, recovery run)한다. 단거리 달리기는 가벼운 훈련 주간에는 그 자체만으로도 의미를 갖는다.

중거리 달리기
훈련 계획에서 가장 긴 장거리 달리기의 3분의 1에서 절반 정도의 거리나 시간에 해당한다. 매주 하는 장거리 달리기 외에 1주일에 한 번 정도 실시할 수 있다. 달린 후에는 적어도 하루 쉬거나 한 번의 회복 달리기(단거리 달리기 참고)를 한다. 이런 '추가적인' 달리기는 마라토너에게 특히 유용한데 1주일에 3~4번만 달려도 유산소 운동량을 늘릴 수 있기 때문이다.

장거리 달리기
그 주에서 가장 멀리 달리는 것이다. 훈련 계획에서 가장 긴 달리기의 50퍼센트 또는 그 이상의 거리나 시간에 해당하는 모든 달리기이다. 특히 기초 조성 단계에서는 1주일에 한 번의 장거리 달리기를 포함시키도록 한다. 이후의 프로그램에서 특히 하프마라토너나 마라토너들은 장거리 달리기에 페이스 변경을 포함시켜 고속 연속 달리기로 발전시킬 수 있다.

기록할 것

- 거리
- 시간
- 고속 구간의 평균 페이스
- 저속 구간의 평균 페이스
- 달리기 전체의 평균 페이스
- 운동 자각도

세가지 종류의 고속 연속 달리기 각각에 대한 자신의 페이스와 훈련 부하를 추적 관찰하는 것은 도움이 된다.

고속 연속
달리기

쉬운 달리기 페이스보다는 더 빠르지만 회복을 위해 멈추거나 걸어야 할 정도로 빠르거나 지속적인 것은 아니다. 이런 종류의 훈련에는 조절하는 요소가 있다. 고속 연속 달리기의 세 가지 기본 유형은 템포 런, 프로그레션 달리기, 페이스 변화 달리기이다.

/|||||\ 템포 런

템포 런(tempo run)은 일정한 페이스로 달리면서 빠른 쪽 끝의 젖산 역치 페이스로부터 느린 쪽 끝의 마라톤보다 약간 낮은 페이스로 달리는 것이 일반적이다(박스 참고). 때때로 템포 런에는 그 전이나 후에 워밍업이나 회복 목적의 짧은 가벼운 달리기가 추가된다.

유익한 점

일정하고 지속 가능한 페이스나 노력으로 이미 설정된 거리나 시간 안에서 달리는 방법을 익히게 한다. 경주 외에 다른 어떤 훈련도 템포 런만큼 페이스에 대한 자각 능력을 개발하지 못한다. 또한 유산소 운동 능력과 젖산 제거 능력을 향상시킨다.

수행 방법

달리기 전체 구간을 동일한 페이스와 노력으로 완주한다. 프로그램의 첫 번째 템포 런은 도달하려는 목표로 삼은 목표 페이스보다는 느릴 수 있으므로 스스로가 관리 가능한 노력과 페이스로 시작할 수 있다. '데이트 페이스(date pace)'로도 알려져 있는데 오늘 현재 유지할 수 있는 페이스라는 뜻이다. 체력 증가와 함께 템포 런의 페이스는 목표 페이스로 발전하게 된다.

예시

다음 예는 템포 런의 일반적 거리와 시간으로 노력과 페이스는 여기에 맞추도록 한다.

젖산 역치(LT)

젖산 역치 속도(166~167쪽 참고)나 이보다 더 빠르게 20~40분 동안 달린다.

20~40분 @ LT

하프마라톤 속도(HMP)

8~15킬로미터를 하프마라톤 목표 페이스로 달린다.

8~15km @ HMP

마라톤 속도(MP)

12~24킬로미터를 마라톤 목표 페이스로 달린다.

12~24km @ MP

노력 기반의 페이스와 거리 기반의 페이스

평균적으로 젖산 역치 페이스는 대회에서 1시간 달릴 수 있는 페이스이다. 젖산 역치 페이스를 1시간 경기 페이스라고 부르는 이유가 바로 이것이다. 일류 달리기 선수가 아니라면 마라톤과 하프마라톤 완주에 1시간이 훨씬 넘게 걸리므로 마라톤 페이스와 하프마라톤 페이스는 젖산 역치 페이스보다 늦고, 더 긴 거리를 달리면서 유지할 수 있는 것이다.

마찬가지로 하프마라톤 페이스가 마라톤 페이스보다 빠른 것은 달리는 거리가 짧기 때문이다. 훈련 프로그램에는 목표 경주를 위한 목표 페이스 외에도 다양한 거리 기반의 페이스를 포함하므로 훈련에 맞게 비교적 늦게 달릴 수도 있고 빨리 달릴 수도 있다(훈련을 목적으로 하는 페이스 계산 방법은 164~167쪽 참고).

프로그레션 달리기

프로그레션 달리기(progression run)는 달리는 도중 페이스와 노력을 단계적으로 올리는 것이다. 30분 달리기의 경우 6분마다 페이스를 올려서 달릴 수 있다.

유익한 점
프로그레션 달리기는 심지어 피로한 상태에서도 자신의 페이스를 어떻게 느끼는가를 익히는 훈련이다. 생리적으로 볼 때 이 훈련은 근육섬유의 백분율을 높여 산소 섭취를 늘리고, 느린연축근육섬유를 먼저 사용해 소모를 앞당긴 다음에 빠른연축근육섬유(19쪽 참고)를 이후 단계에 사용하는 것이다.

수행 방법
같은 수준의 템포 런과 비교해서 일반적으로 평균 페이스를 더 낮춰 수행하는데, 근육과 유산소 호흡계통의 대사가 빨리 이루어지도록 요구되기 때문이다. 프로그레션 달리기의 전체 시간과 거리는 2~5개의 부분으로 나누어지는 경우가 많은데 각 부분마다 킬로미터당 3~10초씩 페이스를 상승하도록 한다. 전반적인 평균 페이스도 나뉜 부분의 페이스만큼 중요하므로 프로그램의 첫 번째 프로그레션 달리기는 보통 비교적 쉬운 경우가 많으며 체력이 향상되면서 점점 더 빨라진다.

예시
다음 예는 주어진 시간과 거리의 프로그레션 달리기에서의 일반적인 페이스 또는 노력을 보여 준다.

30분 프로그레션

5개 구간을 각각 6분씩 달리면서 평균적으로 자신의 젖산 역치 페이스(166쪽 참고)보다 킬로미터당 5~10초 천천히 달린다. 젖산 역치 페이스보다 킬로미터당 15초 늦게 달리는 페이스로 시작해서 젖산 역치 페이스보다 킬로미터당 5초 빠르게 달리는 페이스로 마친다.

·///////\
5 × 6분 달리기
@ 15초 < LT
+ @ 10초 < LT
+ @ 5초 < LT
+ @ LT
+ @ 5초 > LT

15킬로미터 프로그레션

각각 3킬로미터인 5개 구간을 달리면서 평균적으로 자신의 하프마라톤 목표 페이스보다 킬로미터당 10초 천천히 달린다. 마라톤 페이스보다 킬로미터당 30초 늦게 달리는 페이스로 시작해서 하프마라톤 페이스보다 킬로미터당 10초 빠르게 달리는 페이스로 마친다.

·///////\
5 × 3km 달리기
@ 30초 < HMP
+ @ 20초 < HMP
+ @ 10초 < HMP
+ @ HMP
+ @ 10초 > HMP

24킬로미터 프로그레션

각각 6킬로미터인 4개 구간을 달리면서 평균적으로 자신의 마라톤 목표 페이스보다 킬로미터당 10초 천천히 달린다. 이 사례는 마라톤 페이스보다 킬로미터당 25초 늦게 달리는 페이스로 시작해서 하프마라톤 페이스보다 킬로미터당 5초 빠르게 달리는 페이스로 마친다.

·///////\
4 × 6km 달리기
@ 25초 < MP
+ @ 15초 < MP
+ @ 5초 < MP
+ @ 5초 > MP

빈도
고속 연속 달리기는 각자 경험 수준, 훈련 단계, 목표 거리에 따라 1주일에 3회까지 수행할 수 있다. 기초 조성 단계(177쪽 참고)에 있을 때는 쉬운 단거리 달리기와 쉬운 장거리 달리기가 템포 런, 프로그레션 달리기, 페이스 변화 달리기로 발전될 수 있다. 이후의 단계에서는 경주에 대한 준비를 하면서 이들 훈련 중 매 주 필요한 수만큼 수행하면 될 것이다.

5킬로미터 목표 거리
목표 거리가 5킬로미터인 경우에 알맞은 훈련 지침은 고속 연속 달리기를 기초 조성 단계에서는 1주일에 2회, 지지 단계에서는 1주일에 1회, 경주 지향 단계에서는 2주에 한 번씩 하는 것을 포함시키는 것이다.

10킬로미터 목표 거리
10킬로미터 목표 거리에 대해서는 템포 런, 프로그레션 달리기, 페이스 변화 달리기를 1주일에 두번까지 하면 도움이 될 것이다. 이들 고속 연속 달리기는 기초 조성 단계, 지지 단계, 경주 지향 단계 내내 수행해도 된다.

⊢⊢⊢⊢⊢ 페이스 변화 달리기

이름이 의미하듯 페이스 변화 달리기(pace-change run)는 느린 속도와 빠른 속도를 변경하며 달리는 것이다. 달리는 거리와 시간은 제한이 없으며, 페이스 변화는 자발적으로 할 수 있고 사전에 설정할 수도 있다.

유익한 점

완전히 회복되기 전에 달리는 것을 훈련한다. 만약 빠른 달리기 구간에서 젖산 역치 페이스보다 빠르게 달리면 젖산이 축적되는데, 이후에 느린 달리기 구간에서 작용하는 느린연축근육섬유가 축적된 젖산을 제거한다. 따라서 근육이 젖산을 연료로 사용하는 능력도 향상된다.

수행 방법

페이스 변화 달리기를 시작할 때 연속 달리기 안에 그저 5~10분 정도의 고속 달리기를 삽입한다. 체력이 증가하면 빠른 달리기 구간의 페이스나 운동량, 전반적인 달리기 운동량, 더 느린 '회복' 구간의 페이스 어느 것이나 상향 조정할 수 있다. 회복 운동 페이스를 빠른 페이스에 근접해 유지할 수 있거나, 회복 운동의 기간을 줄이는 것이 가능하다면 근육이 젖산을 제거하는 능력이 향상되었다는 뜻이다.

예시

다음 예는 여러 범위의 훈련 프로그램 중 일반적인 연습 항목을 나타낸다.

젖산 역치(LT) 페이스

30분 동안 달리면서 젖산 역치 페이스보다 킬로미터당 10초 더 빠르게 3분을 달린 다음, 젖산 역치 페이스보다 킬로미터당 15초 느리게 2분 달린다.

⊢⊢⊢⊢⊢
30분
⚹ 3분 @ 10초 > LT 이어서,
2분 @ 15초 < LT

하프마라톤 지향 페이스

16킬로미터를 달리는 동안 하프마라톤 페이스로 3킬로미터를 달리고, 하프마라톤 페이스보다 킬로미터당 30초 느린 페이스로 1킬로미터를 달린다.

⊢⊢⊢⊢⊢
16 km
⚹ 3 km @ HMP 이어서,
1 km @ 30초 < HMP

파틀렉 달리기 페이스

스웨덴 어로 '속도 경기'를 의미하는 파틀렉 달리기(fartlek)는 다른 페이스 변화 달리기보다 구성이 치밀하지 않으며 페이스의 변화는 달리면서 자의적으로 이루어진다. 일반적인 파틀렉 달리기는 45분간이며 15초에서 3분까지 이어지는 힘든 고속 달리기 구간과 쉬운 회복 구간이 교대로 이어진다. 회복 구간은 고속 구간보다 1~2배 더 긴 시간이 주어져야 한다.

10킬로미터 목표 지향 페이스

9킬로미터를 달리는 동안 10킬로미터 목표 페이스로 2킬로미터를 달리고, 킬로미터당 30초 느린 페이스로 1킬로미터를 달린다.

⊢⊢⊢⊢⊢
9 km
⚹ 2 km @ 10km 이어서,
1 km @ 30초 < 10km

마라톤 지향 페이스

24킬로미터를 달리는 동안 마라톤 페이스로 5킬로미터를 달리고, 마라톤 페이스보다 킬로미터당 20~30초 느린 페이스로 1킬로미터를 달린다.

⊢⊢⊢⊢⊢
24 km
⚹ 5 km @ MP 이어서,
1 km @ 20~30초 < MP

하프마라톤 목표 거리

하프마라톤을 준비한다면 고속 연속 달리기 훈련을 기초 조성 단계 및 지지 단계에 1주일에 2번까지 포함시키는 것이 가장 좋은 선택이다. 경주 지향 단계에는 1주일에 3번까지 증가시킬 수 있다.

마라톤 목표 거리

고속 연속 달리기를 기초 조성 단계에서 1주일에 2회까지, 그 이후 단계에서는 1주일에 3회까지 한다. 속도를 개선하려면 이 훈련을 지지 단계에서 줄이고 최대 산소 소모량 훈련(184쪽 참고)에 집중한다. 만일 5킬로미터와 10킬로미터 경주 속도가 빠르다면, 달리기 효율과 젖산 제거 능력을 높이기 위해 고속 연속 달리기에 주력한다.

인터벌
트레이닝

기록할 것

- 각각의 반복 훈련 시의 운동 자각도
- 각각의 반복 훈련 시의 평균 시간이나 페이스
- 각각의 반복 훈련 시의 개인의 시간이 페이스

훈련을 받는 동안 페이스에 일관성이 있는지 아니면 올라가거나 내려가는지 주목한다. 인터벌 트레이닝의 목적은 고속 달리기 구간의 강도이므로 반복하면서 계속 추적 관찰한다.

반복 훈련이라고도 하는 인터벌 트레이닝(interval training)에서는 고속 달리기와 회복 기간이 교대로 반복된다. 고속 달리기의 훈련 강도는 높고 회복 기간에는 가볍다. 수행되는 강도의 수준은 다양하지만 장거리 달리기 선수들에게는 무산소 운동 능력과 최대 산소 소모량이 가장 중요하다.

•‖‖‖‖• 최대 산소 소모량 훈련

훈련 강도는 무산소 운동 인터벌 트레이닝(185쪽 참고)보다는 낮지만 젖산 역치(LT)보다는 높다. 고속 장거리 훈련과 비교적 짧은 회복 훈련을 교대로 시행하는데 후자의 기간은 고속 훈련 기간과 같거나 절반 정도로 한다.

유익한 점

최대 산소 소모량 훈련은 심장이 많은 양의 혈액을 운반할 수 있는 능력을 개선하며 근육이 산소를 흡수하는 능력을 증가시켜 최대 산소 소모량을 높인다. 이 훈련은 5킬로미터와 10킬로미터에서 속도를 개선하며, 단거리에서는 더 늦고 마라톤 페이스에서 정체기에 있는 마라토너에게 도움이 된다. 5킬로미터와 10킬로미터 훈련에서 빠르게 달리는 마라토너는 젖산 역치에 가까운 훈련을 하면 더 좋은 결과를 얻을 수 있다.

수행 방법

훈련 강도는 운동 자각도 7~6, 여유 심박수 91~94 퍼센트, 또는 3킬로미터와 5킬로미터 경주에서의 페이스와 맞먹는다. 힘든 구간은 20~3000미터에서 나타나며 시간으로 볼 때는 30초~6분이다.

예시

다음 사례는 5킬로미터 페이스에서도 동일한 방식이다.

3킬로미터 페이스 반복 훈련

4800미터가 6개의 반복 단위로 분할된다. 회복 구간은 각각 빠른 달리기의 시간과 동일하게 한다(원 1개로 나타냄). 1회 달릴 때 평균 2.5분 걸렸을 때 회복 구간은 2.5분 동안 걷기가 될 것이다.

빈도

일반적인 원칙으로는 지지 단계(177쪽 참고)에 들어가기 전에는 지속적인 무산소 운동 능력 훈련이나 최대 산소 소모량 훈련을 시작해서는 안 되며, 기초 조성 단계를 통해 근력과 달리기 역학의 기초를 잘 조성한 후에야 가능하다. 거리가 있는 언덕 훈련(186쪽 참고)을 30초~4분 반복 수행하면 이런 부분으로 도움이 된다. 인터벌 트레이닝을 훈련 계획에 얼마나 자주 수행하느냐 하는 것은 목표 거리에 달려 있다.

5킬로미터 목표 거리

무산소 운동 능력 훈련 기초 조성 단계에서 10~30초간의 노력에 기반을 둔 반복 훈련을 1주일에 1회 수행한다. 지지 단계에서는 2주에 1회 더 긴 장거리 훈련을 수행한다. **최대 산소 소모량 훈련** 지지 단계에서는 3킬로미터 페이스 훈련을 2주에 1회씩 수행한다. 경주 지향 단계에서 경주에 참가하려고 준비하면서 3킬로미터 페이스나 5킬로미터 페이스 또는 두 가지 다 매주 반복 훈련한다.

10킬로미터 목표 거리

무산소 운동 능력 훈련 기초 조성 단계에서는 10~30초의 노력에 기반한 반복 훈련을 1주일에 1회씩 수행한다. 지지 단계에서는 1500미터 페이스 반복 훈련을 2주에 1회씩 수행한다. **최대 산소 소모량 훈련** 지지 단계에서 3킬로미터 페이스나 5킬로미터 페이스 반복 훈련을 2주에 1회씩 수행한다. 10킬로미터 경주지향 페이스로 경주를 준비하면서, 2주에 1회씩 5킬로미터 페이스로 반복 훈련한다.

강도 훈련과 회복 훈련

인터벌 트레이닝과 페이스 변화 달리기(183쪽 참고)는 둘 다 고속 달리기 구간과 저속 회복 구간을 교대로 달리는 것이다. 인터벌 트레이닝은 고속 구간의 강도에 초점이 맞춰진 반면, 페이스 변화 달리기에서는 회복 구간의 페이스도 마찬가지로 중요하다.

인터벌 트레이닝의 휴식 기간은 페이스 변화 달리기보다 훨씬 느려서 근육의 회복 속도가 더 빠르다. 이렇게 되면 짧은 시간 안에 고속 고강도의 달리기를 많은 분량 수행할 수 있게 되어, 근육

이 젖산을 제거하는 능력이 증가한다. 인터벌 트레이닝은 훈련하는 동안 페이스를 극대화하기 위해 편평하고 균일한 지면에서 수행해야 한다.

장거리 선수를 위해서는 두 종류의 인터벌 트레이닝을 권장하는데 무산소 운동 능력 훈련과 최대 산소 소모량 훈련으로 이들은 근육에 젖산이 쌓이게 되므로(34~35쪽 참고) 둘 다 실제로는 무산소 훈련이다. 따라서 회복 훈련은 다음 번 고강도 구간을 대비해 젖산이 제거될 수 있을 정도로 충분히 천천히 수행되어야 한다.

·ΙΙ·ΙΙ·ΙΙ· 무산소 운동 능력 훈련

이 유형의 인터벌 트레이닝은 근육에 매우 많은 양의 젖산이 생산되는 강도로 수행된다. 무산소 운동 능력(anaerobic capacity) 훈련에서 짧은 고속 달리기 구간은 더 긴 회복 구간 사이에 분산되며 회복 구간은 고속 구간에 해당하는 시간의 2~4배에 해당한다.

유익한 점

무산소 에너지 호흡계통에서 생성된 에너지의 양을 증가시키는 데 도움이 된다. 무산소 운동 훈련 시 쏟아 붓는 격렬한 노력은 더 짧은 거리에서 속도를 높이는 데 직접적인 효과가 있으므로 대부분 5 또는

10킬로미터 목표 거리에 가장 유리하다. 하프마라톤과 마라톤 훈련의 경우는 100퍼센트 강도의 언덕 훈련(186 쪽 참고)이 더 도움이 될 것이다.

수행 방법

훈련이 진행되어도 고속 달리기 구간을 속도를 줄이지 말고 유지할 수 있는 가장 빠른 페이스로 달린다. 훈련이 끝날 때쯤 심박수가 100퍼센트 가까이 도달하며 운동 자각도가 8~9에 해당하게 된다. 더 높은 운동 자각도 점수는 죽기를 다해 달리는 전력 질주와 경주의 마지막 스퍼트밖에는 나오지 않는다.

예시

다음 예는 1500미터 페이스에도 적용된다.

800미터 반복 훈련

1600미터를 4개의 반복 단위로 분할한다. 각각의 회복 구간은 각각의 고속 달리기 구간의 4배에 해당한다(4개의 원으로 표시). 만약 1회 달릴 때 평균 1분이 걸린다면, 회복 단계는 4분간의 걷기가 될 것이다.

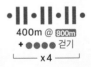

·ΙΙ·ΙΙ·ΙΙ·
400m @ 800m
+ ●●●● 걷기
⊢— x4 —⊣

하프마라톤 목표 거리

무산소 운동 능력 훈련 기초 조성 단계에서는 짧은 10~30초의 노력 기반 반복 훈련을 1주일에 1회 수행한다. 5 또는 10킬로미터 경주를 같은 훈련 주기에 하는 경우가 아니라면 더 긴 반복 단위는 필요 없다. 마라톤을 위한 경주 지향 단계로 넘어간다. **최대 산소 소모량 훈련** 지지 단계에서만 5킬로미터 페이스에서 2주에 1회 반복 훈련을 실시한다. 5 또는 10킬로미터 경주라면 훈련 주기 과정에 3킬로미터 페이스 훈련을 추가한다.

마라톤 목표 거리

무산소 운동 능력 훈련 기초 조성 단계에서 10~30초 반복 단위를 1주 1회 수행한다. 5 또는 10킬로미터 경기가 아니면 더 긴 반복 단위 훈련은 수행하지 않는다. 마라톤 경주 지향 단계로 끝낸다. **최대 산소 소모량 훈련** 5 또는 10킬로미터에서 속도를 높이려면 3, 5킬로미터 페이스에서 반복 단위를 2주 1회 수행한다. 5 또는 10킬로미터 거리 경기에 출전한다면 지지 단계에서 인터벌 트레이닝을 수행한다. 마라톤 경주 지향 단계로 마친다.

언덕
훈련

기록할 것
- 반복 단위의 평균 페이스
- 오르막 달리기마다 심박수
- 오르막 달리기마다 운동 자각도 점수
- 오르막 달리기마다 페이스

기록이 일관적인지 오르락내리락하는지 훈련 내내 주목하도록 한다. 같은 언덕을 달리면 페이스를 모니터함으로써 향상되는지 추적 관찰하는 데 도움이 된다. 심박수와 운동 자각도를 기록해서 노력을 측정한다.

언덕 훈련(hill training)은 경사를 오르내리거나 구릉과 비슷한 지형을 달림으로써 수행할 수 있다. 훈련에는 노력과 시간에 제약이 없다. 언덕에서는 인터벌 훈련을 수행할 수도 있고, 고속 연속 달리기, 심지어 장거리 달리기도 가능하다. 편평한 지면 위에서 달리지만 않는다면 언덕 훈련은 목표하는 경기를 위해 우리가 완전히 준비된다고 할 때 꼭 필요한 훈련이다.

언덕 달리기

언덕 훈련을 위해서는 노력이 필수적으로 증가해야 하며 이를 통해 유산소 기능과 근육 상태 조절, 경기 준비, 달리기 형태의 개선으로 이어진다.

유익한 점
언덕 오르내리기는 근육섬유의 많은 부분을 사용하므로 결과적으로 근력을 키우게 된다. 이 훈련은 무릎 주위의 근육을 강화하는데, 오르막 달리기는 종아리, 넙다리뒤근육(햄스트링), 볼기근을 강화하고, 내리막 달리기의 효과는 네갈래근(사두근)에 더 집중된다. 언덕 훈련은 달리기 형태가 좋아지도록 그 요소를 개선하는 훌륭한 방법이다(74~75쪽 참고). 키를 쭉 편 자세, 조금 앞으로 기울인 자세, 높은 보폭률, 질량중심 아래로 지면과 접촉하기에 주력하면 오르막을 달릴 때 지면의 저항을 극복하도록 도와주고, 내리막을 달릴 때 충격력을 줄여준다. 언덕에서 짧은 전력질주를 열심히

예시
다음 예는 다른 강도의 언덕 훈련에서 전형적인 반복 단위와 회복 구간을 보여 준다. 평지에서 언덕 지형으로 훈련을 전환하려면 다음을 참고한다.

오르막 전력질주	내리막 전력질주	무산소운동 능력 언덕 훈련	최대 산소 소모량 언덕 훈련	젖산 역치 언덕 훈련
↑ 8~15초 달리기 @ 100 + ↓ 2분 걷기 └ x 4~10	↓ 15~30초 달리기 + ↑ 45초~2분 걷기 └ 3~10분	↑ 15초~2분 달리기 @ AC + ↓ 45초 6분 조깅 └ 3~16분	↑ 30초~6분 달리기 @ VO₂ + ↓ 1~12분 조깅 └ 9~36분	↑ 1~8분 달리기 @ LT + ↓ 1~12분 걷기 └ 20~40분
언덕 오르막을 100퍼센트 강도(운동 자각도 10)로 각각 8~15초 정도의 4~10개 반복 단위로 전력질주한다. 각각의 전력질주 사이의 회복 구간은 2분 이상 걷기로 한다. 이상적 경사도: 10~20%	이 훈련은 달리기 형태를 개선하는데 좋다. 전체 3~10분의 훈련 중 내리막 달리기를 15~30초 수행한다. 오르막 회복 훈련 시간은 내리막 달리기 시간의 3~4배여야 한다. 이상적 경사도: 3~8%	전체 3~16분 훈련 중 오르막 달리기를 15초부터 2분까지 수행한다. 내리막의 회복 구간은 오르막 달리기 시간의 3배이어야 한다. 이상적 경사도: 5~10%	전체 9~36분 훈련 중 오르막 달리기를 30초부터 6분까지 수행한다. 내리막의 회복 구간은 오르막 달리기 시간의 2배여야 한다. 이상적 경사도: 5~10%	20~40분 훈련 중 오르막 달리기를 1~8분 수행한다. 쉽지않지만 내리막의 회복 구간 시간을 오르막 달리기 시간과 같게 하는 것이 이상적이며 젖산 제거 능력 향상 효과가 있다. 이상적 경사도: 3~6%

언덕 달리기

강도 높은 훈련인 언덕 달리기는
주중 주요 훈련(179쪽 참고) 세 가지에
포함시켜야 하며, 따라서 일반적으로는
1주일에 세 번 이상은 수행하지 않도록
한다. 주요 훈련 이외에 달리기를
한다면 아주 쉬운 언덕 달리기가 되도록
한다. 참가하려는 경기가 언덕에서
열리면 훈련 항목을 언덕 훈련 위주로
더 전환하는 것을 고려해 본다.

수행하면 심장이 한번 수축할 때 혈액량인
심박출량이 증가한다.

수행 방법

실력을 쌓기에 알맞은 경사도와 거리가
있는 언덕을 찾는다. 언덕이 충분히 길지
않으면 오르막 구간의 시간을 줄이고 반복
단위의 수를 늘린다. 연습할 만한 언덕이나
경사진 트레드밀이 없으면 모래밭이나
풀밭 같은 부드러운 표면을 달림으로써
훈련 시 저항을 높이도록 한다. 편평한 데서
언덕으로 변화하는 지형에서는 페이스를
해석하기 어렵기 때문에 이런 훈련은
페이스보다는 노력을 기준으로(심박수
모니터의 도움을 받을 수 있다.) 이루어지는
경우가 많다. 어떤 종류의 훈련이라도
진행되면서 너무 느려지지 말고 유지할
수 있는 최고의 노력으로 달리도록 하라.
훈련이 끝날 때에도 해야 한다면 10퍼센트
더 노력을 쏟을 수 있을 것 같은 느낌을
스스로 느껴야 한다.

교차
훈련

달리기 외에 추가적으로 하는 스포츠 연습은 모두 교차 훈련(cross training)이다.
다른 분야의 운동을 하는 것은 '능동적 회복'을 수행하는 효율적인 방법으로서,
달리기를 통해 받은 파급 효과로부터 벗어나는 계기가 될 뿐 아니라 체력을
유지하고 훈련 프로그램을 다양화할 수 있다.

교차 훈련을 하면 우리 몸의 관절,
근육, 힘줄에 가해지는 충격의 압박을
줄이면서 유산소 운동 체력을 유지할
수 있다. 또한 회복 기간이나 손상 후에
훈련에 복귀하려고 재활하는 경우
유용하다.

변형과 회복

나이가 들었거나 근육골격계통 질병이 있는
경우 교차 훈련은 신체에 가해진 충격을
줄이도록 도와준다. 젊은 주자들은 훈련에
다양함을 유지하는 것이 부상 위험과
번아웃을 줄일 수 있어 중요하다.

축구, 농구와 같은 다각적인 활동을
통해 여러 측면에서 근력과 유연성을
키우며 달리기의 반복적 운동에 변화를
줌으로써 운동 과다로 인한 부상을 예방할
수 있다. 그러나 교차 훈련을 통해서 부상을
입지 않도록 주의한다. 근력 훈련(96~155쪽
참고)도 실력을 향상시키기 위한 것이지만
부상을 예방하는 데 도움이 된다.

부상 후 복귀

부상을 더 악화시키지 않고 자신의 필요를
해결할 수 있는 유형의 교차 훈련을

선택하도록 하라. 수영장 달리기는 충격이
주요 문제인 경우에 좋은 대안이며,
사이클링이나 크로스-트레이너 머신을
사용하는 것도 좋은 선택이다.

달리기에서 하려고 하는 것을 똑같이
모방해 할 수 있도록 한다. 장거리의 느린
달리기를 하듯 길고 느린 수영장 달리기나
자전거 타기를 하는 것이다. 인터벌
트레이닝에 대해서는 거리에 근거한 훈련
과정(6 × 800미터)을 설정하고 그것을
시간으로 바꾼 다음(6 × 3분), 거리에 근거한
훈련 과정과 동일한 강도를 얻으려는
방식으로 수영장 달리기나 자전거, 크로스-
트레이너 훈련을 한다. 그러면 달리기에서
얻을 수 있는 것과 동일하게 심혈관계통의
기능이 향상되는 이점을 얻을 수 있다.

교차 훈련을 얼마나 자주 해야 할까?

일부 주자들은 달리기의 회복을 위해
휴식기를 필요로 하는 반면, 다른
주자들은 일상적 훈련에 변화를 주는 것을
선호하므로 교차 훈련의 빈도는 개인적인
필요에 맞춰져야 한다. 일반적으로는 주요
훈련이 계획되어 있지 않은 회복 기간에
교차 훈련을 수행하는 것이 최선이다.

훈련
프로그램

이 책의 프로그램은 1주일에 3개의 주요 훈련을 권장한다. 각각의 훈련 유형을 포함해
거리나 시간의 자세한 수치, 페이스나 노력, 회복 기간 구간, 반복 단위 수는 모두 기호를
사용해 간단히 나타냈다. 또한 각 프로그램에는 훈련량을 나타내는 그래프도 있다.

워크아웃(개별 훈련)

초보자 걷기-달리기 프로그램을 제외한
모든 훈련 프로그램에는 180~186쪽에
설명된 네 가지 큰 트레이닝 범주
각각으로부터 선정된 훈련이 포함되어
있다.

체력 증진과 관련된 모든 주요 부분이
목표가 된다. 시간이 걸리는 훈련은
지구력을 늘리기 위한 쉬운 연속 달리기
또는 고속 연속 달리기로서, 유산소 운동
능력, 젖산 제거 능력, 페이스를 개선하기

위한 것이다. 더 짧고 강도 높은 훈련은
인터벌 트레이닝의 형태인 속도 훈련과
근육과 유산소 기능을 개선하도록
도와주는 언덕 훈련으로 구성되는 경우가
많다.

동적 워밍업
프로그램 중에 동적 워밍업을 하도록
지시되는 경우가 있는데 이는 물 흐르듯 한
동작의 전체 과정이며 이를 통해 근육을
활성화시키고 손상을 예방하는 데 도움을

준다. 완전한 동적 워밍업의 일상적 훈련은
동적 스트레칭(78~83쪽 참고), 달리기 형태
연습(84~86, 89쪽 참고), 이완된 전력질주
'스트라이드(87쪽 참고)'로 구성된다.

스트라이드, 전력질주, 가속
모두 짧은 인터벌 트레이닝이지만 달리기
형태 연습과 같이 신경학적이면서 역학적인
의미를 지닌다. 스트라이드는 짧고
빠른 달리기이며 이완된 상태에서 좋은
달리기 형태를 갖도록 한다. 전력질주는
전후보폭을 길게 하지 않는 대신 보행률이
높은 달리기이다. 가속은 편평한 지면에서
수행해야 하며 달리기를 할 때마다 점점
속도가 상승해 100퍼센트 강도에 도달해야
한다.

활성화 훈련
이 과정은 장거리 달리기, 강도 높은 훈련,
경주 1~2일 전에 근육을 활성화하기
위해 설계되었다. 이때 사용되는 운동은
근육섬유의 많은 부분을 자극해 반응
속도를 높이지만 기간이 짧아서 그렇게
많은 피로가 쌓이도록 하지는 않는다.

🏃 훈련량
각 프로그램의 훈련량을 나타내는 그래프는
매 주당 킬로미터로 환산되었다. 일부
프로그램은 시작하기 전 운동 수준이 최고인
주의 60퍼센트가 될 것을 권장한다. 예를
들어 최고 훈련량이 주당 100킬로미터라면
1주일에 60킬로미터를 달릴 수 있어야
한다는 뜻이다. 열거된 세 가지 주요 훈련보다
더 많은 훈련을 하고 있다면 당신의 훈련을
측정하기 위해 그래프의 훈련량 퍼센트를
사용하고 점진적으로 향상되는 편을
선택하도록 한다.

점진적 상승
각 프로그램은 과훈련을 피하기 위해 훈련량과
강도를 서서히 증가하도록 되어 있다.

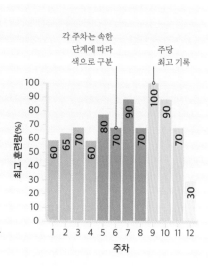

노력과 페이스

프로그램의 각 훈련마다 권장되는 노력과 페이스가 있다. 페이스를 다양하게 해 훈련하면 달리기 기술이 풍부해지며 동시에 체력도 개선된다.

제시된 페이스는 종종 목표 거리에 기반을 두고 정해지므로 프로그램을 사용하려면 다양한 거리에서 목표 페이스에 대한 훈련을 할 필요가 있다. 온라인 페이스 계산기는 달리기 경기에서의 개인의 최고 기록 시간이나 현재 달리기 실력에 근거한 실제적인 목표 시간을 근거로 해 비교적 정확한 페이스를 산출하는 데 사용하기도 한다. 달리는 동안 페이스를 측정해 줄 GPS 모니터의 도움을 받아 훈련을 따라가는 것이 가장 편하다.

그러나 제시된 페이스는 단지 목표일 뿐이며 좋은 달리기 형태를 갖추고 긴장하지 않는 것에 주력해야 한다는 것을 명심하라. 목표 페이스에 도달하기 위해 무리하게 훈련한다면, 노력을 조절해 가며 훈련할 때보다 효율적으로 훈련 부하를 흡수하지 못할 것이다. 각 훈련을 마칠 때에는 꼭 해야 한다면 10퍼센트를 더 달릴 수 있다는 기분이 들도록 하라.

거리가 없는 페이스

거리 기반 페이스는 물론 노력 기반 페이스도 프로그램에서 주기적으로 사용된다.

쉬운 페이스는 훈련과 동시에 회복할 정도로 쉬워야 한다. 여유심박수(163쪽 참고)의 70퍼센트로 한계를 설정하거나 적어도 젖산 역치 페이스(166쪽 참고)보다 20퍼센트 더 느리게 달리는 것이 적당하다. 젖산 역치 페이스를 초로 바꾸어 1.2를 곱해 환산한다.

일정 페이스 유지가 페이스 변화 달리기의 회복 구간에서 지켜지도록 한다. 일정한 페이스로 달리는 회복 구간은 빠른 구간의 페이스에 최대한 가까운 페이스로 수행되어야 한다. 이상적으로는 바로 전 빠른 구간의 페이스보다 차이가 킬로미터당 30초 이내인 느린 페이스가 된다.

개별 훈련 기호 구분

걷기-달리기 프로그램(190~191쪽 참고)

ｉｉｉｉｉｉｉｉｉｉｉ	걷기
▏▎▎▍▍▏	달리기

쉬운 연속 달리기(180쪽 참고)

．．．．．．．．	단거리 달리기
▏▎▏▏▎▏	중거리 달리기
▎▍▎▍▎▍	장거리 달리기

고속 연속 달리기(181~183쪽 참고)

／／／▏	템포 런
・／／／／／▔	프로그레션 달리기
｜-｜-｜-｜-｜	페이스 변화 달리기

인터벌 트레이닝(184~185쪽 참고)

ᵢᵢᵢᵢᵢᵢᵢᵢ	스트라이드
．ｌ．ｌ．ｌ．ｌ	전력질주
．ｌｌ．ｌ．ｌｌ	가속
•▐▌•▐▌•▐▌•	무산소 능력 훈련
•▐▌▐▌▐▌▐▌•	최대 산소 소모량 훈련

언덕 훈련

⌐⌐⌐⌐	언덕 달리기

기타

	동적 워밍업

페이스와 노력 기호

E	쉬운 페이스(운동 자각도 2)
S	일정한 페이스
LT	젖산 역치 페이스 (운동 자각도 4.3)
MP	마라톤 페이스
HMP	하프마라톤 페이스
10km	10킬로미터 페이스
5km	5킬로미터 페이스
3km	3킬로미터 페이스
1500m	1500미터 페이스
800m	800미터 페이스
VO₂	최대 산소 소모량 노력 (운동 자각도 6~7)
AC	무산소 운동 능력 노력 (운동 자각도 8~9)
100i	100퍼센트 강도 (운동 자각도 10)
○	달리기 절반의 시간 동안 회복 걷기/달리기
●	달리기와 동일한 시간 동안 회복 걷기/달리기
●●	달리기 2배의 시간 동안 회복 걷기/달리기
●●●●	달리기 4배의 시간 동안 회복 걷기/달리기

속기법 기호

⤫	두 페이스를 교대로 달림
↑	오르막 달리기/걷기/조깅
↓	내리막 달리기/걷기/조깅
∟ x 4 ⌐	반복 단위 수행 횟수
>	주어진 페이스보다 빨리 달림
<	주어진 페이스보다 천천히 달림
@	주어진 페이스대로 달림

초보자 5킬로미터 프로그램

만약 달리기를 생전 처음 시작하는 사람이라면 이 걷기-달리기 프로그램을 통해 12주 안에 한번에 1분에서 30분까지 쉬지 않고 달릴 수 있는 능력을 갖게 될 것이다. 부상을 치료하고 나서 훈련에 복귀하는 사람도 이 프로그램을 사용할 수 있는데 조금 더 빠른 진전을 볼 수 있지만 그렇지 않은 경우에는 더 나중으로 미루게 되며, 이런 경우 달리기에 복귀하는 것을 물리 치료사와 상의하면서 진행되는 과정을 모니터링할 수 있다.

프로그램 목표

이 프로그램은 5킬로미터의 목표 거리를 완주하도록 도와준다. 자신의 페이스가 킬로미터당 6:00분이거나 그보다

빠르다면 5킬로미터를 끊임없이 달리는 데 30분이면 충분할 것이다. 만약 그보다 느리다면 프로그램을 연장해 5킬로미터를 완주하도록 한다. 예를 들어 자신의 페이스가 킬로미터당 7:00분이라면 35분이 걸릴 것이다. 또한 수행 시간을 30~40분으로 설정하는 것처럼 훈련 시간도 연장하도록 한다.

훈련을 시작할 때는 워밍업을 위해 5분 동안 걷기를 수행한다. 달리기는 '쉬운' 페이스로 달리는데 달리면서 옆 사람과 대화를 할 수 있을 정도이다. 주저하지 말고 훈련을 반복하며 만약 다음 단계로 진입할 준비가 안 되었다고 생각하면 1주 더 반복한다. 적어도 하루의 휴식을 갖거나 다음 걷기-달리기 훈련 사이에 교차 훈련을 하도록 한다.

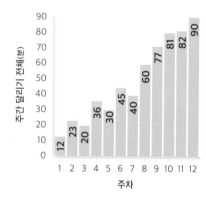

주간 달리기 시간 총합

이 그래프는 12주 동안 달리기를 하면서 쌓아나갈 전체 시간(걷는 시간 대비)을 보여 준다.

> **훈련 기호에 대한 안내를 보려면 188~189쪽을 참조한다.**

	워크아웃 1단계	워크아웃 2단계	워크아웃 3단계
1	+ 1분 9분 x3 30분 (달리기 도합 3분)	+ 1분 7분 x4 32분 (달리기 도합 4분)	+ 1분 5분 x5 30분 (달리기 도합 5분)
2	+ 1분 4분 x6 30분 (달리기 도합 6분)	+ 1분 3분 x7 28분 (달리기 도합 7분)	+ 1분 2분 x10 30분 (달리기 도합 10분)
3	+ 2분 9분 x3 33분 (달리기 도합 6분)	+ 2분 8분 x3 30분 (달리기 도합 6분)	+ 2분 6분 x4 32분 (달리기 도합 8분)
4	+ 2분 4분 x5 30분 (달리기 도합 10분)	+ 2분 3분 x6 30분 (달리기 도합 12분)	+ 2분 2분 x7 28분 (달리기 도합 14분)

주차

	워크아웃 1단계	워크아웃 2단계	워크아웃 3단계
5	3분 + 7분 x3 30분 (달리기 도합 9분)	3분 + 6분 x3 27분 (달리기 도합 9분)	3분 + 5분 x4 32분 (달리기 도합 12분)
6	3분 + 4분 x4 28분 (달리기 도합 12분)	3분 + 3분 x5 30분 (달리기 도합 15분)	3분 + 2분 x6 30분 (달리기 도합 18분)
7	4분 + 6분 x3 30분 (달리기 도합 12분)	4분 + 5분 x3 27분 (달리기 도합 12분)	4분 + 4분 x4 32분 (달리기 도합 16분)
8	4분 + 3분 x4 28분 (달리기 도합 16분)	4분 + 2분 x5 30분 (달리기 도합 20분)	4분 + 1분 x6 30분 (달리기 도합 24분)
9	5분 + 1분 x5 30분 (달리기 도합 25분)	6분 + 1분 x4 28분 (달리기 도합 24분)	7분 + 1분 x4 32분 (달리기 도합 28분)
10	8분 + 1분 x3 27분 (달리기 도합 24분)	9분 + 1분 x3 30분 (달리기 도합 27분)	10분 + 1분 x3 33분 (달리기 도합 30분)
11	12분 + 1분 x2 26분 (달리기 도합 24분)	14분 + 1분 x2 30분 (달리기 도합 28분)	18분 + 1분 + 12분 x1 31분 (달리기 도합 30분)
12	20분 + 1분 + 10분 x1 31분 (달리기 도합 30분)	24분 + 1분 + 6분 x1 31분 (달리기 도합 30분)	30분

주차

초보자 10킬로미터 프로그램

이 프로그램을 통해 첫 10킬로미터 레이스를 완주하기 위한 준비를 할 수 있다. 프로그램을 시작하기 전에 5킬로미터 연속 달리기를 할 수 있어야 하며 1주일에 3번의 달리기를 해야 하고 프로그램 최대 훈련량의 60퍼센트에 해당하는 연습량을 쌓고 있어야 한다.

이 프로그램에서는 쉬운 페이스 이외의 페이스로 시작하는 훈련은 하기 전에 쉬운 달리기를 10분 하는 것과 함께 동적 워밍업을 먼저 해야 한다.

프로그램 목표

1~4주에는 장거리 달리기 거리를 늘림으로써 기초 체력 조성에 집중한다. 30초의 스트라이드 훈련을, 달리기

자세에 중점을 두지만 경직되지 않은 상태로 수행함으로써 쉽고 효율적인 걸음을 만들어 내도록 한다. 4주차는 회복 주간이다.

지지 단계에서는 페이스 변화 달리기, 인터벌 트레이닝, 언덕 훈련으로 훈련 강도를 높인다. 스트라이드처럼 언덕 훈련도 주요 목표대로 달리기 형태와 이완에 집중해 수행한다. 8주는 회복 주간으로서 더 쉬운 훈련과 짧은 장거리 달리기가 포함된다.

9~12주는 경주 지향 단계로서 더 긴 페이스 변화 달리기와 인터벌 트레이닝을 수행한다. 테이퍼 단계인 12주차에는 쉬운 달리기나 교차 훈련을 하면서 일반적인 훈련량의 50퍼센트 이하로 줄인다.

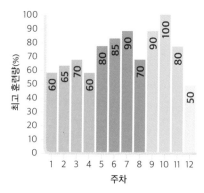

주간 훈련량

훈련량은 점점 쌓여가며 10주에 최고에 이른다. 4, 8주차는 회복 주간이며 12주차는 테이퍼 단계이다.

> **훈련 기호에 대한 안내를 보려면 188~189쪽을 참조한다.**

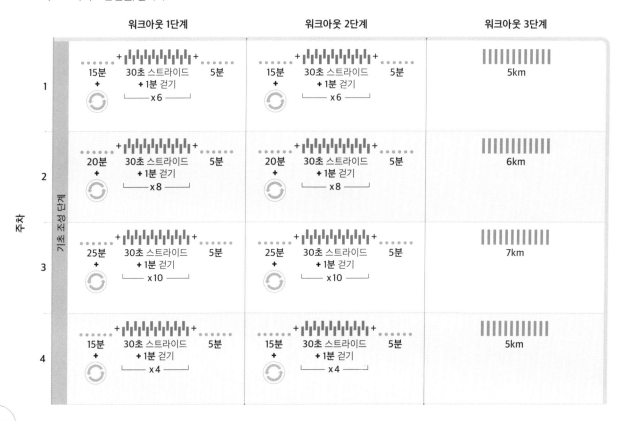

주차		워크아웃 1단계	워크아웃 2단계	워크아웃 3단계
5	지지 단계	15분 ⊠ 1분 @ LT 이어서 4분 @ E, 5분 걷기로 끝낸다. + 30초 스트라이드 + 1분 걷기 x4	4km + ↑30초 달리기 @ AC, ↓90초 걷기 x6	7km 체력이 허락하는 경우, 최종 1km @ LT로 끝낸다.
6		18분 ⊠ 2분 @ LT 이어서 4분 @ E, 5분 걷기로 끝낸다. + 30초 스트라이드 + 1분 걷기 x4	1분 @ 3km + 1분 걷기 x10	8km 체력이 허락하는 경우, 최종 1km @ LT로 끝낸다.
7		24분 ⊠ 4분 @ LT 이어서 4분 @ E, 5분 걷기로 끝낸다. + 30초 스트라이드 + 1분 걷기 x4	4km + ↑30초 달리기 @ AC, ↓90초 걷기 x8	8km 체력이 허락하는 경우, 최종 2km @ LT로 끝낸다.
8		15분 ⊠ 1분 @ LT 이어서 4분 @ E, 5분 걷기로 끝낸다. + 30초 스트라이드 + 1분 걷기 x4	15분 + 30초 스트라이드 + 1분 걷기 x6 + 5분	6km
9	경주 지향 단계	24분 ⊠ 6분 @ LT 이어서 2분 @ E, 5분 걷기로 끝낸다. + 30초 스트라이드 + 1분 걷기 x4	3분 @ 5km + 90초 걷기 x6	9km 체력이 허락하는 경우, 최종 2km @ LT로 끝낸다.
10		20분 ⊠ 8분 @ LT 이어서 2분 @ E, 5분 걷기로 끝낸다. + 30초 스트라이드 + 1분 걷기 x4	4km + ↑30초 달리기 @ AC, ↓90초 걷기 x10	9km 체력이 허락하는 경우, 최종 3km @ LT로 끝낸다.
11		20분 @ LT, 5분 걷기로 끝낸다. + 30초 스트라이드 + 1분 걷기 x4	4분 @ 5km + 2분 걷기 x3 + 2분 @ 3km + 2분 걷기 x3	6km
12	테이퍼 단계	15분 ⊠ 1분 @ LT 이어서 4분 @ E, 5분 걷기로 끝낸다. + 30초 스트라이드 + 1분 걷기 x4	15분 + 30초 스트라이드 + 1분 걷기 x6 + 5분 경주 2~3일 전	경주 당일

상급자 10킬로미터 프로그램

10킬로미터 레이스를 완주한 적이 있다면 이 프로그램은 훈련 강도와 시간을 늘임으로써 경주 시간을 개선하는 것을 도와주도록 설계되어 있다. 이 프로그램을 수행하기 위해서는 적어도 15킬로미터 연속 달리기를 할 수 있어야 한다.

이 프로그램에서 마라톤 페이스나 그보다 빠른 페이스(188~189쪽 참고)로 시작하는 모든 훈련은 반드시 그 전에 3킬로미터 쉬운 달리기와 동적 워밍업을 먼저 수행해야 한다.

도입 단계

이 단계는 전체 운동량의 60퍼센트를 수행해 기초 조성 단계를 준비시킨다. 기간은 시작점이 어디냐에 따라 3주 이상 걸릴 수 있으며, 필요에 따라 1주 더 반복할 수 있다.

기초 조성 단계

4~9주차에는 유산소 운동량을 증가하고 유산소 운동 강도를 도입하며 달리기 기술을 개선한다. 워크아웃 1단계는 언덕과 평지에서의 인터벌 트레이닝에 집중한다.

워크아웃 2단계는 단거리 및 중거리 고속 연속 달리기로 구성된다. 워크아웃 3단계의 장거리 달리기에서는 운동량과 유산소 운동 강도를 더 올린다.

지지 단계

10주차의 워크아웃 1단계와 2단계는 회복을 돕는 기간이다. 11~15주차에는 계속 유산소 운동량을 증가시켜서 속도 지구력, 젖산 역치 속도, 젖산 제거 능력을 개선하는 것을 목표로 한다. 워크아웃 1단계에서는 단거리 및 중거리 달리기의 강도가 조금 더 높아지고 최대 산소 소모량에 해당하는 노력으로 장거리의 언덕 훈련이 추가된다. 워크아웃 2단계에는 최대 산소 소모량 훈련과 유산소 운동 능력 인터벌 트레이닝이 도입된다. 워크아웃 3단계는 하프마라톤 페이스에서 시간을 연장하며 이렇게 달리면서 회복 단계의 일정한 페이스를 점점 높이도록 한다.

경주 지향 단계

이어지는 16주차에는 가벼운 훈련을 통해 회복하도록 도와주며, 17~24주차에는 목표하는 경주 페이스로 달리면서 젖산 함량을 비교적 낮추는데 적응시켜

근육이 축적된 젖산을 빠르게 제거할 수 있도록 한다. 워크아웃 1단계와 2단계는 10킬로미터의 페이스 변화 달리기와 시간을 늘린 고속 연속 달리기, 힘을 유지하기 위한 단거리 언덕 전력질주, 속도를 유지하기 위한 인터벌 트레이닝으로 구성된다. 워크아웃 3단계에서는 하프마라톤 페이스(HMP)로 페이스 변화 달리기를 하면서 페이스가 일정한 구간에서는 가능한 한 하프마라톤 페이스에 근접해 달리도록 한다.

테이퍼 단계

23~24주차의 테이퍼 단계 13일은 세 부분으로 나누어진다. 처음 5일은 최고 훈련량을 달성한 후의 회복 기간의 시작이다. 이후 4일간은 부하를 조금 늘려 신체에 압박은 가지 않지만 체력을 유지할 수 있는 훈련을 추가한다. 마지막 4일 동안에는 레이스 전에 한 가지 활성화 훈련을 수행하도록 한다.

> **훈련 기호에 대한 안내를 보려면 188~189쪽을 참조한다.**

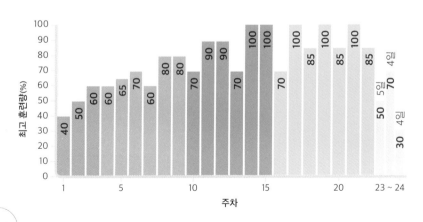

프로그램 단계

- 도입 단계
- 기초 조성 단계
- 지지 단계
- 경주 지향 단계
- 테이퍼 단계

주간 훈련량

훈련량은 14주에 최고에 이르며 그 상태로 유지되다가 (더 이상의 증가는 없음) 13일간의 테이퍼 단계 전까지 계속되며 테이퍼 단계는 3부분으로 나뉜다.

	워크아웃 1단계	워크아웃 2단계	워크아웃 3단계
1	30분	30분	10km
2	40분 + ↻	40분 + ↻	12km
3	50분 + ↻	50분 + ↻	14km
4	30초 전력질주 + 60~90초 걷기 — x8	30분 ✂ 1분 @ 10초 > **LT** 이어서 2분 @ **E**	14km ✂ 12km @ **E** 이어서 2km @ **HMP**
5	↑10초 달리기 @ **100i**, + ↓ 2분 걷기 — x5 + 30초 전력질주 + 60~90초 걷기 — x5	30분 10분 @ 40초 < **LT** + 8분 @ 30초 < **LT** + 6분 @ 20초 < **LT** + 4분 @ 10초 < **LT** + 2분 @ **LT**	15km ✂ 4km @ **E** 이어서 1km @ **LT**
6	↑10초 달리기 @ **100i**, + ↓ 2분 걷기 — x8 + 30초 전력질주 + 60~90초 걷기 — x4	50분 30분 @ **E** + 10분 @ **LT** + 10분 @ **E**	5 x 3km 달리기 @ 60초 < **HMP** + @ 45초 < **HMP** + @ 30초 < **HMP** + @ 15초 < **HMP** + @ **HMP**
7	↑15초 달리기 @ **100i**, + ↓ 2분 걷기 — x8 + 30초 가속 훈련 + 60~90초 걷기 — x4	30분 ✂ 90초 @ 10초 > **LT** 이어서 90초 @ **E**	18km 6km @ **E** + 6km @ **MP** + 6km @ **E**
8	↑15초 달리기 @ **100i**, + ↓ 2분 걷기 — x10 + 30초 가속 훈련 + 60~90초 걷기 — x4	5 x 6분 달리기 @ 40초 < **LT** + @ 30초 < **LT** + @ 20초 < **LT** + @ 10초 < **LT** + @ **LT**	3km + 16km ✂ 1km @ **LT** 이어서 3km @ **E**

주차 / 도입 단계 (1~3) / 기초 조성 단계 (4~8)

상급자 10킬로미터

	워크아웃 1단계	워크아웃 2단계	워크아웃 3단계
9 (기초 조성 단계)	↑15초 달리기 @ 100j, +↓ 2분 걷기 — x10 + 30초 가속 훈련 + 60~90초 걷기 — x6	50분 20분 @ E + 20분 @ LT + 10분 @ E	4 x 5km 달리기 @ 60초 < MP + @ 40초 < MP + @ 20초 < MP + @ MP
10	30분 ⤧ 4분 @ LT 이어서 2분 @ E, 5분 걷기로 끝낸다. + 30초 @ 3km~1500m, 1분 걷기 — x4	20~30분 + ⟳ **활성화 훈련** + ↑10초 달리기 @ 100j, +↓ 2분 걷기 — x4	15km 5km @ E + 5km @ HMP + 5km @ E 또는 3~5킬로미터 경주로 대체 가능
11	↑15초 달리기 @ 100j, +↓ 2분 걷기로 끝낸다. — x4 + ↑1분 달리기 @ VO₂ +↓ 2분 조깅 — x12	300m @ 1500m + ●● 걷기/조깅 — x5 + 200m @ 800m + ●●●● 걷기/조깅 — x5	4km + 18km ⤧ 1km @ LT 이어서 2km @ E
12 (지지 단계)	↑15초 달리기 @ 100j, +↓ 2분 걷기로 끝낸다. — x4 + 21분 ⤧ 1분 @ 10초 > LT 이어서 2분 @ S	800m @ 3km + ● 걷기/조깅 — x5 + 200m @ 1500m + ●● 걷기/조깅 — x4	5 x 3km 달리기 @ 40초 < HMP + @ 30초 < HMP + @ 20초 < HMP + @ 10초 < HMP + @ HMP
13	↑15초 달리기 @ 100j, +↓ 2분 걷기로 끝낸다. — x4 + ↑90초 달리기 @ VO₂ +↓ 3분 조깅 — x8	400m @ 1500m + ●● 걷기/조깅 — x5 + 200m @ 800m + ●●●● 걷기/조깅 — x5	22km 5km @ E + 5km @ MP + 5km @ E
14	↑15초 달리기 @ 100j, +↓ 2분 걷기로 끝낸다. — x4 + 4 x 6분 달리기 + @ 30초 < LT + @ 20초 < LT + @ 10초 < LT + @ LT	1000m @ 3km + ● 걷기/조깅 — x4 + 200m @ 1500m + ●● 걷기/조깅 — x4	16km ⤧ 3km @ LT 이어서 1km @ E
15	↑15초 달리기 @ 100j, +↓ 2분 걷기로 끝낸다. — x4 + ↑2분 달리기 @ VO₂ +↓ 2분 조깅 — x6	600m @ 1500m + ●● 걷기/조깅 — x4 + 200m @ 800m + ●●●● 걷기/조깅 — x5	4 x 6km 달리기 @ 45초 < MP + @ 30초 < MP + @ 15초 < MP + @ MP
16 (경주 지향 단계)	30분 ⤧ 4분 @ LT 이어서 2분 @ E 5분 걷기로 끝낸다. + 30초 @ 3km + 1분 걷기 — x4	20~30분 + ⟳ **활성화 훈련** + ↑10초 달리기 @ 100j, +↓ 2분 걷기 — x4	16km 4km @ E + 8km @ HMP + 4km @ E 또는 5~8킬로미터 경주로 대체 가능

	워크아웃 1단계	워크아웃 2단계	워크아웃 3단계

주차

경주 지향 단계

17

↑10초 달리기 @ 100i, + ↓ 2분 걷기 ─ x 4 ─ + 12km ⤨ 1분 @ 10km 이어서 1분 @ E

1000m @ 5km + ○ 걷기/조깅 ─ x 6 ─ + 200m @ 1500m + ●● 걷기/조깅 ─ x 4 ─

4km + 20km ⤨ 1km @ LT 이어서 1km @ E

18

↑10초 달리기 @ 100i, + ↓ 2분 걷기 ─ x 4 ─ + 60분 ⤨ 4분 @ LT 이어서 2분 @ S

9.6km ⤨ 400m @ 10km 이어서 400m @ S + 200m @ 1500m + ●● 걷기/조깅 ─ x 4 ─

4 x 4km 달리기 @ 30초 < HMP + @ 20초 < HMP + @ 10초 < HMP + @ HMP

19

↑10초 달리기 @ 100i, + ↓ 2분 걷기 ─ x 4 ─ + 12km ⤨ 2km @ 10km 이어서 1km @ E

1200m @ 5km + ○ 걷기/조깅 ─ x 5 ─ + 200m @ 1500m + ●● 걷기/조깅 ─ x 4 ─

3km + ↺ 21km ⤨ 18km @ MP 3km @ E

20

↑10초 달리기 @ 100i, + ↓ 2분 걷기 ─ x 4 ─ + 40분 @ LT

10km ⤨ 600m @ 10km 이어서 400m @ S, 5분 걷기로 끝낸다. + 200m @ 1500m + ●● 걷기/조깅 ─ x 4 ─

15km ⤨ 4km @ LT 이어서 1km @ E

21

↑10초 달리기 @ 100i, + ↓ 2분 걷기 ─ x 4 ─ + 12km ⤨ 3km @ 10km 이어서 1km @ E

1600m @ 5km + ○ 걷기/조깅 ─ x 4 ─ + 200m @ 1500m + ●● 걷기/조깅 ─ x 4 ─

4 x 6km 달리기 @ 30초 < MP + @ 20초 < MP + @ 10초 < MP + @ MP

22

↑10초 달리기 @ 100i, + ↓ 2분 걷기 ─ x 4 ─ + 4 x 9분 달리기 + @ 10초 < LT + @ 5초 < LT + @ LT + @ 5초 > LT

9.6km ⤨ 800m @ 10km 이어서 400m @ S, 5분 걷기로 끝낸다. + 200m @ 1500m + ●● 걷기/조깅 ─ x 4 ─

3km + ↺ 15km 12km @ HMP + 3km @ E

테이퍼 단계

23

↑10초 달리기 @ 100i, + ↓ 2분 걷기 ─ x 4 ─ + 30분 ⤨ 4분 @ LT 이어서 2분 @ E

20분 20분 @ LT 5분 걷기로 끝낸다. + 200m @ 1500m + ●● 걷기/조깅 ─ x 4 ─

16km ⤨ 3km @ E 이어서 1km @ LT

24

8km ⤨ 600m @ 10km 이어서 400m @ E, 5분 걷기로 끝낸다. + 200m @ 3km + ●● 걷기/조깅 ─ x 4 ─

20~30분 + ↺ + ↑10초 달리기 @ 100i, + ↓ 2분 걷기 ─ x 4 ─

경주 당일

경주 5일 전 | 경주 1~2일 전 활성화 훈련

초보자 하프마라톤 프로그램

이 프로그램을 통해 첫 하프마라톤을 완주할 수 있도록 훈련받는다. 프로그램을 시작하기 전에 10킬로미터 연속 달리기를 할 수 있어야 하며 1주일에 3번의 달리기를 해야 하고 프로그램 최대 훈련량의 60퍼센트에 해당하는 연습량을 쌓고 있어야 한다.

이 프로그램에서 쉬운 페이스보다 빠른 페이스로 시작하는 모든 훈련은 반드시 그 전에 10분간의 쉬운 달리기와 동적 워밍업을 먼저 수행해야 한다.

프로그램 목표

1~4주차 기초 조성 단계의 목표는 장거리 달리기를 통해 운동량을 축적하고 단거리와 장거리 페이스 변화 달리기로 강도를

도입하며 스트라이드, 전력질주, 언덕 훈련을 통해 형태를 개선하는 것이다. 지지 단계인 5~8주차에는 3킬로미터 페이스와 1500미터 페이스의 인터벌 트레이닝이 도입된다. 쉬운 연속달리기는 거리가 더 길어지고 빠른 페이스 달리기와 쉬운 페이스 달리기의 비율이 변화해 훈련 강도가 올라간다.

9~12주는 경주 지향 단계로, 장거리 달리기와 고속 연속 달리기 모두 거리가 길어지며 쉬운 페이스에 대한 빠른 페이스 달리기의 비율이 상승한다. 인터벌 트레이닝은 5킬로미터 페이스로 변경된다. 11주차의 장거리 달리기 후에는 레이스 전 12주차 주말부터 7~8일간의 테이퍼 단계가 시작된다.

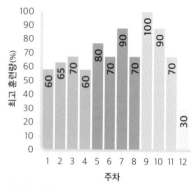

주간 훈련량

훈련량은 9주차에 최고조에 도달한다. 12주차에 30퍼센트까지 훈련량이 감소함으로 새로운 활기를 얻어 경주에 임할 수 있다.

> **훈련 기호에 대한 안내를 보려면**
> **188~189쪽을 참조한다.**

	워크아웃 1단계	워크아웃 2단계	워크아웃 3단계
1	18분 ⤪ 2분 @ LT 이어서 4분 @ E, 5분 걷기로 끝낸다. + 30초 스트라이드 + 1분 걷기 x 4	↑10초 달리기 @ 100I, +↓2분 걷기 x 2 + 30초 전력질주 + 60~90초 걷기 x 6	10km
2	18분 ⤪ 1분 @ 10초 > LT 이어서 2분 @ E, 5분 걷기로 끝낸다. + 30초 스트라이드 + 1분 걷기 x 4	5km	12km ⤪ 3km @ E 이어서 1km @ HMP
3	24분 ⤪ 4분 @ LT 이어서 4분 @ E, 5분 걷기로 끝낸다. + 30초 스트라이드 + 1분 걷기 x 4	↑10초 달리기 @ 100I, +↓2분 걷기 x 4 + 30초 전력질주 + 60~90초 걷기 x 8	14km
4	24분 ⤪ 2분 @ 10초 > LT 이어서 2분 @ E, 5분 걷기로 끝낸다. + 30초 스트라이드 + 1분 걷기 x 4	7km	12km ⤪ 1km @ HMP 이어서 1km @ S

주차 · 기초 조성 단계

주차		워크아웃 1단계	워크아웃 2단계	워크아웃 3단계
5	지지 단계	↑10초 달리기 @ 100i, +↓2분 걷기 — x4 — + 20분 ⋈8분 @ LT 이어서 2분 @ E	200m 3km + ● 걷기 — x16 —	16km
6	지지 단계	24분 ⋈2분 @ 10초 > LT 이어서 2분 @ S, 5분 걷기로 끝낸다. + 30초 스트라이드 +1분 걷기 — x4 —	8km	12km ⋈2km @ HMP 이어서 1km @ S
7	지지 단계	↑10초 달리기 @ 100i, +↓2분 걷기 — x4 — + 20분 @ LT	400m 3km + ● 걷기 — x8 — + 200m 1500m + ●● 걷기 — x4 —	18km
8	지지 단계	4 x 5분 달리기 @ 20초 < LT + @ 10초 < LT + @ LT + @ 10초 > LT, 5분 걷기로 끝낸다. + 30초 스트라이드 +1분 걷기 — x4 —	9km	12km ⋈3km @ HMP 이어서 1km @ S
9	지지 단계	↑10초 달리기 @ 100i, +↓2분 걷기 — x4 — + 25분 ⋈3분 @ 10초 > LT 이어서 2분 @ S	400m 5km + ○ 걷기 — x12 — + 200m 1500m + ●● 걷기 — x4 —	20km
10	경주 지향 단계	8.4km ⋈800m @ 10km 이어서 400m @ E, 5분 걷기로 끝낸다. + 200m @ 1500m + ●● 걷기 — x4 —	10km	15km ⋈4km @ HMP 이어서 1km @ S
11	경주 지향 단계	↑10초 달리기 @ 100i, +2분 걷기 — x4 — + 30분 @ LT	800m 5km + ○ 걷기 — x6 — + 200m 1500m + ●● 걷기 — x4 —	14km
12	테이퍼 단계	15분 ⋈2분 @ LT 이어서 1분 @ E, 5분 걷기로 끝낸다. + 30초 스트라이드 +1분 걷기 — x4 —	20~30분 + ↻ + ↑10초 @ 100i, +↓2분 걷기 — x4 — 경주 2일 전 활성화 훈련	경주 당일

상급자 하프마라톤 프로그램

이 프로그램은 주요 레이스를 완주하고 다음 하프마라톤을 준비하고 싶은 경우에 이상적이다. 24주에 걸친 이 훈련 과정으로 목표 레이스 시간에 도달하도록 집중한다.

이 프로그램에서 마라톤 페이스나 그보다 빠른 페이스(188~189 쪽 참고)로 시작하는 모든 훈련은 반드시 그 전에 3킬로미터 쉬운 달리기와 동적 워밍업을 먼저 수행해야 한다.

도입 단계

이 단계에서 당신의 목표는 이전 경주의 영향에서 회복하고 다음 단계로 진입하기 전에 최고 운동량의 60퍼센트를 달성하는 것이다. 이렇게 하는 데 3주 이상 걸릴 수 있고 필요하면 1주 더 반복한다.

기초 조성 단계

4~9주차의 워크아웃 1단계에서는 언덕과 평지 모두에서 단거리 전력질주로 달리기 기술을 개선한다. 워크아웃 2단계에서는 단거리와 중거리 고속 달리기를 통해

유산소 운동 강도를 도입한다. 워크아웃 3단계에서는 장거리 고속 연속 달리기를 통해 유산소 운동량과 운동 강도를 늘린다.

지지 단계

10주차는 워크아웃 1과 2단계를 위해 가벼운 회복 훈련으로 수행한다. 11~15주차에는 유산소 운동량, 속도 지구력, 젖산 역치 속도, 젖산 제거 개선에 집중한다. 워크아웃 1단계에서 페이스 변화 달리기와 프로그레션 달리기는 더 격렬해지고 장거리 언덕 달리기 훈련이 도입된다. 워크아웃 2단계에는 최대 산소 소모량 훈련과 무산소 운동 능력 인터벌 트레이닝이 도입된다. 워크아웃 3단계의 장거리 달리기는 하프마라톤 목표 페이스 연습에 도움을 주기 위해 고안된 것이다.

경주 지향 단계

16주차에는 저강도의 개별 훈련으로 회복하는 데 도움을 받아 목표 경기 페이스로 더 장거리를 달리게 되는 17~22주차 훈련에 대비한다. 워크아웃 1단계에는 근육으로부터 젖산을 제거하는

능력을 개선하기 위해 페이스 변화 달리기의 난이도가 올라가며 체력을 유지하기 위한 단거리 전력질주가 포함된다. 워크아웃 2단계에는 단거리 언덕 전력질주와 더 높은 강도의 중거리 고속 연속 달리기가 포함된다. 워크아웃 3단계에는 하프마라톤 페이스(HMP)로 장거리 달리기에 집중한다. 달리면서 회복 구간의 일정 페이스를 가능한 한 하프마라톤 페이스에 가까워지는 데 주력한다.

테이퍼 단계

23~24주차의 테이퍼 단계 13일은 세 부분으로 나누어진다. 처음 5일은 20~22주에 최고 훈련량을 달성한 후 회복 기간의 시작이다. 이후 4일간은 부하를 조금 늘려 신체에 압박은 가지 않지만 체력을 유지할 수 있는 훈련을 추가한다. 마지막 4일 동안에는 경주 전에 활성화 훈련만 수행하도록 한다.

> **훈련 기호에 대한 안내를 보려면 188~189쪽을 참조한다.**

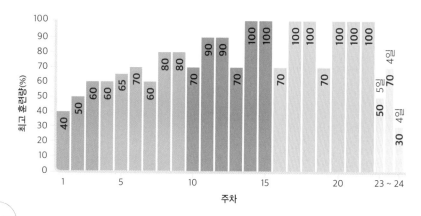

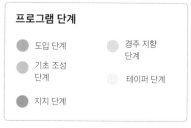

프로그램 단계

- 도입 단계
- 기초 조성 단계
- 지지 단계
- 경주 지향 단계
- 테이퍼 단계

주간 훈련량

훈련량은 14주에 최고에 이르며 그 상태로 유지되다가 (더 이상의 증가는 없음) 13일간의 테이퍼 단계 전까지 계속되며 테이퍼 단계는 3부분으로 나뉜다.

	워크아웃 1단계	워크아웃 2단계	워크아웃 3단계
1	30분	30분	10km
2	40분 + ↻	40분 + ↻	12km
3	50분 + ↻	50분 + ↻	14km
4	30초 전력질주 + 60~90초 걷기 —— x8 ——	30분 ⋈ 1분 @ 10초 > **LT** 이어서 2분 @ **E**	5km + 9km ⋈ 1km @ **LT** 이어서 2km @ **E**
5	↑10초 달리기 @ **100i**, + ↓ 2분 걷기 —— x5 —— + 30초 전력질주 + 60~90초 걷기 —— x5 ——	50분 30분 @ **E** + 10분 @ **LT** + 10분 @ **E**	4 x 4km 달리기 @ 60초 < **HMP** + @ 45초 < **HMP** + @ 30초 < **HMP** + @ 15초 < **HMP**
6	↑10초 달리기 @ **100i**, + ↓ 2분 걷기 —— x8 —— + 30초 전력질주 + 60~90초 걷기 —— x4 ——	30분 10분 @ 40초 < **LT** + 8분 @ 30초 < **LT** + 6분 @ 20초 < **LT** + 4분 @ 10초 < **LT** + 2분 @ **LT**	4km + 12km ⋈ 3km @ 20초 < **HMP** 이어서 1km @ **E**
7	↑15초 달리기 @ **100i**, + ↓ 2분 걷기 —— x8 —— + 30초 가속 훈련 + 60~90초 걷기 —— x4 ——	30분 ⋈ 90초 @ 10초 > **LT** 이어서 90초 @ **E**	3km ↻ + 12km ⋈ 1km @ **LT** 이어서 1km @ **E**
8	↑15초 달리기 @ **100i**, + ↓ 2분 걷기 —— x10 —— + 30초 가속 훈련 + 60~90초 걷기 —— x4 ——	50분 20분 @ **E** + 20분 @ **LT** + 10분 @ **E**	6 x 3km 달리기 @ 60초 < **HMP** + @ 50초 < **HMP** + @ 40초 < **HMP** + @ 30초 < **HMP** + @ 20초 < **HMP** + @ 10초 < **HMP**

주차: 도입 단계 (1~3), 기초 조성 단계 (4~8)

하프마라톤 상급자

주차

	워크아웃 1단계	워크아웃 2단계	워크아웃 3단계
9 기초 조성 단계	↑15초 달리기 @ **100j** + ↓ 2분 걷기 x10 + 30초 가속 훈련 + 60~90초 걷기 x6	5 x 6분 달리기 @ 40초 < **LT** + @ 30초 < **LT** + @ 20초 < **LT** + @ 10초 < **LT** + @ **LT**	3km + 15km ⋈ 4km @ 20초 < **HMP** 이어서 1km @ **E**
10	30분 ⋈ 4분 @ **LT** 이어서 2분 @ **E**, 5분 걷기로 끝낸다. + 30초 @ **3km** - **1500m**, 1분 걷기 x4	20~30분 + ↻ **활성화 훈련** + ↑10초 달리기 @ **100j**, + ↓ 2분 걷기 x4	14km ⋈ 1km @ **HMP** 이어서 1km @ **S** 또는 5~8킬로미터 경주로 대체 가능
11	↑15초 달리기 @ **100j**, + ↓ 2분 걷기 x4 + 1분 달리기 @ **VO₂** + ↓ 2분 조깅 x12	1000m @ **5km** + ○ 걷기/조깅 x6 + 200m @ **1500m** + ●● 걷기/조깅 x4	20km 3km @ **E** + 14km @ 20초 < **HMP** + 3km @ **E**
12 지지 단계	↑15초 달리기 @ **100j**, + ↓ 2분 걷기 x4 + 20분 ⋈ 1분 @ 10초 > **LT** 이어서 2분 @ **S**, 5분 걷기로 끝낸다.	800m @ **3km** + ● 걷기/조깅 x5 + 200m @ **1500m** + ●● 걷기/조깅 x4	5 x 4km 달리기 @ 60초 < **HMP** + @ 45초 < **HMP** + @ 30초 < **HMP** + @ 15초 < **HMP** + @ **HMP**
13	↑15초 달리기 @ **100j**, + ↓ 2분 걷기 x4 + 90초 달리기 @ **VO₂** + ↓ 3분 조깅 x8	1200m @ **5km** + ○ 걷기/조깅 x5 + 200m @ **1500m** + ●● 걷기/조깅 x4	15km ⋈ 2km @ **HMP** 이어서 1km @ **S**
14	↑15초 달리기 @ **100j**, + ↓ 2분 걷기 x4 + 4 x 6분 달리기 @ 30초 < **LT** + @ 20초 < **LT** + @ 10초 < **LT** + @ **LT**	1000m @ **3km** + ● 걷기/조깅 x4 + 200m @ **1500m** + ●● 걷기/조깅 x4	22km 4km @ **E** + 14km @ 15초 < **HMP** + 4km @ **E**
15	↑15초 달리기 @ **100j**, + ↓ 2분 걷기 x4 + 2분 달리기 @ **VO₂** + ↓ 4분 조깅 x6	1600m @ **5km** + ○ 걷기/조깅 x4 + 200m @ **1500m** + ●● 걷기/조깅 x4	4 x 5km 달리기 @ 45초 < **HMP** + @ 30초 < **HMP** + @ 15초 < **HMP** + @ **HMP**
16 경주 지향 단계	30분 ⋈ 4분 @ **LT** 이어서 2분 @ **E**, 5분 걷기로 끝낸다. + 30초 @ **3km** + 1분 걷기 x4	20~30분 + ↻ **활성화 훈련** + ↑10초 달리기 @ **100j**, + ↓ 2분 걷기 x4	16km ⋈ 3km @ **HMP** 이어서 1km @ **S** 또는 10~15킬로미터 경주로 대체 가능

	워크아웃 1단계	워크아웃 2단계	워크아웃 3단계
17	30분 ⋈ 2분 @ 10초 > LT 이어서 3분 @ S, 5분 걷기로 끝낸다. + 30초 @ 3km~1500m + 1분 걷기 x6	↑10초 달리기 @ 100j, + ↓ 2분 걷기 x4 + 60분 ⋈ 3분 @ LT 이어서 3분 @ S	5km + (선택적) + 19km 14km @ 10초 < HMP + 5km @ E
18	12km ⋈ 1km @ 10km 이어서 1km @ E, 5분 걷기로 끝낸다. + 30초 @ 3km~1500m + 1분 걷기 x6	↑10초 달리기 @ 100j, + ↓ 2분 걷기 x4 + 35분 @ LT	4 x 6km 달리기 @ 45초 < HMP + @ 30초 < HMP + @ 15초 < HMP + @ HMP
19	30분 ⋈ 3분 @ 10초 > LT 이어서 3분 @ S, 5분 걷기로 끝낸다. + 30초 @ 3km~1500m + 1분 걷기 x6	↑10초 달리기 @ 100j, + ↓ 2분 걷기 x4 + 4 x 9분 달리기 @ 15초 < LT + @ 10초 < LT + @ 5초 < LT + @ LT	15km ⋈ 4km @ HMP 이어서 1km @ S
20	12km ⋈ 2km @ 10km 이어서 1km @ E, 5분 걷기로 끝낸다. + 30초 @ 3km~1500m + 1분 걷기 x6	↑10초 달리기 @ 100j, + ↓ 2분 걷기 x4 + 60분 ⋈ 4분 @ LT 이어서 2분 @ S	5km + (선택적) + 19km 14km @ 5초 < HMP + 5km @ E
21	30분 ⋈ 3분 @ 10초 > LT 이어서 2분 @ S, 5분 걷기로 끝낸다. + 30초 @ 3km~1500m x6	↑10초 달리기 @ 100j, + ↓ 2분 걷기 x4 + 40분 @ LT	4 x 6km 달리기 @ 30초 < HMP + @ 20초 < HMP + @ 10초 < HMP + @ HMP
22	12km ⋈ 3km @ 10km 이어서 1km @ E, 5분 걷기로 끝낸다. + 30초 @ 3km~1500m + 1분 걷기 x6	↑10초 달리기 @ 100j, + ↓ 2분 걷기 x4 + 4 x 9분 달리기 @ 10초 < LT + @ 5초 < LT + @ LT + 5초 > LT	14km @ HMP
23	30분 ⋈ 4분 @ LT 이어서 2분 @ E, 5분 걷기로 끝낸다. + 30초 @ 3km~1500m + 1분 걷기 x4	↑10초 달리기 @ 100j, + ↓ 2분 걷기 x4 + 20분 @ LT	16km ⋈ 3km @ E 이어서 1km @ HMP
24	8km ⋈ 1km @ HMP 이어서 1km @ E, 5분 걷기로 끝낸다. + 30초 @ 3km + 1분 걷기 x6	20~30분 + + ↑10초 달리기 @ 100j, + ↓ 2분 걷기 x4	경주 당일
	경주 5일 전	경주 1~2일 전 활성화 훈련	

왼쪽 세로 구분: 경주 지향 단계 / 테이퍼 단계

초보자 마라톤 프로그램

이 프로그램을 통해 첫 마라톤을 준비한다. 시작하기 전에 21킬로미터를 쉬지 않고 달릴 수 있어야 하며, 1주일에 적어도 3회의 달리기를 하고 프로그램의 최대 훈련량의 60퍼센트에 해당하는 연습량을 축적해야 한다.

이 프로그램에서 쉬운 페이스가 아닌 다른 페이스로 시작하는 모든 훈련은 반드시 그 전에 10분간의 쉬운 달리기와 동적 워밍업을 먼저 수행해야 한다.

프로그램 목표

기초 조성 단계 1~4주차에는 강도와 거리를 더 늘린 장거리 달리기에 스트라이드, 전력질주, 언덕 훈련이 속도와 체력을 향상시키기 위해 도입된다.

5~8주차의 지지 단계에는 젖산 제거 능력을 개선하기 위해 무산소 운동량 훈련과 최대 산소 소모량 인터벌 트레이닝이 도입된다. 지구력을 높이는 데 도움을 주기 위해 고속 연속 달리기와 장거리 달리기의 운동량을 증가시킨다.

경주 지향 단계인 9~12주차에는 유산소 운동 강도에 집중해, 마라톤 페이스에서 젖산 역치 페이스보다 조금 더 빠른 페이스까지의 범위로 훈련한다. 마지막 3주 동안은 경주 전에 휴식과 회복을 위한 시간을 갖는 것이 주요 목표이다.

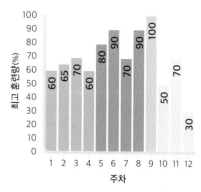

주간 훈련량

훈련량은 점점 쌓여가며 9주에 최고에 이른다. 긴 테이퍼 단계로 인해 경기 전에 충분히 회복된다.

> **훈련 기호에 대한 안내를 보려면 188~189쪽을 참조한다.**

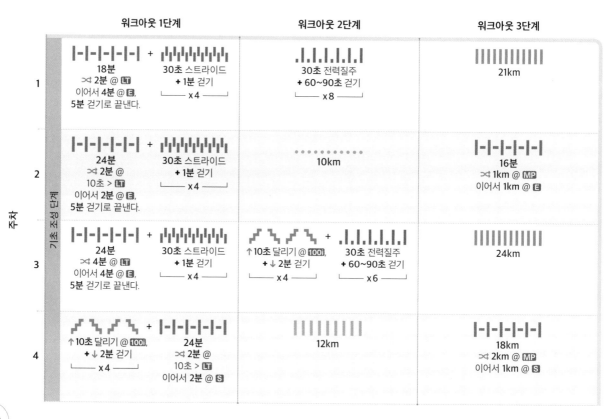

	워크아웃 1단계	워크아웃 2단계	워크아웃 3단계
5	↑10초 달리기 @ 100i, + ↓2분 걷기 ⎯ x4 ⎯ + 20분 ⋈ 8분 @ LT 이어서 2분 @ E	200m @ 3km + ● 걷기 ⎯ x16 ⎯	27km
6	↑10초 달리기 @ 100i, + ↓2분 걷기 ⎯ x4 ⎯ + 5 x 4분 달리기 @ 20초 < LT + @ 15초 < LT + @ 10초 < LT + @ 5초 < LT + @ LT	400m @ 5km + ○ 걷기 ⎯ x12 ⎯ + 200m @ 1500m + ●● 걷기 ⎯ x4 ⎯	30km
7	400m @ 3km + ○ 걷기 ⎯ x8 ⎯ + 200m @ 1500m + ●● 걷기 ⎯ x4 ⎯	15km	20km ⋈ 4km @ MP 이어서 1km @ S
8	↑10초 달리기 @ 100i, + ↓2분 걷기 ⎯ x4 ⎯ + 20분 @ LT	800m @ 5km + ○ 걷기 ⎯ x6 ⎯ + 200m @ 1500m + ●● 걷기 ⎯ x4 ⎯	33km
9	↑10초 달리기 @ 100i, + ↓2분 걷기 ⎯ x4 ⎯ + 25분 ⋈ 3분 @ 10초 > LT 이어서 2분 @ S	10km @ MP, 5분 걷기로 끝낸다. + 30초 스트라이드 + 1분 걷기 ⎯ x6 ⎯	36km
10	24분 ⋈ 4분 @ LT 이어서 2분 @ E, 5분 걷기로 끝낸다. + 30초 스트라이드 + 1분 걷기 ⎯ x4 ⎯	8km	24km ⋈ 5km @ MP 이어서 1km @ S
11	↑10초 달리기 @ 100i, + ↓2분 걷기 ⎯ x4 ⎯ + 4 x 4분 달리기 @ 20초 < LT + @ 10초 < LT + @ LT + 10초 > LT	12km @ MP, 5분 걷기 + 30초 스트라이드 + 1분 걷기 ⎯ x6 ⎯	15~18km
12	15분 ⋈ 2분 @ LT 이어서 1분 @ E, 5분 걷기로 끝낸다. + 30초 스트라이드 + 1분 걷기 ⎯ x4 ⎯	20~30분 + ↺ + ↑10초 달리기 @ 100i, + ↓2분 걷기 ⎯ x4 ⎯ **경주 2일 전 활성화 훈련**	경주 당일

주차 (좌측 세로축)

지지 단계 (주차 5~8), 경주 지향 단계 (주차 9~10), 테이퍼 단계 (주차 11~12)

205

상급자 마라톤 프로그램

만약 주요 대회를 마쳤다면 이 프로그램은 다음 대회를 준비할 수 있게 해 준다. 24주에 걸친 프로그램을 통해 경기 시간을 개선하는 데 집중한다.

이 프로그램에서 마라톤 페이스나 그보다 빠른 페이스(188~189쪽 참고)로 시작하는 모든 훈련은 반드시 그 전에 3킬로미터 쉬운 달리기와 동적 워밍업을 먼저 수행해야 한다.

도입 단계

이 단계는 지난 번 주요 경주의 영향에서 회복하도록 도와준다. 다음 단계를 시작하기 전에 쉬운 연속 달리기와 동적 워밍업을 통해 최대 훈련량의 60퍼센트에 해당하는 연습량을 쌓도록 한다. 이렇게 하는데 3주 이상 걸릴 수 있고 필요하면 1주 더 반복한다.

기초 조성 단계

4~9주차에는 유산소 운동량을 늘리고 유산소 운동 강도를 도입하며 달리기 기술을 개선한다. 인터벌 트레이닝을 위해 워크아웃 1단계에서 언덕과 평지의 짧은

전력질주를 도입한다. 워크아웃 2단계에는 단거리에서 중거리 고속 연속 달리기를 강도를 높여 수행한다. 워크아웃 3단계의 장거리 달리기는 훈련량과 유산소 운동 강도를 늘린 고속 연속 달리기로 수행한다.

지지 단계

10주차는 워크아웃 1, 2단계를 위해 가벼운 회복 훈련으로 수행한다. 11~15주차에는 유산소 운동량, 속도 지구력, 젖산 역치 속도, 젖산 제거 능력 개선에 집중한다. 워크아웃 1단계에서 최대 산소 소모량 인터벌 트레이닝이 도입되고, 회복 구간에서 페이스 변화 달리기는 더 빨라지며, 언덕 달리기 거리를 더 늘린다. 워크아웃 2단계의 고속 연속 달리기는 거리와 속도를 더 늘려 수행한다. 워크아웃 3단계에서는 장거리 달리기의 훈련량을 늘리며 마라톤 페이스로 달리는 비중을 더 늘린다.

경주 지향 단계

이 단계의 초반은 16주차의 저강도의 개별 훈련을 통해 회복을 유도하고 유산소 운동 강도와 마라톤 페이스와 젖산 역치

페이스보다 조금 더 빠른 페이스 사이에서 달리는 데 집중한다.

워크아웃 1단계의 짧은 고속 연속 달리기는 젖산 역치 페이스에 주력한다. 워크아웃 2단계에서 고속 연속 달리기의 거리는 더 늘어나서 중거리와 장거리 달리기 범위에 도달한다. 워크아웃 3단계의 장거리 고속 달리기는 마라톤 목표 페이스로 수행한다. 17, 19, 21주차에는 워크아웃 2단계의 마라톤 템포 런 훈련과 워크아웃 3단계의 장거리 달리기 사이에 2~3일의 회복 기간을 반드시 갖도록 한다.

테이퍼 단계

3주간의 테이퍼 단계의 시작은 최고 훈련 주간 후에 회복 기간이다. 테이퍼 기간 처음인 22주차에 훈련량을 50퍼센트로 줄인다. 23주는 압박을 주지 않는 훈련으로 체력을 유지한다. 24주차는 경기일을 앞두고 몇 가지 쉬운 훈련으로 근육의 반응 속도를 빠르게 유지한다.

> **훈련 기호에 대한 안내를 보려면 188~189쪽을 참조한다.**

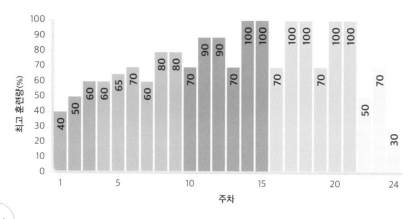

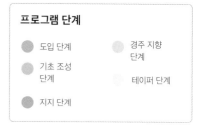

프로그램 단계

- 도입 단계
- 기초 조성 단계
- 지지 단계
- 경주 지향 단계
- 테이퍼 단계

주간 훈련량

훈련량은 14주에 최고에 이르며 경주 지향 단계에 그 상태로 유지된다(더 이상의 증가는 없음).

	워크아웃 1단계	워크아웃 2단계	워크아웃 3단계
도입 단계 1	●●●●●●●●●● 30분	●●●●●●●●●● 30분	‖‖‖‖‖‖ 12km
2	40분 + ↻	40분 + ↻	‖‖‖‖‖‖ 14km
3	60분 + ↻	60분 + ↻	‖‖‖‖‖‖ 16km
주차 / 기초 조성 단계 4	30초 전력질주 +60~90초 걷기 └ x8 ┘	30분 ⋈ 1분 @ 10초 > LT 이어서 2분 @ E	18km ⋈ 5km @ E 이어서 1km @ MP
5	↑10초 달리기 @ 100j, +↓ 2분 걷기 └ x5 ┘ + 30초 전력질주 +60~90초 걷기 └ x5 ┘	30분 10분 @ 40초 < LT +8분 @ 30초 < LT +6분 @ 20초 < LT +4분 @ 10초 < LT + 2분 @ LT	21km 8km @ E +5km @ 20초 < MP +8km @ E
6	↑10초 달리기 @ 100j, +↓ 2분 걷기 └ x8 ┘ + 30초 전력질주 +60~90초 걷기 └ x4 ┘	50분 30분 @ E +10분 @ LT +10분 @ E	15km 5km @ 40초 < MP +4km @ 30초 < MP +3km @ 20초 < MP +2km @ 10초 < MP + 1km @ MP
7	↑15초 달리기 @ 100j, +↓ 2분 걷기 └ x8 ┘ + 30초 점점 빠르게 +60~90초 걷기 └ x4 ┘	30분 ⋈ 90초 @ 10초 > LT 이어서 90초 @ E	24km ⋈ 5km @ E 이어서 1km @ MP 체력이 허락하는 경우, MP 구간은 LT로 상승 가능
8	↑15초 달리기 @ 100j, +↓ 2분 걷기 └ x10 ┘ + 30초 점점 빠르게 +60~90초 걷기 └ x4 ┘	5 x 6분 달리기 @ 40초 < LT + @ 30초 < LT + @ 20초 < LT + @ 10초 < LT + @ LT	15km 5km @ E +10km @ 20초 < MP

마라톤 / 상급자

	워크아웃 1단계	워크아웃 2단계	워크아웃 3단계
9 (기초 조성 단계)	↑15초 달리기 @100i, +↓2분 걷기 —x10— + 30초 가속 +60~90초 걷기 —x6—	50분 20분 @E +20분 @LT +10분 @E	24km 12km @40초 <MP +8km @30초 <MP +4km @20초 <MP
10	30분 ⋈4분 @LT 이어서 2분 @E	20~30분 + ↑10초 달리기 @100i, +↓2분 걷기 —x4— (활성화 훈련)	18km ⋈1km @MP 이어서 1km @S 또는 10킬로미터 경주로 대체 가능
11 (지지 단계)	↑15초 달리기 @100i, +↓2분 걷기 —x4— + ↑1분 달리기 @VO2, +↓2분 조깅 —x6— + 1분 @3km +1분 걷기/느린 조깅 —x6—	40분 ⋈6분 @10초 >LT 이어서 2분 @E	25km 5km @E +15km @10초 <MP +5km @E
12	↑15초 달리기 @100i, +↓2분 걷기 —x4— + 2분 @5km +1분 걷기/느린 조깅 —x10—	30분 ⋈1분 @10초 >LT 이어서 2분 @S	4 x 5km 달리기 @45초 <MP +@30초 <MP +@15초 <MP +@MP
13	↑15초 달리기 @100i, +↓2분 걷기 —x4— + ↑90초 달리기 @VO2, +↓3분 조깅 —x8—	5 x 6분 달리기 @30초 <LT +@20초 <LT +@10초 <LT +@LT +@10초 >LT	27km ⋈5km @E 이어서 3km, 그다음 4km, 그다음 5km @MP 체력이 허락하는 경우, MP 구간은 LT로 상승 가능
14	↑15초 달리기 @100i, +↓2분 걷기 —x4— + 3분 @5km +90초 걷기/느린 조깅 —x6—	48분 ⋈10분 @5초 >LT 이어서 2분 @E	21km ⋈2km @MP 이어서 1km @S
15	↑15초 달리기 @100i, +↓2분 걷기 —x4— + ↑2분 달리기 @VO2, +↓4분 조깅 —x6—	30분 ⋈90초 @10초 >LT 이어서 90초 @S	30km 5km @E +20km @10초 <MP +5km @E
16 (경주 지향 단계)	30분 ⋈4분 @LT 이어서 2분 @E	20~30분 + ↑10초 달리기 @100i, +↓2분 걷기 —x4— (활성화 훈련)	5 x 5km 달리기 @40초 <MP +@30초 <MP +@20초 <MP +@10초 <MP +@MP 또는 하프마라톤으로 대체 가능

주차		워크아웃 1단계	워크아웃 2단계	워크아웃 3단계
17	경주 지향 단계	30~45분 + [순환] + ↑10초 달리기 @ 100i, +↓ 2분 걷기 x10	3~6km + [순환] / 12km @ MP	32km ⋈ 3km @ E 이어서 3km, 그다음 4km, 그다음 5km, 그다음 6km @ MP 2km @ E로 끝낸다.
18		↑10초 달리기 @ 100i, +↓ 2분 걷기 x4 + 5 x 6분 달리기 @ 30초 < LT + @ 20초 < LT + @ 10초 < LT + @ LT + @ 10초 > LT	45분 ⋈ 3분 @ 5초 > LT 이어서 2분 @ S	24km ⋈ 3km @ MP 이어서 1km @ S
19		30~45분 + [순환] + ↑10초 달리기 @ 100i, +↓ 2분 걷기 x10	15km @ MP	34km 10km @ 30초 < MP + 8km @ 20 < MP + 8km @ 10초 < MP + 8km @ MP
20		↑10초 달리기 @ 100i, +↓ 2분 걷기 x4 + 30분 ⋈ 2분 @ 10초 > LT 이어서 2분 @ S	5 x 10분 달리기 @ 35초 < LT + @ 25초 < LT + @ 15초 < LT + @ 5초 < LT + @ 5초 > LT	25km ⋈ 4km @ MP 이어서 1km @ S
21		30~45분 + [순환] + ↑10초 달리기 @ 100i, +↓ 2분 걷기 x10	18km @ MP	36km ⋈ 처음 3km + 다음 5km + 마지막 10km 각각에 대하여 E 이어서 MP
22		30분 ⋈ 4분 @ LT 이어서 2분 @ E	20~30분 + [순환] + ↑10초 달리기 @ 100i, +↓ 2분 걷기 x4 **활성화 훈련**	24km @ MP
23	테이퍼 단계	↑10초 달리기 @ 100i, +↓ 2분 걷기 x4 + 5 x 7분 달리기 @ 35초 < LT + @ 25초 < LT + @ 15초 < LT + @ 5초 < LT + @ 5초 > LT	12km @ MP	3km + 15km ⋈ 1km @ MP 이어서 2km @ E
24		9km ⋈ 2km @ MP 이어서 1분 @ E 체력이 허락하는 경우, 세 번째 MP 구간은 LT로 상승 가능 **경주 5일 전**	20~30분 + [순환] + ↑10초 달리기 @ 100i, +↓ 2분 걷기 x4 **경주 1~2일 전 활성화 훈련**	경주 당일

경주 요령

경기일에 대비하고 있으면 훈련하는 동안 쏟아 부은 모든 많은 노력을 활용할 수 있게 될 것이다. 경기에 앞서 영양을 충분히 섭취하고 수분 공급이 최적 상태에 있음을 점검하며 경주 전략을 실행에 옮기는 것은 모두 최상의 결과를 얻기 위한 조건이다. 대부분의 사람들은 건강과 체력을 위해 달리기를 시작하지만, 경험을 쌓기 시작하면 경기를 통해 실력을 향상시키고 싶어하는 경우가 많다.

> **" "**
>
> 대부분 건강과 체력을 위해 달리기를 시작하지만 점차 경주 실력을 향상시키고자 한다.

영양 공급

경주 전이나 경주하는 동안 강도 높은 노력에 필요한 동력을 신체에 공급하기 위해 적절한 음식 섭취는 필수적이다.

경주 전 탄수화물 적재

경주 전날에는 근육에 당원을 많이 저장하기 위해 탄수화물이 많이 함유된 식사를 해야 한다. 경주에 임하는 동안 신체는 이를 연료로 사용할 것이다.

90분 이상의 긴 레이스에 대해서는 전날 아주 푸짐한 점심(경주 18시간 정도 전까지)을 먹으면 탄수화물을 처리할 시간이 된다. 간단한 탄수화물로 이루어진 가벼운 저녁을 먹고 스포츠 드링크로 수분을 보충한다. 섬유질이 많은 음식은 피한다. 레이스가 더 짧으면 탄수화물이 풍부한 저녁을 먹도록 한다. 아침 레이스가 아니라면 오전에 간단한 탄수화물이 함유된 가벼운 식사를 한다.

시작 2~3시간 전에 약간의 식사를 통해 당원 저장량에 조금 더 추가한다. 평소에 훈련하면서 최적의 식사와 그 양을 실험을 통해 정해 놓음으로써 경주 직전 식사가 이전과 완전히 다른 식사가 되지 않도록 한다.

경주 중간

인체는 저장할 수 있는 연료가 제한되어 있으므로 경주가 90분이 넘는다면 중간에도 에너지를 공급받아야 한다. 흡수가 잘 되는 스포츠 드링크, 젤, 이와 비슷한 음식을 통해서 시간당 60그램 정도의 탄수화물 섭취를 목표로 한다. 평소에 훈련하는 동안 최적의 섭취량을 정해 놓는다(박스 참고).

경주 중 영양 보충

법적으로 인정되는 경기력 향상 보조제는 어느 정도 도움이 될지는 모르지만 적절한 훈련과 영양 섭취의 장점을 절대 넘어설 수 없다. 장거리 달리기 선수에게 오늘날 권장되는 두 가지 보조제는 카페인과 질산염(비트 주스에 다량 함유)이다. 그러나 모두에게 맞는 것은 아니기 때문에 훈련하면서 맞는지 살펴본다.

> **장 운동**
>
> 소화계통의 문제는 장거리 달리기 선수의 70퍼센트에서 나타난다. 강도 높은 운동을 하는 동안에는 혈액이 장에서 우회해 활동 중인 근육으로 가게 되므로 달리는 동안에는 음식을 처리할 능력에 지장이 생긴다. 훈련하는 동안 영양소 섭취를 연습해 왔다면 경기하는 동안에도 소화계통이 영양소 섭취 및 처리를 더 잘 할 수 있을 것이다.

수분 공급

경주 전과 경주 중에 얼마나 많은 물을 마시는가 하는 것은 환경적 요인과 경주의 길이와 난이도에 좌우된다.

목이 마를 때만 물을 마시는 것이 경기 전이나 도중에 수분 공급 과다 상태가 되는 것보다는 낫다. 자신이 수분 공급이 잘 되어 있고(아래 참고), 더운 날이 아니라면

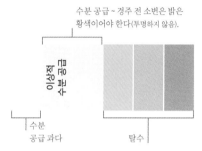

수분 공급 ~ 경주 전 소변은 밝은 황색이어야 한다(투명하지 않음).

정상적 수분 공급

수분 공급 과다

탈수

경주 중 물을 많이 마실 필요가 없다. 많은 선수들이 과도하게 물을 섭취하며 이로 인해 소화기 장애와 저나트륨혈증이 유발될 수 있다(173쪽 참고). 경주 중에 땀흘림으로 인해 잃어버린 그저 물이 아닌 전해질을 반드시 보충하도록 한다. 장거리 경주에서의 액체 섭취는 스포츠 드링크를 통한 에너지 섭취와 함께 이루어지는 경우가 많다. 평소에 훈련을 하면서 이 방법을 사용한다면 어떤 종류의 칼로리를 얼마나 많이 흡수할 수 있는지 실험적으로 알아 놓도록 한다.

탈수 여부 검사

소변 색깔은 수분 공급에 대한 좋은 지표이다. 이 차트를 소변 색깔과 비교함으로써 경주 전에 자신의 수분 공급 정도를 평가해 보기 바란다.

근육 경련

불수의적 근육 수축인 경련(쥐남)은 고통스러우며 경기 중에 생긴다면 경기가 불가능해질 정도로 꼼짝할 수 없다. 종아리와 발에 나는 경련이 가장 흔하지만 넙다리뒤근육(햄스트링)이나 네갈래근(사두근)에도 생길 수 있다. 탈수로 인해 경련이 유발된다는 전통적인 이론은 근거가 희박하다는 연구가 있다. 최근의 이론은 운동으로 인한 피로가 운동신경의 흥분을 지속하게 함으로써 비정상적인 신경근육계통 작용이 쥐가 나는 원인임을 제시하고 있다. 응급 처치로 경련이 사라질 때까지 수동적인 근육 스트레칭을 실시하는데 원래 자세대로 고정하거나 바닥을 이용해 팔다리를 당긴다.

불수의적 수축

쥐가 난 종아리 근육은 갑작스럽고 강하게 수축해 발꿈치에서 발바닥굽힘이 일어나게 한다.

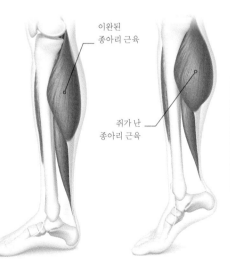

이완된 종아리 근육

쥐가 난 종아리 근육

다른 시간대에서의 경주

대회가 열리는 장소가 당신의 원래 시간대에서 3시간 이상 떨어진 시간대인 경우에는 시차병으로 인해 경기 수행력이 떨어질 수 있다. 시차병은 시간대 차이가 더 클수록, 동쪽 방향으로 이동할수록, 나이가 더 많을수록, 여행 경험이 적을수록 더 심하다. 다음은 자신의 신체 시계를 새로운 환경에 맞추는 데 도움을 주기 위한 팁이다.

 도착 직후에 가벼운 조깅을 해 본다. 이렇게 하면 도착지 환경에 적응하고 뇌를 각성 상태에 있게 하는 데 도움이 된다.

 도착지에서 밝은 빛을 쬐도록 한다. 서쪽으로 더 늦은 시간대로 가서 저녁이거나, 동쪽으로 더 빠른 시간대로 가서 아침인 경우 모두 해당된다.

 8시간 이상 차이나는 시간대로 여행한다면 도착지에서 빛을 피한다. 동쪽으로 이동한 경우 늦은 아침까지는 선글라스를 쓰고 서쪽으로 이동한 경우에도 이른 저녁의 햇빛을 피하도록 한다.

 비행 전이나 비행 중에 수분 섭취를 하지만 알코올 섭취를 피한다. 신체 시계가 조정되는 것을 돕기 위해 도착지의 시간대에 맞춰서 식사를 하도록 한다.

 수면에 도움이 되도록 작용 시간이 짧은 수면제를 복용하고, 각성을 위해 카페인을 섭취하며, 시차병을 극복하기 위해 멜라토닌 수면 호르몬을 복용한다.

 수면 계획을 여행 1~2일 전에 조정한다. 동쪽으로 여행할 경우에는 보통 취침 시간 1~2시간 전에 취침하도록 하며 서쪽으로 여행하는 경우에는 1~2시간 늦게 취침한다.

경주 전략

경주 전에 목표 A, 목표 B, 목표 C를 설정한다. 목표 A는 모든 것이 계획대로 진행되고 몸 상태도 좋은 경우 당신이 성취하려는 목표이어야 한다. 목표 B는 하나의 대안이어야 하며, 목표 C는 경주가 계획대로 되지 않을 경우 당신이 스스로 자부심을 느낄 수 있는 최소한의 목표이어야 한다.

경주일에 실력을 확실히 발휘하는 가장 좋은 방법은 자신의 몸이 할 수 있는 것과 적절하게 페이스를 찾는 법을 아는 것이며,

이들은 조직화된 훈련 프로그램을 통해서 알게 된다. 또한 지형에 대해서도 대비를 해야 하는데 예를 들면 언덕 코스에 대비해 언덕 트레이닝을 하는 것이다.

예측 불가능한 날씨나 지형으로 인해 계획대로 되는 것이 어려워질 수도 있다. 이런 경우에는 경기 전략을 경주 코스와 조건에 맞춰서 조정하도록 함으로써 미리 정해진 페이스에 매달려서 계속하기 보다는 노력에 따라(다른 말로 하면 당신이 알고 있는 목표 페이스의 느낌에 따라) 달릴 수 있다.

왜 경주에서는 훈련 때보다 더 빠르게 달릴 수 있을까?

만일 준비가 잘 되어 있고 테이퍼 단계를 통해 효과적으로 훈련을 마무리했다면 경기일에는 충분한 휴식과 풍부한 에너지를 갖춘 최고의 상태에 있을 것이다.

경기 당일 고양된 흥분감에 의해 교감신경이 '투쟁-도피' 반응(42쪽 참고)을 나타내 아드레날린이 치솟게 되며 이를 통해 신체는 훈련 때보다 더 큰 능력을 발휘해 경기를 수행할 수 있게 된다. 하나의 훈련이 아닌 단지 경기라는 간단한 동기 부여만으로도 수행하는 데 극적인 효과를 얻을 수 있다.

경주 계획하기

유익한 경기 전략 한 가지는 경주를 네 단계로 나누는 것이다. 이 네 단계는 페이스, 포지션, 드라이브, 킥이다. 각 단계에는 당신의 전체적인 계획과 연결시킬 수 있는 목표가 있다. 페이스를 균일하게 나눌 수도 있고 느린 페이스로 시작해서 나중에 속도를 더 낼 수도 있다. 이런 것은 지형과 조건에 달려 있으며 선택한 페이스를 유지할 수 있다는 신념에도 좌우된다.

레이스 분할

레이스 거리를 당신의 전략을 실행할 수 있는 단계로 분할하라. 앞의 세 단계를 동일하게 분할하고 마지막 '킥' 단계를 최종 직선 코스로 정해 놓는다.

페이스

목표: 계획된 페이스 유지하기

● **마음속으로 시작 페이스(또는 노력)를** 유지할 수 있다고 생각하라.

● **시작선에서는 흥분에 사로잡혀** 너무 빨리 출발하기 쉽다. 경기 초반 페이스 선택에 방해되므로 안정을 되찾고 자신의 경기를 할 수 있도록 페이스를 유지한다.

● **처음에 계획한 페이스를 편하게** 느끼도록 하며 노력에 대한 자각이 계획한 페이스와 잘 맞나 점검한다. 주변 상황에 지나치게 주의를 돌리지 않도록 한다.

포지션

목표: 전략 수행에 좋은 위치 잡기

● **주위를 둘러보고** 당신의 페이스를 따라 달리는 사람이 있다면 정신적 부담을 덜고 보조를 맞추기 위해 무리에 밀착한다.

● **목표가 승리이든** 상위권 진입이든 자신의 힘에 맞게 한다. 속도를 빨리 낼 수 있으면 처음에는 선두 뒤에서만 달리다가 마지막에 앞지르는 '시트 앤 킥(sit and kick)' 작전을 구사하기도 한다. 지구력이 좋은 선수들은 앞에서 선두를 지키려고 하며 경쟁자들이 탈진해 따라 잡을 수 없도록 페이스를 상승시킨다.

5킬로미터
1.5킬로미터

10킬로미터
3.5킬로미터

하프마라톤
7킬로미터

마라톤
14킬로미터

1.5~3킬로미터

3.5~6.5킬로미터

7~14킬로미터

14~28킬로미터

경주로부터의 회복

경주에서 경쟁하는 것은 최대의 노력을 요구하며, 끝난 후에는 레이스의 길이와 강도에 따라 하루 이틀에서 많게는 몇 주일 동안 훈련을 쉬면서 회복 기간을 가져야 한다. 당신의 회복은 능동적이어야 하지만 또한 반드시 충격과 강도가 낮은 활동이어야 한다(174쪽 참고).

경기, 특히 마라톤을 준비하기 위한 훈련 프로그램은 훈련자에게 정신적으로 육체적으로 큰 영향을 미친다. 훈련 중이나 경기 중에 갑자기 발병한 어떤 질병이라도 잘 관리해야 한다. 이런 시간에는 경주에 집중하느라 미뤄 두었던 평소 업무를 하고,

사회적 친분을 나누며, 그 외에 다른 일들을 돌아보도록 한다. 가장 중요한 것은 그동안 쏟아 왔던 힘든 노력과 당신이 성취한 것에 대해 자신에게 상을 주도록 하라.

훈련에 복귀할 시간을 결정하는 것은 경기를 마친 후에 신체가 어떻게 느끼는가에 달려 있다. 다리가 회복되었다고 느낄 때까지 쉬운 연속 달리기에서 시작할 수도 있으며, 그 다음에 약간의 스트라이드와 짧은 전력질주를 훈련에 포함시켜 신경근육계통을 활성화한다. 이 회복 기간을 연간 계획에 포함시킨다(161쪽 참고).

경주의 극한 상태

신체가 경기에 쏟는 노력은 극한의 양상으로 나타나기도 한다. 이들 두 현상을 모두 경험하는 것은 운이 좋다고 할 수도 있고 운이 나쁘다고 할 수도 있다.

러너스 하이, 즉 장거리 달리기에서 유발되는 황홀한 느낌은 전 세계의 달리기 선수들의 입에 오르내리는 전설이다. 최근까지는 이를 설명할 만한 과학적 근거가 거의 없었다. 오늘날 뇌 영상 의학의 발달로 인해 지구력 달리기가 뇌에 호르몬의 홍수를 불러온다는 것이 증명되었다. 엔도르핀으로 알려진 이들 호르몬은 기분을 상승시키고 의기양양함을 느끼게 한다. 엔도르핀의 분비는 강도높은 유산소 운동에 대한 신경학적 '보상' 반응의 한 사례처럼 보이는데 이것은 진화 과정의 산물처럼 생각된다.

'극한상황(wall)'이란 간과 근육에서 당원이 고갈됨으로 인해 나타나는 생리적 상태이다. 이것이 나타나면 갑작스럽고 극심한 피로감, 무기력, 다리 운동의 조화 상실, 시각 장애, 집중 결핍 등을 경험할 수 있다. 대부분의 마라톤 선수들에게 '극한점 도달'은 경주의 최종 단계에서 자주 접하는 것으로 되어 있다. 이런 현상은 적당한 에너지 공급(210쪽 참고)과 페이스를 통해 완화할 수 있지만, 최근 연구에서는 생리적 상태와 대사 과정이 실제로 달리기를 시작한 다음 90분 정도 후에 바뀌는데, 그 결과 처음에 유지할 수 있던 것처럼 생각되던 페이스를 지속하기가 곤란해진다는 것이 밝혀졌다.

드라이브

목표: 계획을 수행하고 좋은 결과를 얻기 위해 자신을 준비시키기

● **피로가 엄습해 옴에 따라** 이완된 상태를 유지하려 애쓰며 그만두고 싶을 때마다 자신과의 대화를 통해 힘든 시간을 이겨낼 수 있게 한다.

● **저장된 에너지를 모두 끌어 올려** 가능하면 페이스를 올리도록 하며, 어려울 경우 적어도 현재 페이스를 유지한다. 개인 최고 기록 또는 상위권에 위치하는 것을 목표로 자신을 밀어 붙인다.

킥

목표: 최대한 빨리 끝내는 것

● **마지막에 솟구치는 아드레날린의 힘을** 이용해 결승선까지 전력질주한다.

● **결승선 전 500미터에 도달하면** 가속할 준비를 한다. 더 짧은 레이스에서는 400미터 전에서 급가속으로 질주할 수 있다. 마라톤의 경우는 마지막 100미터 거리만을 전력질주할 수 있을 것이다.

3~4.5킬로미터	500미터
6.5~9.5킬로미터	500미터
14~20.6킬로미터	500미터
28~41.7킬로미터	500미터

용어 설명

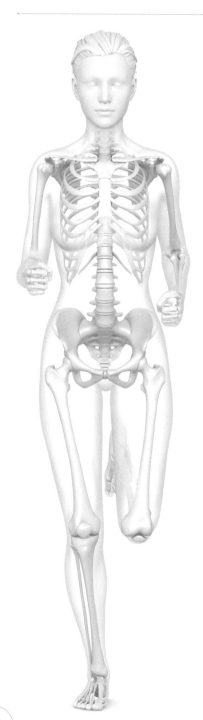

공중 부양기 Float phase 달릴 때 두 발이 모두 지면에서 분리되는 기간. 달리기 사이클 중 유각기의 하위 단계로서 활공기라고도 한다.

내적 부하 Internal load 훈련이나 경주하는 동안 자신이 낼 수 있는 노력의 측정치로서 심박수, 호흡수, 운동 자각도 등으로 표현됨.

달리기 형태 Running form 생체 역학 참조.

달리기 효율 Running economy 주어진 최대 이하의 달리기 속도에서 요구되는 에너지의 양으로서 산소의 일정한 소모량과 호흡 교환 비율의 측정치를 통해 결정된다. 유전적 소인, 환경적 조건, 달리기 신발, 체력, 생체 역학 모두 어떤 속도를 내기 위해 사용되는 산소의 양에 영향을 줄 수 있다.

동심 수축 Concentric contraction 수축할 때 근육의 길이가 짧아지는 근육 수축의 한 종류.

등척 수축 Isometric contraction 수축할 때 근육의 길이에 변화가 없는 근육 수축의 한 종류.

먼쪽, 원위 Distal 신체 구조가 중심에서 더 멀리 위치하는 것을 가리킴.

모멘트Moment, torque 어떤 물체에 작용하는 힘이 한 축을 중심으로 그 물체의 회전을 가능하게 할 수 있도록 하는 힘의 크기를 측정한 값.

목표 페이스 Goal pace 목표로 하는 경주 시간에 도달하기 위해 달리도록 계산된 페이스로서, 킬로미터당 분(min/km)또는 마일당 분(min/mile)으로 환산한 것.

몸쪽, 근위 Proximal 신체 구조가 중심에 더 가까이 위치하는 것을 가리킴.

무산소 호흡 Anaerobic respiration 격렬한 운동을 하는 동안 체내에 산소가 고갈되었을 때 신체가 에너지를 생산하는 수단. 이로 인해 젖산이 축적되므로 짧은 시간 동안만 사용할 수 있다.

무젖산Alactic 가장 빠르게 사용이 가능한 에너지 계통으로서 급속도의 순발력 있는 운동에 사용된다. 무산소 무젖산 에너지 계통은 ATP와 인산크레아틴에 의해 가동된다.

삼인산 아데노신 Adenosine triphosphate, ATP 에너지를 저장하고 있다가 이동해 에너지를 방출함으로써 근육이 수축하도록 동력을 제공하는 물질.

생체 역학 Biomechanics 달리기를 하는 동안 힘과 신체의 운동에 대해 연구하는 학문으로서 달리기 형태로도 알려져 있다.

여유심박수HRR 운동하는 동안 심장이 뛸 수 있는 박동수의 범위이며 최대심박수(MHR)에서 안정심박수(RHR)를 뺀 값.

역학적 에너지 Kinetic energy 운동에 의해 생성되는 에너지.

역학적 연속체 Kinetic chain 신체를 서로 관련된 부분으로 이루어진 연속체라고 서술하는 개념. 각 부분에서 생성된 운동과 인접한 부분들의 운동이 합쳐져서 연속체 전체가 일으키는 더 큰 운동이 된다.

외적 부하 External load 신체의 운동을 통해 수행된 일의 객관적 측정치로서 거리, 시간, 내디딘 발걸음의 수 등이 포함된다.

운동 자각도 척도 Rate of perceived exertion (RPE) scale 운동하는 동안 제공된 노력을 정량적으로 측정한 값. 운동 자각도는 10단계의 척도에 따라 측정된다.

운동학Kinematics 힘과 무관하게 인체의 움직임(예를 들어 관절 각도)을 측정하는 학문.

유각기Swing phase 달리면서 한쪽 발이 지면과 닿지 않는 시간. 달리기 사이클의 약 60퍼센트를 차지하며 속도가 달리는 빨라질수록 이 비중이 증가한다.

유산소 호흡 Aerobic respiration 산소를 사용해 포도당에서 ATP를 생성함으로써 신체가 지구력 운동을 하는 동안 에너지를 생산하는 주요 방법.

입각 종말기 Terminal stance phase 입각기의 최종적인 하위 단계로서 엉덩관절, 무릎관절, 발목관절이 최대한 펴져서 몸을 앞으로 추진하는 단계.

입각기Stance phase 발이 지면에 접촉하고 있는 동안의 기간. 달리기 사이클 중 약 40퍼센트

기간을 차지하며 달리는 속도가 빨라질수록 줄어든다.

입각말분리기Toe-off 몸을 앞으로 추진하기 위해 발이 지면으로부터 분리되는 시점.

젖산 역치Lactate threshold 체내에 젖산이 기하급수적으로 축적되기 전에 신체가 발휘할 수 있는 최대의 운동 강도.

조기 부하기Early loading phase 달리기 사이클이 시작되는 단계로서 앞으로 나아간 발이 지면과 처음 접촉하는 것을 기점으로 해 입각기의 처음 15~20퍼센트를 차지한다.

중간 입각기Midstance phase 질량중심(COM)이 그 지지 기반, 즉 서 있는 다리의 바로 위에 위치하는 기간이며, 최대 수직 지면반력이 발생하며 제동력이 추진력으로 전환되는 시점.

지면 접촉 패턴Footstrike pattern 발이 지면과 처음 접촉할 때 지면과 닿는 발의 부분이나 그에 따른 접촉 방식. 지면접촉 패턴은 발뒷부분 지면접촉, 발가운데 지면접촉, 발앞부분 지면접촉으로 분류한다.

지면반력Ground reaction force, GRF 신체가 지면과 접촉하는 동안 몸에 작용하는 힘과 이와 동일하면서 반대 방향으로 작용하는 힘.

최대 산소 소모량VO₂ max 최대의 노력으로 운동하는 동안 신체가 소모하는 산소를 측정한 양.

편심 수축Eccentric contraction 수축할 때 근육의 길이가 길어지는 근육 수축의 한 종류.

PB, Personal Best 개인 최고 기록.

훈련 부하Training load 훈련을 받는 동안 신체가 받는 압박의 총량. 자기가 하는 훈련의 훈련 부하를 계산할 때는 훈련량(외적 부하)과 강도(내적 부하)의 곱으로 나타낸다. 훈련에 사용되는 노력의 양을 측정한 값으로써 킬로미터나 마일 같은 거리 단위 또는 시간 단위로 측정되는 경우가 많다.

근육 그룹Muscle group

깊은 여섯 근육Deep six muscles 장거리 달리기 선수들에게서 보통 팽팽해져 있는 엉덩관절의 가쪽돌림근 그룹.

먼쪽 햄스트링Distal hamstrings 무릎관절에 가까운 햄스트링 근육의 끝부분으로서 무릎을 굽히는 작용을 한다.

몸쪽 햄스트링Proximal hamstrings 엉덩관절에 가까운 햄스트링 근육의 끝부분. 몸쪽 햄스트링은 엉덩관절을 펴는 기능을 한다.

엉덩관절 가쪽돌림근External rotators (of the hip) 엉덩관절을 바깥쪽으로 회전시키는 근육.

엉덩관절 굽힘근Hip flexors 엉덩관절을 굽힘으로써 넓적다리를 가슴쪽으로 올리는 근육. 엉덩허리근엉덩근과 큰허리근을 함께 부르는 말, 넙다리곧은근, 넙다리빗근, 넙다리근막긴장근(TFL) 등이 있다.

엉덩관절 모음근Hip adductors 넓적다리의 안쪽에 위치해 이를 정중선으로 잡아당기는 근육. 긴모음근, 짧은모음근, 큰모음근, 두덩근, 두덩정강근 등이 있다.

엉덩관절 벌림근Hip abductors 달리는 동안 관상면 상에서 골반의 안정성을 유지하도록 도와주는 근육. 엉덩관절 벌림근은 반대쪽 골반의 하강을 방지한다.

엉덩관절 안쪽돌림근Internal rotators (of the hip) 엉덩관절을 안쪽으로 돌리는 근육.

엉덩관절 폄근Hip extensors 엉덩관절을 펴서 넓적다리를 등쪽으로 당기는 근육. 볼기근, 큰모음근, 햄스트링 근육이 포함된다.

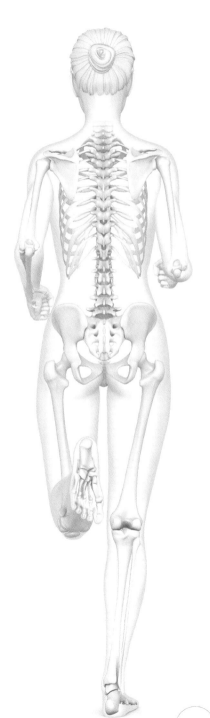

찾아보기

참고 문헌

들어가기

6 *"Running has one of the highest participation rates of any sport."* M. van Middelkoop et al., "Risk factors for lower extremity injuries among male marathon runners", Scand J Med Sci Sports 18 (2008). *"Even in low doses, running is associated with a substantial reduction in cardiovascular disease."* C.J. Lavie et al., "Exercise and the cardiovascular system", AHA Circulation Research 117 (2015).

8 *"If you have osteoarthritis, running may not make it worse, and could, in fact, improve symptoms."* G.H. Lo et al., "Running does not increase symptoms or structural progression in people with knee osteoarthritis", Clinical Rheumatology 37 (2018).

9 *"A heavy resistance training programme, twice weekly for six weeks or longer, has been shown to improve running performance and reduce injury risk."* J. B. Lauersen et al., "The effectiveness of exercise interventions to prevent sports injuries", British Journal of Sports Medicine 48 (2014).

달리기의 해부학

24 *"A larger Q-angle has been associated with an increased injury risk, and in particular to patellofemoral pain, but research does not support this link."* G.P. Almeida et al., "Q-angle in patellofemoral pain: relationship with dynamic knee valgus, hip abductor torque, pain and function", Revista Brasileira de Ortopedia 51 (2016).
N.E. Lankhorst, S.M. Bierma-Zeinstra, M. van Middelkoop, "Risk factors for patellofemoral pain syndrome", Journal of Orthopaedic & Sports Physical Therapy 42 (2012).
E. Pappas, W.M. Wong-Tom, "Prospective predictors of patellofemoral pain syndrome", Sports Health 4 (2012).

30 *"A well-functioning core allows you to control your trunk over your planted leg, maximizing the production, transfer, and control of force and motion to your lower limbs."* W. B. Kibler et al., "The role of core stability in athletic function", Sports Medicine 36 (2006).

31 *"Running has been shown to improve the health of the intervertebral discs."* D.L. Belavy et al., "Running exercise strengthens the intervertebral disc", Scientific Reports 7 (2017).

46 *"Some studies have linked the vertical GRF loading rate with injury, while others have found associations between injury and the braking (anterior-posterior) force."* H. van der Worp et al., "Do runners who suffer injuries have higher vertical ground reaction forces than those who remain injury-free?", British Journal of Sports Medicine 50 (2016).
C. Napier et al., "Kinetic risk factors of running-related injuries in female recreational runners", Scand J Med Sci Sports 28 (2018).

50 *"As little as 10 days training in the heat has been shown to boost VO2 max values by 5 per cent."* S. Lorenzo et al., "Heat acclimation improves exercise performance", Journal of Applied Physiology 109 (2010).
"Running economy improves while drafting behind someone, especially when running into a headwind." I. Shinichiro, "Aerodynamic Effects by Marathon Pacemakers on a Main Runner", Transactions of the Japan Society of Mechanical Engineers, Part B 73 (2007).
C.T. Davies, "Effects of wind assistance and resistance on the forward motion of a runner", Journal of applied physiology: respiratory, environmental and exercise physiology 48 (1980).

51 *"Even exposure to high levels of traffic-related pollution does not outweigh the beneficial effects of physical activity."* Z.J. Andersen, A. de Nazelle, M.A. Mendez et al., "A study of the combined effects of physical activity and air pollution on mortality in elderly urban residents", Environmental Health Perspectives 123 (2015).

부상 방지

54 *"Improving your running form may help to protect against injury."* Z.Y.S. Chan, J.H. Zhang, I.P.H. Au et al., "Gait Retraining for the Reduction of Injury Occurrence in Novice Distance Runners: 1-Year Follow-up of a Randomized Controlled Trial", American Journal of Sports Medicine 46 (2018).

64 *"Stride parameters and footstrike patterns remained unchanged after a six-month transition to minimalist footwear… there are also conflicting findings on the effect of minimalist shoes on loading rates."* J.T. Fuller, D. Thewlis, M.D. Tsiros et al., "Longer-term effects of minimalist shoes on running performance, strength and bone density: a 20-week follow-up study", European Journal of Sport Science (2018).
J.P. Warne, A.H. Gruber AH, "Transitioning to minimal footwear: a systematic review of methods and future clinical recommendations", Sports Medicine 3 (2017).

65 *"Females are more prone to knee injuries and males suffer more ankle, foot, and shin injuries."* P. Francis, C. Whatman, K. Sheerin K et al., "The Proportion of Lower Limb Running Injuries by Gender, Anatomical Location and Specific Pathology", Journal of Sports Science and Medicine 18 (2019).

72 *"The notions that a rearfoot strike increases injury risk and that a forefoot strike is more economical have both been refuted by recent research."* J. Hamill and A.H. Gruber, "Is changing footstrike pattern beneficial to runners?", J Sport Health Sci 6 (2017).

73 *"Contralateral pelvic drop was the most important variable for running-related injuries."* C. Bramah C, S. J. Preece, N. Gill et al., "Is There a Pathological Gait Associated With Common Soft Tissue Running Injuries?", American Journal of Sports Medicine 46 (2018).

근력 운동

97 *"Strength training has a beneficial effect not just on injury risk, but also on performance."* B. R. Rønnestad et al., "Optimizing strength training for running and cycling endurance performance", Scand J Med Sci Sports 24 (2014).

102 *"The foot provides up to 17 per cent of the energy required to power a stride."* L. A. Kelly et al., "Intrinsic foot muscles contribute to elastic energy storage and return in the human foot", Journal of Applied Physiology 126 (2019).

116 *"Approximately one in five people with acute ankle sprains go on to develop chronic ankle instability."* O.A. Al-Mohrej et al., "Chronic ankle instability: Current perspectives", Avicenna Journal of Medicine 6 (2016).

128 *"The degree of anterior pelvic tilt during running affects the amount of hip extension achieved in toe-off."* A.G. Schache et al., "Relation of anterior pelvic tilt during running to clinical and kinematic measures of hip extension", British Journal of Sports Medicine 34 (2000).

152 *"Long-distance running does not decrease the risk for stress fracture"* P. Mustajoki et al., "Calcium metabolism, physical activity and stress fractures", The Lancet 322 (1983).
A. Swissa et al., "The effect of pretraining sports activity on the incidence of stress fractures among military recruits", Clinical Orthopaedics and Related Research 245 (1989).
M. Fredericson, J. Ngo, and K. Cobb, "Effects of ball sports on future risk of stress fractures in runners", Clinical Journal of Sports Medicine 15 (2005).
"Exercises that rapidly subject the body to high loads, such as hopping or jumping off a box are recommended to stiffen bone and reduce stress fracture risk." C. Milgrom et al., "Using Bone's Adaptation Ability to Lower the Incidence of Stress Fractures", American Journal of Sports Medicine 28 (2000).

훈련의 방법

168 *"Lactate threshold can be measured in a lab, but another simple way is to use the RPE scale."* J.L. Dantas et al., "Detection of the lactate threshold in runners: what is the ideal speed to start an incremental test?", Journal of Human Kinetics 45 (2015).

170 *"Listening to fast-paced music, can help push your body further while your brain is occupied."* J. Waterhouse, P. Hudson, B. Edwards, "Effects of music tempo upon submaximal cycling performance", Scand J Med Sci Sports 20 (2010).

171 *"When things get tough, telling yourself "I can do this" or "I can work through the pain" can improve your race performance."* A.W. Blanchfield, J. Hardy, H.M. De Morree et al., "Talking yourself out of exhaustion: the effects of self-talk on endurance performance", Medicine & Science in Sports & Exercise 46 (2014).

175 *"Although evidence suggests that it does not increase blood flow or help with removal of metabolic waste products (both often said to be benefits of massage), the positive psychological effects of massage are consistently reported in scientific studies."* O. Dupuy et al., "An Evidence-Based Approach for Choosing Post-exercise Recovery Techniques to Reduce Markers of Muscle Damage, Soreness, Fatigue, and Inflammation", Frontiers in Physiology (2018).
"Proper sleep hygiene can enhance sleep quality and quantity." S.L. Halson et al., "Monitoring training load to understand fatigue in athletes", Sports Medicine 44 (2014).

182 *"Physiologically, these workouts increase the oxygen uptake in a higher percentage of muscle fibres, accelerating turnover by engaging first the slow-twitch muscle fibres and then the fast-twitch fibres in the later stages of the run."* R. Canova, Marathon Training: A Scientific Approach, IAF, 1999 (p.51).

183 *"The slow-twitch muscles that are activated in the slower sections clear the lactate build-up, improving your muscles' ability to use lactate as fuel."* R. Canova, Marathon Training: A Scientific Approach, IAF, 1999 (p.53).
"Being able to keep the pace of the recoveries as close to the fast pace as possible, or to decrease their duration, indicates that your muscles have improved ability to clear lactate." R. Canova, Marathon Training: A Scientific Approach, IAF, 1999 (p.52).

185 *"Marathoners with fast 5 km and 10 km race times will be better served with training that is closer to lactate threshold."* R. Canova, Marathon Training: A Scientific Approach, IAF, 1999 (pp.60–62).

210 *"Gastrointestinal complaints affect up to 70 per cent of long-distance runners."* H.P. Peters et al., "Gastrointestinal symptoms in long-distance runners, cyclists, and triathletes: prevalence, medication, and etiology", The American Journal of Gastroenterology 96 (1999).

211 *"Drinking to thirst is still your best strategy rather than overhydrating before and during your race."* E.D.B. Goulet, M.D. Hoffman, "Impact of Ad Libitum Versus Programmed Drinking on Endurance Performance", Sports Medicine 49 (2019).

213 *"Physiology and metabolism change after approximately 90 minutes of running"* I.E. Clark et al., "Dynamics of the power-duration relationship during prolonged endurance exercise and influence of carbohydrate ingestion", Journal of Applied Physiology 127 (2019).

저자에 대하여

크리스 네이피어 Chris Napier 임상가로서 달리기 부상 예방 분야에 전문 연구자인 동시에 열정적인 달리기 선수이다. 캐나다 밴쿠버에서 사설 치료소 리스토어 물리 요법 센터를 공동 운영하고 있으며, 브리티시콜럼비아 대학교 물리 치료학과의 임상 조교수도 겸임하고 있다. 캐나다 체육인 연맹 소속 물리 치료사로 영연방, 팬암, 올림픽, 국제 선수권 대회 출전팀과 함께 일해 왔다. 달리기 선수로서 1996년 캐나다 청소년 트랙 앤 필드 선수권 대회에서 은메달을 수상했으며, 1997년에는 캐나다 대학 트랙 앤 필드 선수권 대회 중거리 부문 경기에서 금메달을 수상한 바 있다. 2010년에 마라톤으로 전향한 후, 그의 코치이자 이 책의 공저자인 제리 지애크의 도움을 받으며 수년에 걸쳐 개인 최고 기록을 조금씩 갱신하는 즐거움을 누리고 있다.

제리 지애크 Jerry Ziak 1986년부터 경쟁적인 장거리 선수로서, 2005년부터는 코치로서, 2013년부터는 밴쿠버의 달리기 용품 전문 매장인 포어러너노스쇼어의 공동 운영자로 있다. 800~1000미터 중거리 달리기에 전문화된 그의 뛰어난 경력은 크로스 컨트리 및 경주 트랙에서 시작되었다. 미국 앨라배마 주 어번 대학교, 아이다호 주 보이시 주립 대학교, 캐나다 브리티시컬럼비아 주 빅토리아 대학교를 거쳐 현재 브리티시컬럼비아 대학에 재직 중이다. 다양한 경험을 살려 더 긴 장거리 달리기를 위한 자가 훈련을 수행하고 있으며 최종적으로 2시간 17분 24초라는 개인 마라톤 최고 기록을 보유하고 있다. 또한 캐나다 전역에 걸쳐 고등학교 및 단거리, 하프마라톤과 마라톤 치료소의 코치로 근무하기 시작했다. 40대인 그는 다양한 거리의 경주를 통해 도전을 이어가고 있으며 자신의 매장, 달리기 클리닉, 온라인 코칭을 통해 스포츠에 대한 지식과 열정을 공유하는 것을 즐긴다.

옮긴이 김호정 연세 대학교 의과 대학을 졸업하고 연세 대학교 의과 대학 해부학교실에서 조교 수련을 받으며 의학 박사 학위를 받았다. 건국 대학교 의과 대학 해부학교실에 근무하다 국립과학수사연구소에서 공중 보건 의사로 복무 후 서남 대학교 의과 대학을 거쳐 현재 가톨릭 관동 대학교 의과 대학 해부학교실 교수로 재직하고 있다. 『인체 원리』, 『몸』, 『몸은 정말 신기해』, 『무어임상해부학』, 『조직학』, 『Barr 인체신경해부학』 등을 번역했다.

감사의 말

크리스 네이피어 이 책의 탄생을 가능하게 해 준 내 삶 속의 많은 이들에게 큰 감사를 표합니다. 지속적인 도움을 준 케이트, 벨라, 로완에게 감사하며, 아직도 영감을 주시는 어머니, 내게 처음으로 '시트 앤 킥' 전략을 조언해 주셨던 돌아가신 아버지에게 감사를 드립니다. 수년 동안 나의 코치였던 많은 이들, 특히 이 책의 공저자이자 친구이며 내게 큰 가르침을 준 제리 지애크에게 고마움을 전합니다. 친구이자 동료인 폴 블레이지, 라라 보이드, 타라 클래슨은 교정과 편집, 조언을 아끼지 않았습니다. DK 편집팀에게 감사하며, 설리마, 앨러스테어, 클레어, 티아, 애런 그 외에 많은 이들과 함께 일하는 것은 정말 즐거운 경험이었습니다.

제리 지애크 달리기를 향한 열정을 끊임없이 지지해 준 나의 가족에게 감사를 표합니다. 예전 코치들의 커다란 도움에 감사하며, 특히 어렸을 때부터 코치이자 평생의 친구인 대런 스큐저에게, 어린 내게 스포츠에 대한 사랑을 불붙여 주었던 것에 대해 고마움을 전합니다.

DK 디자인을 담당한 마크 로이드와 캐런 콘스탄티, 교열을 맡은 콘스탄스 노비스, 색인을 작업한 루스 엘리스, 그리고 이미지 저작권을 해결하는 데 큰 도움을 준 미리엄 메가비에게 감사드립니다.

도판 저작권

사진을 사용하도록 허가해 준 다음 단체와 담당자들에게 감사드립니다.

(Key: a-above; b-below/bottom; c-centre; f-far; l-left; r-right; t-top)

16 Science Photo Library: Professors P.M. Motta, P.M. Andrews, K.R. Porter & J. Vial (clb). **27 Stuart Hinds**: Based the figure "Types of FAI (Femoral Acetabular Impingement)" (br). **32 Science Photo Library**: Steve Gschmeissner (cb); Professor P.M. Motta & E. Vizza (crb). **33 Science Photo Library**: Professors P. Motta & T. Naguro (clb). **34 Science Photo Library**: CNRI (cla); Ikelos Gmbh / Dr. Christopher B. Jackson (clb). **35 Based on fig.7 from Introduction to Exercise Science by Stanley P. Brown (Lippincott Williams and Wilkins, 2000)**: (bl). **50 Practically Science**: Based on a figure by Eugene Douglass and Chad Miller from "The Science of Drafting" (bl). **51 The Conversation**: Based on The Impact of altitude on oxygen levels graph by Brendan Scott (b). **55 Journal of Sports Science and Medicine**: Based on fig. 2, 3 and 4 from "The Proportion of Lower Limb Running Injuries by Gender, Anatomical Location and Specific Pathology: A Systematic Review." Francis, Peter et al. Journal of sports science & medicine vol. 18,1 21–31. 11 Feb. 2019 (r/graph). **72 Springer Nature**: Based on fig. 1(a) and 1(c) from Foot strike patterns and collision forces in habitually barefoot versus shod runners. Lieberman DE, Venkadesan M, Werbel WA, Daoud AI, D'Andrea S, Davis IS, Mang'eni RO & Pitsiladis Y. Nature 463, 531-535 (2010), DOI: 10.1038/nature08723 (b). **147 Data based on fig. from Clinical Biomechanics of the Spine by A. A. White and M. M. Panjabi (Philadelphia: Lippincott, 1978)**: (t). **159 © The Running Clinic**: Based on a diagram by The Running Clinic (t). **164 McMillan Running**: data generated by McMillan Running Calculator - mcmillanrunning.com. **170–171 Springer Science and Bus Media B V**: Based on fig.1 in "Do we really need a central governor to explain brain regulation of exercise performance?" Marcora, Samuele (2008). European journal of applied physiology. 104. 929-31; author reply 933. DOI: 10.1007/s00421-008-0818-3. / Copyright Clearance Center - Rightslink (b). **172 University of Colorado Colorado Springs**: Based on The Athlete's Plates developed by Meyer, NL with UCCS' Sport Nutrition Graduate Program in collaboration with the US Olympic Committee's (USOC) Food and Nutrition Services (b).

All other images © **Dorling Kindersley**

For further information see: **www.dkimages.com**

한국어판 책 디자인 김낙훈